全国中医药行业高等职业教育"十二五"规划教材

传染病护理

（供护理、助产等专业用）

主　编　吕云玲（南阳医学高等专科学校）

副主编　汪芝碧（重庆三峡医药高等专科学校）

　　　　郭颖华（曲阜中医药学校）

编　委　（以姓氏笔画排序）

　　　　叶红芳（浙江中医药大学）

　　　　吕云玲（南阳医学高等专科学校）

　　　　杨　艳（保山中医药高等专科学校）

　　　　汪芝碧（重庆三峡医药高等专科学校）

　　　　郭颖华（曲阜中医药学校）

　　　　褚青康（南阳医学高等专科学校）

中国中医药出版社

·北　京·

图书在版编目（CIP）数据

传染病护理／吕云玲主编 . —北京：中国中医药出版社，2015.8
全国中医药行业高等职业教育"十二五"规划教材
ISBN 978 - 7 - 5132 - 2536 - 6

Ⅰ . ①传…　Ⅱ . ①吕…　Ⅲ . ①传染病 - 护理 - 中等专业学校 - 教材　Ⅳ . ①R473.5

中国版本图书馆 CIP 数据核字（2015）第 115064 号

中 国 中 医 药 出 版 社 出 版
北京市朝阳区北三环东路 28 号易亨大厦 16 层
邮政编码　100013
传真　010 64405750
北京燕鑫印刷有限公司印刷
各地新华书店经销

＊

开本 787×1092　1/16　印张 16　字数 357 千字
2015 年 8 月第 1 版　2015 年 8 月第 1 次印刷
书　号　ISBN 978 - 7 - 5132 - 2536 - 6

＊

定价　32.00 元
网址　www.cptcm.com

全国中医药职业教育教学指导委员会

前　言

中医药职业教育是我国现代职业教育体系的重要组成部分，肩负着培养中医药多样化人才、传承中医药技术技能、促进中医药就业创业的重要职责。教育要发展，教材是根本，在人才培养上具有举足轻重的作用。为贯彻落实习近平总书记关于加快发展现代职业教育的重要指示精神和《国家中长期教育改革和发展规划纲要（2010—2020年)》，国家中医药管理局教材办公室、全国中医药职业教育教学指导委员会紧密结合中医药职业教育特点，充分发挥中医药高等职业教育的引领作用，满足中医药事业发展对于高素质技术技能中医药人才的需求，突出中医药高等职业教育的特色，组织完成了"全国中医药行业高等职业教育'十二五'规划教材"建设工作。

作为全国唯一的中医药行业高等职业教育规划教材，本版教材按照"政府指导、学会主办、院校联办、出版社协办"的运作机制，于2013年启动了教材建设工作。通过广泛调研、全国范围遴选主编，又先后经过主编会议、编委会议、定稿会议等研究论证，在千余位编者的共同努力下，历时一年半时间，完成了84种规划教材的编写工作。

"全国中医药行业高等职业教育'十二五'规划教材"，由70余所开展中医药高等职业教育的院校及相关医院、医药企业等单位联合编写，中国中医药出版社出版，供高等职业教育院校中医学、针灸推拿、中医骨伤、临床医学、护理、药学、中药学、药品质量与安全、药品生产技术、中草药栽培与加工、中药生产与加工、药品经营与管理、药品服务与管理、中医康复技术、中医养生保健、康复治疗技术、医学美容技术等17个专业使用。

本套教材具有以下特点：

1. 坚持以学生为中心，强调以就业为导向、以能力为本位、以岗位需求为标准的原则，按照高素质技术技能人才的培养目标进行编写，体现"工学结合""知行合一"的人才培养模式。

2. 注重体现中医药高等职业教育的特点，以教育部新的教学指导意见为纲领，注重针对性、适用性及实用性，贴近学生、贴近岗位、贴近社会，符合中医药高等职业教育教学实际。

3. 注重强化质量意识、精品意识，从教材内容结构、知识点、规范化、标准化、编写技巧、语言文字等方面加以改革，具备"精品教材"特质。

4. 注重教材内容与教学大纲的统一，教材内容涵盖资格考试全部内容及所有考试要求的知识点，满足学生获得"双证书"及相关工作岗位需求，有利于促进学生就业。

5. 注重创新教材呈现形式，版式设计新颖、活泼，图文并茂，配有网络教学大纲指导教与学（相关内容可在中国中医药出版社网站www.cptcm.com下载），符合职业院校学生认知规律及特点，以利于增强学生的学习兴趣。

在"全国中医药行业高等职业教育'十二五'规划教材"的组织编写过程中，得到了国家中医药管理局的精心指导，全国高等中医药职业教育院校的大力支持，相关专家和各门教材主编、副主编及参编人员的辛勤努力，保证了教材质量，在此表示诚挚的谢意！

我们衷心希望本套规划教材能在相关课程的教学中发挥积极的作用，通过教学实践的检验不断改进和完善。敬请各教学单位、教学人员及广大学生多提宝贵意见，以便再版时予以修正，提升教材质量。

国家中医药管理局教材办公室

全国中医药职业教育教学指导委员会

中国中医药出版社

2015 年 5 月

编写说明

《传染病护理》是由全国中医药职业教育教学指导委员会、国家中医药管理局教材办公室统一规划，全国中医药职业教育院校联合编写的全国中医药行业高等职业教育"十二五"规划教材。供护理、助产等专业使用，也可作为护理培训教材使用。

传染病护理是从内科护理分化出来的一门专业性较强的学科，也是护理专业技术资格考试的主要内容之一。《传染病护理》教材是以学生为中心，以"三对接"为宗旨，以就业为导向，以人才的全面素质培养为目标，以职业技能提高为本位，培养学生的实践能力、学习能力、思维能力及对患者实施整体护理能力。

本教材共分9章，第一章主要学习一些基本概念和传染病的共性特征与规律，传染病的传染过程、流行过程、传染病的防治方法、护理评估、护理措施、护理管理特点等。第二至八章重点介绍我国当前常见、多发传染病的临床特点、流行病学特征、预防措施和护理要点等。第九章为技能实训。

全书内容易学、易懂，构思新颖，主要体现以下特点：

1. 突出护理专业特点。本教材以护理程序为框架，充分体现以"人"为中心的整体护理理念，教会学生运用护理程序的理论与方法思考问题和解决问题。

2. 突出专科特点。本教材的设计充分体现专科教育的特点，理论知识以"必需够用"为原则，求用不求全，重点讲授临床护理基本技术，培养学生的实践动手能力，让学生掌握传染病治疗区消毒、隔离及个人防护等。

3. 突出重点、详略得当。重点疾病通过病例导入，提出相关问题，培养学生的思维能力。将疾病的治疗、隔离纳入护理措施中，从而减少了疾病内容上的重复，使疾病护理知识更加系统。

4. 突出教材的科学包容性。教材既要充分反映传染病护理的基本知识和实践经验，更要渗透目前与本学科密切相关的研究新成果，兼收并蓄，科学包容。

5. 便于教与学。每节前有学习目标，节后有目标检测，重点疾病结合护士执业考试导入病案、提出问题，不但使教师在教学过程中很好地把握重点，且有助于引导学生自主学习。

6. 增加趣味性。为提高学生学习兴趣和拓宽知识面，在相应位置插入若干知识链接。

本教材的具体分工如下：第一章由吕云玲编写，第二章由吕云玲、汪芝碧编写，第三章由汪芝碧、郭颖华、褚青康编写，第四章由叶红芳、褚青康编写，第五、六章由杨艳编写，第七章由褚青康、郭颖华编写，第八、九章由褚青康编写。

尽管本书所有参编人员认真编写，精益求精，但不足之处在所难免，恳请各院校师生在使用过程中提出宝贵意见，以便再版时修订提高。

《传染病护理》编委会

2015 年 6 月

目　录

第一章 绪 论

传染病（communicable diseases）是由病原微生物和寄生虫感染人体后产生的具有传染性的疾病。常见的病原微生物有病毒、细菌、真菌、立克次体、衣原体、支原体、螺旋体、朊毒体等。寄生虫有原虫、蠕虫、医学昆虫。由原虫和蠕虫感染人体后引起的疾病又称寄生虫病。感染性疾病（infectious diseases）是指由病原体感染所致的疾病，包括传染病和非传染性感染性疾病。传染病属感染性疾病，但感染性疾病不一定都有传染性。

历史上传染病曾对人类造成很大的灾难，如鼠疫、天花、霍乱、疟疾、血吸虫病等。中华人民共和国成立后，在"预防为主，防治结合"的卫生方针指引下，天花已被消灭，脊髓灰质炎已接近被消灭。许多传染病，如乙型脑炎、麻疹、白喉、百日咳和新生儿破伤风等，发病率明显下降。但也有一些传染病，如病毒性肝炎、感染性腹泻、肾综合征出血热、结核病、狂犬病等仍广泛存在。新发传染病，如艾滋病、传染性非典型肺炎、人禽流行性感冒、手足口病等不断出现，因而传染病的防治工作仍面临巨大的挑战。具体内容参见附录一。

传染病护理是研究传染病患者的生物、心理、社会等方面健康问题的发生、发展规律，运用护理程序实施整体护理，以达到恢复和保持患者健康的一门专业性较强的临床护理学科。传染病护理在传染病防治工作中具有重要作用，医护人员通过严格的消毒隔离措施，控制传染源，切断传播途径，防止传染病的传播和流行。护理人员通过对传染病患者实施整体护理，促进患者身心更快更好的康复。通过大力开展社区健康教育，增加社区人群传染病的防治知识，提高预防传染病的意识，降低传染病的发病率。

第一节 感染与免疫

学习目标

1. 掌握感染与免疫的概念，传染病感染过程的五种表现。
2. 熟悉病原体四个方面的致病能力。
3. 了解感染过程中免疫应答的作用。

一、感染

感染（infection）是病原体侵入人体后与人体相互作用或斗争的过程。在漫长的生物进化过程中，有些病原体与人体宿主之间达到了互相适应、互不损害的共生状态，如肠道中的大肠杆菌和某些真菌。但这种平衡是相对的，当某些因素导致宿主的免疫功能受损（如患艾滋病），或机械损伤使病原体离开其固有的寄生部位而到达其他部位（如大肠杆菌进入呼吸道或泌尿道时），就会引起人体的损伤，产生机会性感染。大多数病原体与人体之间是不适应的，由于适应程度不同，双方斗争的后果也各异，从而产生各种不同表现。临床表现明显的感染只占全部感染的一部分，大多数病原体感染都以隐性感染为主。但有些病原体感染则以显性感染为主，如汉坦病毒、麻疹病毒、水痘病毒和流行性腮腺炎病毒等。

临床可发生各种形式的感染情况。人体初次被某种病原体感染称为首发感染。人体在被某种病原体感染的基础上再次被同一种病原体感染称为重复感染。人体同时被两种或两种以上的病原体感染称为混合感染。人体在被某种病原体感染的基础上再被新的病原体感染称为重叠感染，如慢性乙型肝炎病毒重叠感染戊型肝炎病毒。发生于原发感染后的其他病原体感染称为继发性感染，如麻疹继发细菌、真菌感染。

（一）传染病感染过程的表现

病原体通过各种途径进入人体后，就开始了感染过程。感染后的表现主要取决于病原体的致病力和机体的免疫功能，也和来自外界的因素，如药物干预、放射治疗等有关。传染病感染过程的表现形式有以下五种。

1. 病原体被清除 病原被清除（eliminating of pathogen）是指病原体侵入人体后，人体通过非特异性免疫屏障或特异性被动免疫将病原体清除；亦可由预防注射或感染后获得的特异性主动免疫而清除，不产生病理变化，也无临床症状。

2. 隐性感染 隐性感染（covert infection）又称亚临床感染，是指病原体侵入人体后，仅引起机体产生特异性的免疫应答，病理变化轻微，临床上无任何症状、体征，甚至无生化改变，只能通过免疫学检查才能发现。在大多数传染病（如脊髓灰质炎和流行性乙型脑炎）中，隐性感染最常见。隐性感染后，大多数人获得不同程度的特异性主动免疫，病原体被清除。少数人转变为病原携带状态，病原体持续存于体内，称为无症状携带者，如伤寒、细菌性痢疾、乙型肝炎等。

3. 显性感染 显性感染（overt infection）又称临床感染，是指病原体侵入人体后，不但引起机体免疫应答，而且通过病原体本身的作用或机体的变态反应，导致组织损伤，引起病理改变和临床表现。在大多数传染病中，仅少数传染病（如麻疹、天花）表现为显性感染。显性感染后，病原体可被清除，感染者可获得稳定而持久的免疫力，不易再受感染（如伤寒）。但也有些传染病（如细菌性痢疾）感染后免疫力不巩固，易再感染而发病。还有少部分患者成为慢性病原携带者。

4. 病原携带状态 病原携带状态（carrier state）是指病原体侵入人体后，在人体内生长繁殖并不断排出体外，但人体并不出现临床表现。按病原体种类不同可分为带病毒者、带菌者及带虫者；按其发生的时期不同，分为潜伏期携带者、恢复期携带者或慢性携带者；按携带病原体持续时间分为急性携带者（持续 3 个月以下）和慢性携带者（持续 3 个月以上）。由于病原携带者持续排出病原体但没有明显临床症状，不易被注意，成为重要的传染源，因此更具流行病学意义。

5. 潜伏性感染 潜伏性感染（latent infection）是指病原体感染人体后，寄生在机体的某些部位，若机体免疫功能足以将病原体局限而不引起发病，但又不足以将病原体清除时，病原体便长期潜伏下来，当机体免疫功能下降时即引起显性感染。并不是每一种传染病都存在潜伏性感染，常见的潜伏性感染有单纯疱疹、带状疱疹、疟疾、结核等。潜伏性感染期间，病原体一般不排出体外，没有传染性，这是与病原携带状态不同之处。

上述感染的五种表现形式在不同传染病中各有侧重，且在一定条件下可相互转变。一般来说，隐性感染最常见，病原携带状态次之，显性感染所占比例最小。显性感染一旦出现，容易识别。

（二）感染过程中病原体的作用

病原体侵入人体后能否引起疾病，取决于病原体的致病能力和机体的免疫功能。病原体的致病能力包括以下四个方面。

1. 侵袭力 侵袭力是指病原体侵入机体并在体内生长、繁殖的能力。有些病原体可直接侵入人体，如钩端螺旋体和钩虫丝状蚴等；有些病原体则需经消化道或呼吸道进入机体，引起病变；有些病原体，侵袭力较弱，需经伤口进入人体，如破伤风杆菌；病毒性病原体常通过与细胞表面的受体结合进入细胞。

2. 毒力 毒力包括毒素和其他毒力因子。毒素包括外毒素与内毒素。外毒素通过与靶细胞的受体结合，进入细胞内而起作用。内毒素通过激活单核-巨噬细胞，释放细胞因子而起作用。其他毒力因子中，有些具有穿透能力（如钩虫丝状蚴），有些具有侵袭能力（如痢疾杆菌），有些具有溶组织能力（如溶组织内阿米巴原虫）。

3. 数量 在同一种传染病中，入侵病原体的数量一般与致病能力成正比。但在不同传染病中，能引起疾病的最低病原体数量差别很大，如伤寒需要 10 万个菌体，而菌痢仅需 10 个菌体即可致病。

4. 变异性 病原体可因环境或遗传等因素而产生变异。一般来说，在人工培养多次传代的环境下，可使病原体的致病力减弱，如卡介苗；而在宿主之间反复传播的病原体可使致病力增强，如肺鼠疫。病原体的抗原变异可逃避机体的特异性免疫作用而引起疾病，如流行性感冒病毒、丙型肝炎病毒和人类免疫缺陷病毒等。

二、免疫

免疫是指人体的抵抗力，是机体的一种生理性保护功能，是机体对异物（病原生物性或非病原生物性的）的识别、排除或消灭等一系列过程。

（一）免疫防线

人体共有三道免疫防线。第一道防线是由皮肤和黏膜构成的，不仅能够阻挡病原体侵入人体，且它们的分泌物（如乳酸、脂肪酸、胃酸和酶等）还有杀菌的作用。第二道防线是体液中杀菌物质（如溶菌酶）和吞噬细胞。第一道防线和第二道防线是人类在进化过程中逐渐建立起来的天然防御功能，生来就有，不针对某一种特定的病原体，对多种病原体都有防御作用，因此叫做非特异性免疫。第三道防线主要是由胸腺、淋巴结和脾脏等免疫器官和淋巴细胞组成，它是人体出生以后逐渐建立起来的后天防御功能，只针对某一特定的病原体或异物，因而叫做特异性免疫。

（二）免疫反应

免疫反应是指机体对于异己成分或者变异的自体成分做出的防御反应。免疫反应可分为非特异性免疫反应和特异性免疫反应。

1. 非特异性免疫　是先天就有的，不针对某一种特定的病原体，对多种病原体都有防御作用，因此叫做非特异性免疫，又称先天性免疫，即人体的第一道防线和第二道防线，主要表现以下三方面的功能。

（1）**免疫屏障**　包括皮肤黏膜屏障、血脑屏障、胎盘屏障。

（2）**吞噬作用**　肝脏、脾脏、骨髓、淋巴结、肺泡等组织中的吞噬细胞和血液中的单核细胞、中性粒细胞等，均具有强大的吞噬作用。

（3）**体液因子的作用**　包括存在于体液中的补体、溶菌酶和各种细胞因子，如白细胞介素、肿瘤坏死因子、γ干扰素等。细胞因子主要由吞噬细胞和淋巴细胞被激活后释放的激素样肽类物质，这些因子能直接或通过免疫调节作用清除病原体。

2. 特异性免疫　是指通过对抗原特异性识别而产生的免疫，又称获得性免疫。感染后的免疫通常都是特异性免疫，能够抵抗同一种病原微生物的重复感染，是一种主动免疫。包括 T 淋巴细胞介导的细胞免疫和 B 淋巴细胞介导的体液免疫两类。

（1）**细胞免疫**　主要通过 T 淋巴细胞来完成。抗原进入机体，刺激 T 淋巴细胞致敏，致敏的 T 淋巴细胞与相应抗原再次相遇时，发生增生、分化，并释放多种淋巴因子，通过细胞毒性作用和淋巴因子来杀伤病原体及其所寄生的细胞。许多细胞内病原体的清除，细胞免疫起到重要作用。

（2）**体液免疫**　主要通过 B 淋巴细胞来完成。抗原进入机体，刺激 B 淋巴细胞致敏，转化为浆细胞，并产生能与相应抗原结合的抗体，即免疫球蛋白（immunoglobulin 简称 Ig）。Ig 在化学结构上分为五类，即 IgM、IgG、IgA、IgD、IgE，它们主要作用于细胞外的微生物，但功能各不同。IgM 在感染过程中首先出现，但持续时间不长，是近期感染的标志；IgG 在临近恢复期出现，持续时间较长；IgA 主要是呼吸道和消化道黏膜上的局部抗体；IgE 主要作用于原虫和蠕虫；IgD 在机体含量较少，不易测出。

预防接种就是利用抗原体刺激机体产生特异性抗体，提高机体特异性免疫力，以达到预防相应传染病发生的目的。

目标检测

1. 什么叫感染与免疫?

2. 传染病感染过程的五种表现是什么?

3. 病原体的致病能力包括哪些?

第二节　传染病的流行过程及影响因素

学习目标

1. 掌握传染病流行过程必备的三个基本条件。

2. 熟悉水平传播和垂直传播的区别。

3. 了解影响传染病流行过程的因素。

传染病的流行过程是指传染病在人群中发生、发展和转归的过程。传染病的流行过程必须具备的三个基本条件即传染源、传播途径和易感人群。流行过程亦受到社会因素和自然因素的影响。

一、流行过程的基本条件

(一) 传染源

传染源 (source of infection) 是指病原体已在体内生长繁殖并能排出病原体的人或动物,包括患者、隐性感染者、病原携带者、受感染的动物等。

1. 患者　是最重要的传染源。患者可借其排泄物或呕吐物引起病原体的播散。轻型患者因症状不典型而不易被识别,慢性患者可长期污染环境。

2. 隐性感染者　隐性感染者由于无任何症状和体征而不易被发现。因此,在某些传染病中是重要的传染源。

3. 病原携带者　病原携带者不出现症状,但其能排出病原体,因而也是重要的传染源,对某些传染病 (如伤寒) 具有重要的流行病学意义。

4. 受感染的动物　动物源性传染病可由动物排出病原体,导致人类发病,如鼠疫、狂犬病等。

(二) 传播途径

传播途径 (route of transmission) 是指病原体由传染源排出后,侵入易感者所经过的途径,包括水平传播和垂直传播两种。

1. 水平传播　病原体在人群个体之间的传播,主要通过以下途径传播。

(1) 呼吸道传播　主要通过污染的空气、飞沫、尘埃传播,如流行性感冒等。

(2) 消化道传播 (又称粪 - 口传播)　主要通过污染的手、水、食物传播,苍蝇是重要的传播媒介，如伤寒、痢疾等。

（3）接触传播　性接触传播，如艾滋病；日常生活接触传播，通过污染的手、用物、玩具传播，如痢疾、白喉等；通过污染的土壤传播，如破伤风等。

（4）虫媒传播　以吸血节肢动物（蚊子、跳蚤、螨等）为中间宿主的传染病，如疟疾、斑疹伤寒等。

（5）血液/体液传播　如乙型肝炎、丙型肝炎、艾滋病等。

2. 垂直传播　病原体通过母亲的胎盘、产道及哺乳方式传染给胎儿或婴儿的传播称为垂直传播，又叫母婴传播。

（1）胎盘传播　受感染孕妇体内的病原体可经胎盘血液使胎儿遭受感染，如艾滋病、麻疹、乙型肝炎等。

（2）产道传播　分娩过程中，胎儿经过母体产道时，胎儿的皮肤、黏膜、呼吸道接触母体的分泌物和血液等，可遭受病原体感染，如艾滋病、淋病等。

（3）哺乳传播　病原体可通过母乳喂养感染婴儿，如艾滋病、乙型肝炎等。

（三）易感人群

人群作为一个整体对传染病的易感程度，称为易感人群（susceptible）。

1. 影响易感人群的因素　新生儿增加、易感人口的迁入等可使易感人群数量增加；免疫接种可提高人群对传染病的特异性免疫力，是减少易感人群数量最重要的措施。全球消灭天花的辉煌成就，其最重要的对策是实施痘苗接种计划。

2. 与传染病流行的关系　易感者大量减少后，免疫者增加，能抑制传染病的流行，甚至使之停止；只有在易感者、传染源都存在，而且有能实现的传播途径时才能发生流行，这是构成传染病流行的三个基本环节。

二、影响流行过程的因素

（一）自然因素

主要是气候、地理、生态等因素，对流行过程的发生和发展有重要的影响。例如，冬季寒冷、干燥，有利于呼吸道传染病的流行；炎热的夏天气温高、雨水多，有利于蚊、蝇滋生，可使肠道传染病及虫媒传染病发病率呈季节性升高。又如南方江河湖多，水草丛生，有利于钉螺的滋生，易发生血吸虫病。

（二）社会因素

社会因素包括社会制度、风俗习惯、经济、生活条件以及文化水平等，对传染病的流行过程有决定性的影响。

目标检测

1. 传染病流行过程必备的三个基本条件是什么？
2. 水平传播和垂直传播的传播途径各有哪些？

第三节 传染病的特征

学习目标

1. 掌握传染病的四个基本特征。
2. 熟悉传染病的临床特点。

一、传染病的基本特征

传染病与其他疾病的主要区别，在于具有下列四个基本特征。

（一）病原体

每种传染病都是由特异的病原体（pathogen）所引起，包括微生物与寄生虫。例如，甲型肝炎的病原体是甲型肝炎病毒（HAV），艾滋病的病原体是人免疫缺陷病毒（HIV），疟疾的病原体是疟原虫等。检出病原体对诊断传染病有重要意义。

（二）传染性

传染性（infectivity）是指病原体由宿主体内排出，经一定途径传染给另一个宿主的特性。各种传染病都具有一定的传染性，这是传染病与其他感染性疾病的主要区别。例如，耳源性脑膜炎和流行性脑脊髓膜炎在临床上都表现为化脓性脑膜炎，但前者无传染性，无须隔离；而后者有传染性，属于传染病，必须隔离。传染病患者具有传染性的时期称为传染期，这是决定患者隔离期限的重要依据。

（三）流行病学特征

传染病的流行过程在自然因素和社会因素的作用下，表现出一定的强度，有些具有明显的流行性、季节性、地方性等各种特征。

1. 流行性 流行性是指传染病在一定条件下，能在人群中广泛传播蔓延的特性。按其强度可分为散发、流行、大流行、暴发：①散发：是指某传染病在某地常年处于发病水平。②流行：指某种传染病的发病率显著高于当地常年发病率。③大流行：指某传染病在一定时间内迅速蔓延，波及范围广泛，超出国界或洲界。④暴发：指在短时间（数日，通常在该病的潜伏期内）集中发生大量同一种传染病，这些病例多由同一传染源或共同的传播途径所引起。

2. 季节性 某些传染病的发生和流行受季节的影响，在每年的一定季节出现发病率升高的现象称为季节性。例如，冬、春季节，呼吸道传染病发病率升高；夏、秋季节，消化道传染病发病率升高。虫媒传染病也有明显的季节性，如流行性乙型脑炎在夏、秋季（每年的7、8、9月）蚊子活跃时发病率升高。

3. 地方性 由于受地理、气候等自然因素或人们生活习惯等社会因素的影响，某些传染病仅局限在一定的地区内发生，这种传染病称为地方性传染病，如血吸虫病多发生于在钉螺容易存在的长江以南地区。以野生动物为主要传染源的疾病，称为自然疫源性传染病或人兽共患病，如流行性出血热、鼠疫、钩端螺旋体病、传染性非典型肺炎。存在这种疾病的地区称为自然疫源地，人进入此地区就有受感染的可能，自然疫源性传染病也属于地方性传染病。

（四）感染后免疫

人体感染病原体后，无论显性感染或隐性感染，均能产生针对病原体及其产物（如毒素）的特异性免疫，属于主动免疫。这种保持性免疫可通过抗体（抗毒素中和抗体等）检测而获知。感染后免疫的持续时间在不同传染病中有很大差异。一般来说，病毒性传染病（如麻疹、脊髓灰质炎、流行性乙型脑炎）感染后的免疫持续时间最长，往往保持终身，但也有例外（如流行性感冒）。细菌（如细菌性痢疾）、螺旋体（如钩端螺旋体病）、原虫性传染病（如阿米巴病）感染后的免疫持续时间较短，仅为数月至数年，但也有例外（如伤寒）。蠕虫病感染后通常不产生保护性免疫，因而往往产生重复感染（如血吸虫病、钩虫病、蛔虫病等）。

二、传染病的临床特点

（一）病程发展的阶段性

急性传染病的发生、发展和转归，通常分为四阶段（四期）。

1. 潜伏期 从病原体侵入人体起，至开始出现临床症状为止的时期，称为潜伏期（incubation period）。潜伏期通常相当于病原体在体内繁殖、转移、定位，引起组织损伤和功能改变至临床症状出现之前的整个过程。每一个传染病的潜伏期都有一个范围，是检疫观察、留验接触者的重要依据。急性传染病的潜伏期、隔离期和检疫期（观察期）参阅附录二。

2. 前驱期 从起病至症状明显开始为止的时期称为前驱期（prodromal period）。在前驱期中的临床表现通常是非特异性的，如头痛、发热、疲乏、食欲不振、肌肉酸痛等，为许多传染病所共有，一般持续 1~3 天。起病急骤者可无此期表现。

3. 症状明显期 症状明显期（period of apparent manifestation）是指急性传染病患者度过前驱期后，出现该传染病所特有的症状、体征，如典型的热型、具有特征性的皮疹、肝脾大和脑膜刺激征、黄疸等。本期又可分为症状上升期、极期和缓解期，极易产生并发症。在某些传染病（如脊髓灰质炎、乙型脑炎等）中，仅少部分转入症状明显期。经症状明显期后，大部分患者随即转入恢复期。

4. 恢复期 机体免疫力增长至一定程度，体内病理生理过程基本终止，患者症状及体征基本消失，临床上称为恢复期（convalescent period）。在此期间体内可能还有残余病理改变（如伤寒）或生化改变（如病毒性肝炎），病原体还未完全清除，许多患者的传染性还要持续一段时间，但食欲和体力均逐渐恢复，血清中的抗体效价亦逐渐上升至最高水平。

传染病患者在恢复期结束后，机体功能仍长期未能复常者称为后遗症，多见于中枢神经系统传染病，如脊髓灰质炎、脑膜炎等。

有些传染病患者进入恢复期后，已稳定退热一段时间，由于潜伏于组织内的病原体再度繁殖至一定程度，使初发病的症状再度出现，称为复发（relapse），见于伤寒、疟疾、菌痢等。有些患者在恢复期时，体温未稳定下降至正常，病情加重，体温再次升高，称为再燃（recrudescence）。

（二）常见症状与体征

1. 发热 是许多传染病所共有的最常见、最突出的症状。热型是传染病的重要特征之一，具有鉴别诊断意义。常见热型有：①稽留热：体温常在39℃以上，24小时内波动幅度不超过1℃，见于伤寒等。②弛张热：24小时内波动范围超过1℃，但最低体温仍高于正常体温，见于重症肺结核、流行性出血热等。③间歇热：24小时内体温波动于高热与常温之下，见于疟疾等。每一种传染病发热程度及持续时间不同，如短期高热可见于痢疾、流行性乙型脑炎；长期高热见于伤寒、布氏杆菌病急性期；长期低热见于结核病、艾滋病等。

传染病的发热过程可分为三个阶段，即体温上升期、极期和体温下降期。体温上升期是指体温骤然上升至39℃以上，常伴有寒战；极期是指体温上升到一定高度，持续数天至数周；体温下降期是指体温可缓慢下降，几天后降到正常。

2. 发疹 许多传染病在发热的同时伴有发疹现象，又称为发疹性感染，有皮疹和黏膜疹。不同传染病皮疹的形态、出疹时间、分布部位、出疹顺序、疹的消退及伴随症状等方面有其特点，对传染病的诊断和鉴别诊断有重要参考价值。

（1）**出疹时间** 水痘、风疹多发生于病程第1天，猩红热发生于第2天，天花发生于第3天，麻疹发生于第4天，斑疹伤寒发生于第5天，伤寒发生于第6天等。

知识链接

常见传染病疹子的出疹时间口诀

常见传染病疹子的出疹时间（天）依次为：1痘（水痘）、2猩（猩红热）、3花（天花）、4麻（麻疹）、5斑（斑疹伤寒）、6伤（伤寒）。

或总结为：痘（水痘）猩（猩红热）花（天花）麻（麻疹）斑（斑疹伤寒）伤（伤寒）。

（2）**皮疹的形态** 皮疹按形态可分以下几种：①斑疹：呈红色，既不高起也无凹陷，见于斑疹伤寒、猩红热等。②丘疹：呈红色，突出皮肤，见于麻疹、猩红热等。③斑丘疹：是斑疹和丘疹同时存在，在斑疹的底盘上出现丘疹，见于猩红热、风疹、伤寒等。④疱疹：为高出于皮肤、黏膜的小水泡，泡内有液体，见于水痘、单纯疱疹、带状疱疹等病毒性疾病，若合并细菌感染称为脓疱疹。⑤出血疹：又叫淤点或淤斑，为局部血管破裂出血造成的皮下出血；若出血斑点直径 <2mm，称为淤点；直径为 3～5mm，称为紫癜；直径 >5mm，称为淤斑。特点是局部皮肤青紫，压之不褪色，一般不隆起于皮面，见于流行性出血热、败血症、流行性脑脊髓膜炎等。⑥荨麻疹：又称风团，为暂时性水肿性隆起，大小不等，形态不一，呈苍白色或淡红色，见于血清病、过敏性疾病、病毒性肝炎等。

（3）皮疹的分布　水痘的皮疹主要分布于躯干；流行性出血热的出血点多见于腋下；麻疹的皮疹先出现于耳后、发际、面部，然后向躯干、四肢蔓延，最后达手、足。

3. 毒血症状　病原体的各种代谢产物引起发热以外的多种症状称为毒血症状，如疲乏、厌食、头痛及肌肉、关节、骨骼疼痛，全身不适等。严重者可有意识障碍、中毒性脑病、呼吸循环衰竭、休克等，有时还可引起肝、肾损害。部分患者可有肝、脾和淋巴结大。

（三）临床分型

临床分型对治疗、隔离、护理等具有指导意义。根据传染病临床过程的长短可分为急性、亚急性、慢性；根据病情轻重可分为轻型、中型、重型、暴发型；根据临床特征可分为典型及非典型。

目标检测

1. 传染病的四个基本特征是什么？
2. 传染病的流行病学特征有哪些？
3. 常见传染病的出疹时间有何规律？皮疹的形态有哪些？各有何特点？

第四节　传染病的护理评估与治疗措施

▌ 学习目标

　　1. 熟悉传染病护理评估需要考虑的三方面的资料。
　　2. 了解传染病治疗原则和方法。

一、护理评估

做好传染病的护理评估是正确实施疾病护理的首要步骤，对于传染病护理人员除了对患者的健康史、身体状况、心理因素、社会因素、辅助检查资料进行评估以外，还需要对流行病学资料进行评估，才能得出完整的临床诊断和护理诊断，为疾病的有效治疗、预防控制及护理措施提供重要依据。

(一) 流行病学资料

流行病学资料包括年龄、性别、职业、旅居地区、当地气候情况、当地人群传染病发病情况、接触史、既往传染病史、预防接种史、发病季节、卫生情况、饮食情况等。不同传染病有高度选择性，应根据每个传染病的流行病学特征重点询问。例如，乙型脑炎重点观察发病季节，询问蚊子叮咬、疫苗接种史、当地人群发病情况等；甲型肝炎重点询问饮食情况、接触人群的发病情况、甲肝疫苗接种史、既往甲肝史等；血吸虫病有一定的地区分布特点，重点询问疫水接触史、当地钉螺发现情况等。

(二) 临床资料

全面准确的临床资料来源于翔实的病史采集、细致的查体、密切的动态观察临床变化及病情演变，这对诊断有重要意义。例如，观察生命体征及神志变化，体重、营养变化；皮肤、黏膜有无皮疹、黄疸，是否有瘙痒或并发感染；全身浅表淋巴结有无肿大、压痛等临床表现。

(三) 实验室检查

实验室检查包括一般实验室检查、病原学检查、免疫学检查、分子生物学检查等。常规检查为诊断提供初步线索，生化及血清学检查提供诊断依据，病原学检查可最终确诊。在进行病原学检查时，为提高阳性检出率，护士必须掌握标本采集及送检的注意事项：①采集标本时应严格注意无菌操作。②病程不同采集标本时间不同，如败血症应在寒战、发热时采血，疟疾最佳采血时间应在体温的高峰期或稍后一点时间。③采集标本尽量在抗病原体药物应用之前。④尽可能采集病变明显部位的材料，如细菌性痢疾患者取其有脓血或黏液的粪便，肺结核患者取其干酪样痰液等。⑤标本采集后尽快送检，如脑膜炎双球菌。⑥送检标本的化验单上应注明来源和目的，使实验室能正确选用相应的培养基和适宜的培养环境。

二、治疗措施

(一) 治疗原则

传染病的发生、发展和转归是机体与病原体相互作用的结果。传染病的治疗应坚持以病原治疗为主、对症支持治疗并重的综合治疗，坚持治疗、护理与预防并重的总原则。机体、病原体、药物之间的相互关系及三方的实际情况决定抗感染治疗的难易程度。心理因素在治疗中也发挥着重要作用，必须考虑各方面因素，设计综合个体化治疗方案。

(二) 治疗方法

1. 支持治疗及护理 支持治疗的目的是维持机体内环境的稳定，提高机体的抗感染能力，包括基础、营养、器官功能支持治疗等。根据病情可给予流质、半流质、普食等，重症患者需鼻饲，以保证热量供给，补充营养素，增加抗病能力，必要时可通过静脉输入营养物质等。

良好的基础护理，特别是对于危重症患者，是防止并发症、降低病死率、提高治愈率不可缺少的手段；同时根据病原体和感染途径的不同制定相应的消毒隔离措施。

2. 对症治疗 对症治疗的目的在于降低消耗，减轻损伤，减少痛苦，调节各系统功能及保护重要脏器，使患者度过危险期，为进一步治疗赢得时间，促进康复。例如，高热者及时降温，呕吐者应及时止呕等。

3. 病原治疗 也称特异性治疗，具有清除病原体，根除或控制传染源的目的，常用药物有抗生素、血清免疫制剂等。

4. 免疫治疗 多数情况下，感染会削弱免疫功能，造成免疫系统的紊乱。低下的免疫力可使感染蔓延，易继发感染；过强的免疫可导致组织损伤。目前免疫治疗主要包括细胞因子（如白介素类、干扰素、胸腺素）、免疫球蛋白、免疫抑制剂等。

5. 心理治疗 心理因素可使机体免疫功能下降，病原微生物容易侵入并致病，同时患病后的不适和痛苦又可使患者产生焦虑、烦躁、沮丧等情绪，甚至对治疗产生抵触。慢性感染者由于病程长、治疗费用较大、社会歧视等因素对治疗丧失信心，产生悲观情绪，影响治疗效果。

6. 中医药治疗 中医药治疗传染病不仅对病原体有一定的抑制或杀灭作用，而且在清除毒素、解热镇痛、调整免疫功能等方面具有独特的优势。

7. 康复治疗 某些传染病，如病毒性脑炎、脊髓灰质炎等可引起后遗症，需要采取针灸治疗、物理治疗、高压氧治疗等康复治疗，以促进机体康复。

目标检测

1. 传染病护理评估需要考虑哪几个方面？
2. 传染病治疗方法包括哪些？

第五节 传染病的种类及预防措施

学习目标

1. 掌握传染病的预防措施。
2. 熟悉传染病的种类。

一、传染病的种类

《中华人民共和国传染病防治法》将传染病分为甲、乙、丙三大类，共37种。

甲类传染病2种：鼠疫、霍乱。

乙类传染病 25 种：传染性非典型肺炎、艾滋病、病毒性肝炎、脊髓灰质炎、人感染高致病性禽流感、麻疹、流行性出血热、狂犬病、流行性乙型脑炎、登革热、炭疽、细菌性和阿米巴性痢疾、肺结核、伤寒和副伤寒、流行性脑脊髓膜炎、百日咳、白喉、新生儿破伤风、猩红热、布鲁氏菌病、淋病、梅毒、钩端螺旋体病、血吸虫病、疟疾。

丙类传染病 10 种：流行性感冒、流行性腮腺炎、风疹、急性出血性结膜炎、麻风病、流行性和地方性斑疹伤寒、黑热病、包虫病、丝虫病，除霍乱、细菌性和阿米巴性痢疾、伤寒和副伤寒以外的感染性腹泻病。

患者、接触者、病原携带者和动物都可作为传染源，必须对它们加强管理。

二、传染病的预防措施

针对传染病流行的三个环节采取综合措施，达到消灭和预防传染病的目的。

（一）控制传染源

1. 对患者的管理 对患者应尽量做到"五早"，即早发现、早诊断、早报告、早隔离、早治疗。传染病报告制度是早期发现传染病的重要措施，必须严格遵守。任何单位和个人发现传染病患者或者疑似传染病患者时，应当及时向附近的疾病预防控制机构或者医疗机构报告。

报告时间：①甲类传染病，为强制管理传染病，城镇要求发现后 2 小时、农村要求发现后 6 小时内上报。②乙类传染病，为严格管理传染病，城镇要求于发现后 6 小时内上报，农村不超过 12 小时。③丙类传染病，为监测管理传染病，要求于发现后 24 小时内上报。

对乙类传染病中传染性非典型肺炎、炭疽中的肺炭疽和人感染高致病性禽流感和脊髓灰质炎，必须采取甲类传染病的报告、控制措施。

2. 对接触者的管理 接触者是指曾经和传染源发生过接触的人，可能受到感染而处于疾病的潜伏期。对传染病的接触者，应分别按具体情况采取检疫措施（如医学观察、留验）或预防接种。有关接触者检疫期可参阅附录二。

3. 对病原携带者的管理 早期发现病原携带者十分重要，对在人群中检出的病原携带者应进行治疗、健康指导、调整工作岗位和随访观察。为做到早期发现病原携带者，凡是传染病接触者、曾患过传染病者、流行区居民和服务性行业、托幼机构、供水行业的工作人员应定时普查，以便及时检出病原携带者。

4. 对动物传染源的管理 对动物传染源，如有经济价值的家禽、家畜，应尽可能加以治疗，必要时宰杀后加以消毒；如无经济价值者则设法消灭。

5. 国境卫生检疫 按照有关规定，国际检疫传染病为鼠疫、霍乱和黄热病。而流行性感冒、疟疾、脊髓灰质炎、斑疹伤寒、登革热、回归热为我国监测传染病。另外，对患有艾滋病、性病、麻风病和开放性肺结核的外国人，应阻止其入境。

（二）切断传播途径

应根据传染病的不同传播途径采取不同的措施。例如，消化道传染病，应着重加强饮食卫生、个人卫生及粪便管理，保护水源，消灭苍蝇、蟑螂、老鼠等；对呼吸道传染病，应着重进行空气消毒，加强通风，保持空气新鲜，提倡外出时戴口罩，流行期间避免大型集会等；对虫媒传染病，应大力开展爱国卫生运动，采用药物等措施进行防虫、杀虫、驱虫；对血源性传染病应加强血制品管理，防止医源性传播。

消毒是切断传播途径的重要措施。消毒是指消灭污染环境的病原体，包括消灭传播媒介即杀虫措施。消毒有疫源地消毒（包括随时消毒与终末消毒）及预防性消毒两大类。消毒方法有物理消毒法和化学消毒法两种。

（三）保护易感人群

1. 增强非特异性免疫力　非特异性免疫力是生物个体生来就有的，能遗传给后代，不涉及免疫识别和免疫反应的增强。加强体育锻炼、调节饮食、养成良好的卫生生活习惯、改善居住条件、良好的人际关系、保持愉快心情等措施可以提高机体非特异性免疫力，增强人群对传染病的抵抗力。

2. 提高特异性免疫力　人体可通过隐性感染、显性感染或预防接种获得对该种传染病的特异性免疫力，其中预防接种起关键作用。预防接种方法、时间、注意事项等相关内容见附录三。

> **知识链接**
>
> #### 计划免疫（预防接种）
>
> 　　计划免疫是指根据某些传染病的发生规律，将有关疫苗，按科学的免疫程序，有计划地给人群接种，使人体获得对这些传染病的免疫力，从而达到控制、消灭传染源的目的。20 世纪 70 年代中期，我国提出的免疫计划主要内容为"四苗防六病"，即对 7 周岁及以下儿童进行卡介苗、脊髓灰质炎三价糖丸疫苗、百白破三联疫苗和麻疹疫苗的基础免疫和及时加强免疫接种，使儿童获得对结核、脊髓灰质炎、百日咳、白喉、破伤风和麻疹的免疫。随着科技进步和医药卫生事业的发展，计划免疫不断扩大其内容，又将甲型肝炎、乙型肝炎、流行性脑脊髓膜炎、流行性乙型脑炎、风疹、流行性腮腺炎、流行性出血热、炭疽和钩端螺旋体病 9 种传染病纳入国家免疫规划。目前我国已经将以上 15 种传染病纳入了国家免疫规划。

3. 药物预防　对某些尚无特异性免疫方法或免疫效果尚不理想的传染病，在流行期间可给易感者口服预防药物，对于降低发病率和控制流行有一定作用。例如，口服磺胺嘧啶预防流行性脑脊髓膜炎，口服乙胺嘧啶预防疟疾等。

目标检测
1. 传染病的预防措施有哪些？
2. 传染病的种类包括哪些？

第六节 传染病管理及常见症状和体征的护理

学习目标

1. 掌握消毒、隔离、清洁区、污染区和半污染区的概念及传染病常见症状体征的护理措施。
2. 熟悉传染病隔离种类及要求。
3. 了解传染病消毒的方法。

一、传染病科分区及管理

要做好传染病护理，护理人员必须掌握传染病科分区及管理，以便对传染病患者进行科学管理，患者的有序安置、人员的有序流动、对传染病患者的正确评估都是做好传染病护理的重要内容。

（一）传染病科区域划分

传染病科分为清洁区、污染区和潜在污染区，简称传染病房的"三区"。进入传染病院或综合医院传染病科工作时，护理人员必须熟练掌握分区情况，并严格遵守分区工作规范，防止交叉感染。

1. 清洁区 凡未被病原微生物污染的区域称为清洁区，如办公室、示教学习室、值班室、配餐室和库房、工作人员使用的厕所等，清洁区不允许患者进入。

2. 污染区 凡已被病原微生物污染或被患者直接接触和间接接触的区域称为污染区，这些区域是患者生活的地方及被患者排泄物、用物等污染的地方，如病房、患者使用的厕所、浴室和清洁间（污物处理室）等。

3. 潜在污染区 有可能被病原微生物污染或被间接轻度污染的区域称为潜在污染区，如更衣室、治疗室、实验室、消毒室、走廊、楼梯和电梯等。

（二）传染病科对医务人员的管理要求

1. 对临床上诊断为传染病患者，必须立即填写传染病报告卡，向有关部门报告。
2. 病室按相同的病种收治患者，并按病种穿隔离衣。穿隔离衣时，只能在规定的污染区与半污染区范围内活动。
3. 在工作中应严格遵守隔离技术，污染区的物品不能放入清洁区，污染的手不能触摸非污染物。在污染区工作时，应戴口罩、帽子，穿隔离服。接触不同病种传染病患者前均应洗手。

（三）传染病科对其他人员的要求

1. 做好入院处理工作，按规定限制携带物品。患者的食具、卫生洁具等物品为个人专用，不得与他人共用。

2. 患者不得进入不同病种的病房中活动，不得进入清洁区。

3. 向患者亲属介绍隔离制度，必要时应穿隔离衣，做药物预防或免疫学预防。

4. 患者出院时，其用具应消毒处理后才可带出医院。

二、传染病的隔离

（一）隔离的定义

隔离即将传染病患者或病原携带者安置在指定的地方，与健康人和非传染患者分开，便于集中治疗和护理，防止传染和扩散。

（二）隔离管理制度

1. 凡传染病医院、综合医院的传染病科必须划分清洁区、潜在污染区及污染区，隔离单位应有标记，病室门口挂隔离衣，走廊设消毒液，门口要有消毒脚垫及门把套。

2. 各类患者均应在指定的各自范围内活动，不得请假外出。如需去其他科室检查应由医护人员陪同，并采取相应的隔离措施。

3. 按不同病种使用医疗器械，如体温表、叩诊锤、听诊器等。

4. 住院的传染病患者不准家属陪护。甲类传染病患者禁止探视，其他患者可定时在指定地点隔栏探视或电视探视。对必须探视及陪护的人员应指导其执行隔离制度。

5. 患者出院、转科、死亡，应进行终末消毒。病床、被褥、家具等用消毒水擦洗，消毒后才能给其他人使用。

6. 医务人员必须严格遵守消毒隔离制度，做到在病区内不吸烟、不进食，双手接触患者或污染物后必须消毒，不倚靠墙壁，不坐患者床凳，巡视患者不带病历卡等，要定期体检并接受有关的预防注射或服药。

（三）隔离的种类及要求

1. **呼吸道隔离（蓝色标志）**　经患者飞沫、尘埃传播的呼吸道传染病应执行呼吸道隔离，如流行性感冒、流行性脑脊髓膜炎等。

隔离要求：①相同病种可同住一室，床间距至少 2m，必要时置屏风。②患者一般不能外出，如必须外出，应戴口罩。③接近患者时，应戴口罩，必要时穿隔离衣，戴手套。④患者的呼吸道分泌物应先消毒后弃去，痰具每日消毒。⑤室内保持适宜温度、湿度。病室每日通风至少 3 次，紫外线消毒每天 2 次。

2. **消化道隔离（棕色标志）**　适用于经患者排泄物、污染食物或餐具传播的消化道传染病，如伤寒、细菌性痢疾、甲型肝炎、戊型肝炎等。

隔离要求：①同病种患者可同住一室，若条件不允许，不同病种患者也可同住一室，但患者之间必须实施床边隔离，床间距离应在 2m 以上。②接触患者时穿隔离衣，护理不同病种患者要更换隔离衣，接触患者、被污染物品后，以及护理下一位患者前应严格消毒双手。③患者的生活用具专用，用后要消毒。患者的呕吐物及排泄物应随时消毒，然后弃去。④室内保持无苍蝇、无蟑螂。

3. 严密隔离（黄色标志） 适用于甲类传染病或有高度传染性及致死性的传染病，如霍乱、非典型肺炎等。

隔离要求：①患者应住单间病室，无条件时，同病种患者可住同一病室，房内物品专用，门窗关闭并禁止随意开放，门外应有"严密隔离"标志，门口应设置用消毒液浇洒的门垫，门把手包有消毒液浸湿的布套，禁止探视和陪住。②凡入室者必须戴帽子、口罩，穿隔离衣、隔离鞋，戴手套。接触患者及污染敷料后，以及护理下一位患者前应严格消毒双手。③污染敷料要装袋，贴签，消毒处理。患者的分泌物、排泄物及污染品应及时严格消毒处理。④病室每日消毒，患者出院或死亡后，应进行终末消毒。

4. 接触隔离（橙色标志） 适用于由体表或伤口排出的病原微生物，接触皮肤或黏膜破损处而引起的传染病，如婴幼儿中的急性呼吸道感染、新生儿感染、大面积烧伤等。

隔离要求：①接触患者时戴口罩、手套，穿隔离衣。②接触患者或污染物品后，以及护理下一位患者前要洗手。③污染物品要弃去，需装袋，贴签，送消毒处理。

5. 血液/体液隔离（红色标志） 适用于直接或间接接触感染的血液及体液引起的传染病，如乙型肝炎、丙型肝炎、钩端螺旋体病、疟疾、艾滋病等。

隔离要求：①接触患者或其血液/体液时要戴手套，穿隔离衣；若皮肤沾染其血液/体液后应立即清洗。②工作中注意避免损伤皮肤，用过的针头、注射器浸入消毒液后送中心消毒室做毁形处理。③污染物装袋、贴标签后送出销毁或消毒处理。④血液污染室内物品表面时，要立即用次氯酸钠溶液清洗消毒。

6. 脓汁/分泌物隔离（绿色标志） 防止因直接或间接接触感染部位的脓汁或分泌物引起的传染病，适用于轻型皮肤和伤口感染、溃疡、脓肿、小面积烧伤感染等。隔离要求同接触隔离。

7. 结核菌隔离（AFB隔离）（灰色标志） 适用于肺结核患者痰涂片结核菌阳性者或阴性但X线检查证实为活动性结核者。

隔离要求：①隔离室有特别通风设备，关闭门窗，同疗程者可同住一室。②医护人员接触患者时应戴口罩，穿隔离衣，患者咳嗽时应戴口罩；接触患者或污染物品后，以及护理下一位患者之前要洗手。③污染物品要彻底清洗、消毒或弃去。

三、传染病的消毒

（一）消毒的目的

消毒就是消除或杀灭由传染源排到外界环境中的病原体，从而切断传播途径，防止院内交叉感染及传染病继续播散。

（二）消毒的种类

1. 疫源地消毒 是指对有传染源存在或曾经有过传染源的地方进行的消毒。按时间又可分为随时消毒和终末消毒。随时消毒是指对传染患者的排泄物、分泌物以及被污染的物品随时进行的消毒，以便及时杀灭从传染源排出的病原体，防止传播。终末消毒是指传染患者出院、转科或死亡后，对患者及其所住的病室与用物进行一次彻底的消毒，以便杀灭残留在疫源地内各种物体上的病原体。

2. 预防性消毒 是对疑有传染源存在或可能被病原体污染的场所和物品所进行的消毒，以预防传染病的发生，如医院环境日常卫生处理，餐具及饮用水消毒，饭前、便后洗手等。

（三）消毒的方法

1. 物理消毒法 是指利用物理因素杀灭或消除病原微生物及其他有害微生物的方法，主要包括自然净化、机械除菌、热力消毒灭菌、电离辐射消毒、微波消毒、超声波杀毒、过滤除菌等。物理消毒法经济简便，应用广泛。

2. 化学消毒法 是指应用化学消毒剂使病原体蛋白质凝固、变性或使其失去活性而将其杀死的方法。根据化学消毒剂的消毒性能将其分为：①高效消毒剂：能杀灭包括细菌芽孢、真菌孢子在内的各种病原微生物，如2.5%碘酊、戊二醛、过氧乙酸、甲醛等。②中效消毒剂：能杀灭除细菌芽孢以外的各种病原微生物，如乙醇、部分含氯制剂、氧化剂、溴剂等。③低效消毒剂：只能杀死细菌繁殖体和亲脂类病毒，对真菌也有一定作用，如汞、洗必泰（氯己定）及某些季胺类消毒剂等。

常用的物理消毒法、化学消毒法，其具体方法见《基础护理技术》相关章节及附录四。

四、传染病常见症状和体征的护理

（一）发热的护理

1. 常见护理诊断 体温过高与病原体感染后释放各种内、外源性致热原，或与体温中枢功能紊乱有关。

2. 护理措施

（1）休息 患者应卧床休息，宜穿透气、棉质衣服。保持环境整洁，空气清新，室温维持20℃～24℃，湿度以55%～60%为宜，注意通风换气。患者若有寒战应注意保暖。

（2）降温措施实施 常用物理降温方法，可用冰袋冷敷头部或大动脉处，也可用25%～50%乙醇或32℃～36℃温水擦浴等；物理降温效果欠佳者，可配合药物降温；高热惊厥者，可遵医嘱采用亚冬眠疗法。在降温过程中的注意事项有：①避免持续长时间冰敷同一部位，以防止局部冻伤。②注意周围循环状态，有脉搏细速、面色苍白、四肢厥冷者，禁用冷敷和乙醇擦浴。③全身发疹者，禁用乙醇擦浴降温。④药物降温时，退热药用量不宜过大，以免大汗导致虚脱。⑤采用亚冬眠疗法前应先补足血容量，用药过程中避免搬动患者，观察生命体征，保持呼吸道通畅。

（3）病情观察　按规定时间测量体温，一般每4小时测量1次体温，观察伴随症状、体征的变化。及时正确地做好记录，掌握热度、热程与热型。

（4）加强口腔、皮肤护理　高热易发生口腔炎，可用生理盐水于饭后、睡前漱口。病情重者，协助口腔护理。患者大汗后以温水擦拭身体，及时更换衣裤，保持皮肤清洁、干燥，使患者有舒适感，防止感冒。

（5）补充营养及液体　结合病情，能进食者给予高热量、高维生素、营养丰富的流质或半流饮食，指导患者摄取足够液体，维持水和电解质平衡。必要时遵医嘱给予静脉输液。

（二）发疹的护理

1. 常见护理诊断　组织（皮肤或黏膜）完整性受损与病原体和（或）代谢产物引起皮（黏膜）疹有关。

2. 护理措施

（1）向患者及其家属解释导致皮疹、黏膜疹的相关知识，介绍配合治疗、护理的方法，保持局部皮肤清洁、干燥，每天温水清洗（禁用肥皂水），衣被宽松，勤洗换。

（2）床铺保持清洁、平整，勤翻身，避免压伤、碰撞和损伤。皮疹消退、脱皮不完全者，可用消毒剪刀修剪，忌撕扯，以防出血、感染。穿刺时应避开皮疹处。有出血倾向或合并出血性皮疹者，穿刺后应适当延长按压时间。局部瘙痒患者，用炉甘石洗剂、2%甲紫、5%疱疹净等局部涂擦。合并溃疡、感染者做相应处理。

（3）口腔黏膜疹者，常规用温水或朵贝液漱口，每天2~3次，每次进食后用温水清洁口腔；合并溃疡者，局部可用3%过氧化氢溶液洗净后涂以冰硼散；避免进食过冷或过热食物，鼓励用吸管吸服。

（4）眼结膜充血、水肿者，应注意保护眼睛，保持局部清洁，防止继发感染，如可用4%硼酸水或生理盐水清洁眼痂，滴0.25%氯霉素眼药水或涂抗生素眼膏，每天2~4次。

（5）观察皮疹或黏膜疹，掌握皮疹（黏膜疹）类型、出现时间、顺序、分布，以及疹退后有否脱屑、脱皮、结痂、色素沉着等变化，并及时做好记录。

目标检测

1. 什么叫消毒、隔离、清洁区、污染区和潜在污染区？
2. 传染病常见的症状和体征的护理诊断是什么？主要的护理措施是什么？
3. 传染病隔离种类有哪些？

第七节　传染病医护人员的职业防护

学习目标

1. 掌握各种防护用品正确使用方法及针刺伤引起的交叉感染的防护措施。
2. 熟悉医护人员分级防护原则。

　　传染病区医护人员职业防护对保证自身安全和预防传染病的播散十分重要。如果医护人员职业防护意识薄弱，一旦被感染，不仅威胁到医护人员自身的健康，而且在院内造成交叉感染。因此，医护人员在诊疗过程中的职业危险越来越受到关注。据美国职业安全管理局（OSAA）统计显示，卫生行业及相关部门人员在工作期间感染人数有上升趋势，如人类免疫缺陷病毒（HIV）、乙型肝炎病毒（HBV）及丙型肝炎病毒（HCV）等，锐器伤害及其感染是最主要原因。一场突如其来的SARS疫情让人类措手不及，它带走了几千人的生命，其中1/3是医护人员，这场灾难暴露出我国医院职业防护意识薄弱、职业防护技术落后，为我们敲响了医护人员职业防护的警钟！

一、医护人员分级防护原则

　　医护人员的职业防护分为三级，现以传染性非典型性肺炎为例介绍分级防护原则。

（一）一级防护

1. 适用于门（急）诊医护人员。
2. 应穿工作服、隔离衣，戴工作帽和12层以上的棉纱口罩。
3. 每次接触患者后应立即洗手和消毒。

（二）二级防护

1. 适用于进入隔离病区或观察室的医务人员，还包括接触患者，采集标本，处理其分泌物、排泄物及处理、转运死亡患者尸体的医护人员和司机等。
2. 进入隔离病区和留观室时，必须戴12层以上的棉纱口罩或N95口罩（图1-1，图1-2），每4小时更换1次或潮湿时更换，并戴手套、帽子、鞋套，穿隔离衣。
3. 每次接触患者后应立即洗手和消毒。
4. 对患者实施近距离操作时要戴防护眼镜（图1-3）。

（三）三级防护

1. 主要针对与患者密切接触或对患者实施特殊治疗的医护人员，如为患者实施吸痰、气管切开和气管插管的医务人员。
2. 除应采取二级防护外，还应戴全面型呼吸防护器（图1-4）。

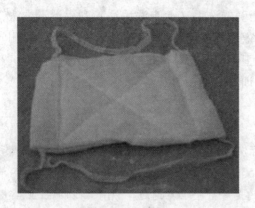

图 1-1 棉纱口罩

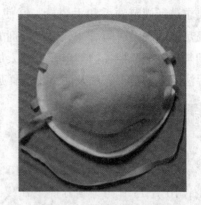

图 1-2 N95 口罩

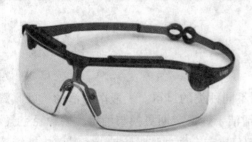

图 1-3 防护眼镜

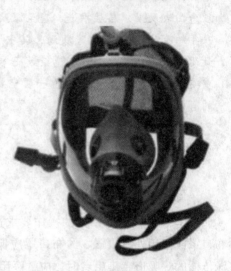

图 1-4 全面型呼吸防护器

二、医护人员的职业防护方法

(一) 提高自我防范意识

作为一名传染科护士，应该提高自我防范意识。了解传染病护理工作的特殊性，掌握各种传染病的流行特点，认识职业感染的途径及职业感染的危害性，普及职业危害预防的概念和措施，了解预防接种、标准预防的重要性。学会防护用物的选择，正确处理污染锐器、血标本、医疗垃圾等。

(二) 加强洗手和手消毒

在医院感染传播途径中，医务人员的手是造成医院内感染的重要原因。规范洗手及手消毒方法，加强手部卫生的监管力度，是控制医院感染的一项重要措施，也是对患者和医务人员双向保护的有效手段。手部卫生应加强以下监督管理：①严格按照洗手指征的要求进行规范洗手和手消毒。②使用正确的洗手（七步洗手法）和手消毒方法，并保证足够的洗手时间。③确保消毒剂的有效使用浓度。④定期进行手的细菌学检测。⑤定期与不定期监控各护理单元护理人员手卫生情况，对存在的问题提出改进意见。七步洗手法及手的消毒方法及注意事项详见实训二。

知识链接

国际洗手日

世界卫生组织将 2005 年 10 月 15 日定为首个"国际洗手日"，以后每年的 10 月 15 日为"国际洗手日"，目的是呼吁全世界通过"洗手"以加强卫生意识，把洗手的好习惯带到生活中的每一天、每一个地方，有效将"大健康"理念由表及里，层层推进，直至深入人心，从而防止传染病的扩散。在我国，每年约有 8.36 亿人次患腹泻，其中 1/3 是儿童，而用肥皂洗手就可以将腹泻致死率减半、急性呼吸道感染致死率减少 1/3。特别是针对医护人员，洗手更重要，它是控制医院感染的一项重要措施，也是对患者和医务人员双向保护的有效手段。

（三）正确使用各种防护用品

1. 各种防护用品的应用

（1）口罩　应根据不同的操作要求选用不同种类的口罩。一般医疗活动，可佩戴纱布口罩或医用外科口罩。纱布口罩应保持清洁干燥，定期更换与消毒。接触经空气、飞沫传播的呼吸道感染患者时，应戴医用防护口罩或全面型呼吸防护器，其效力能维持 6~8 小时，遇污染或潮湿，应及时更换且要进行面部密合性试验。

知识链接

正确使用口罩

1. 检查治疗中，医护人员必须戴口罩，一个口罩使用不超过 4 小时，使用过程中不可用手触摸口罩。

2. 当一个口罩潮湿或污染，立即更换口罩。离开诊室前，必须脱下口罩，不可以悬挂于颈前。使用后的口罩属于医疗废物，应及时处理。

3. 掌握使用的先后顺序，即护理操作前先戴口罩，洗手后再戴手套；护理操作后先脱手套，洗手后再摘口罩。

（2）护目镜/防护面罩/全面型防护面罩　下列情况应使用护目镜/防护面罩：①在进行诊疗、护理操作时可能发生被患者血液、体液、分泌物等喷溅的情况。②近距离接触经飞沫传播的传染病患者时。

若为呼吸道传染病患者进行气管切开、气管插管等近距离操作，可能发生患者血液、体液、分泌物喷溅时，应使用全面型防护面罩。佩戴前应检查有无破损，佩戴装置有无松懈。用后应清洁与消毒。

（3）帽子 进入洁净环境前、进行无菌操作时应戴帽子。帽子被患者血液、体液污染时，应立即更换；布质帽子应保持清洁干燥，定期更换与清洁；一次性帽子应一次性使用。

（4）防护服 根据制作材质的不同，防护服分为一次性防护服和重复使用的布制防护服。下列情况应穿防护服：①可能受到患者血液、体液、分泌物、排泄物污染时。②对患者实行保护性隔离时，如护理大面积烧伤患者、骨髓移植患者及大创面换药时。③对感染性疾病患者（如多重耐药菌感染患者）实施隔离时。

知识链接

防护服使用注意事项

防护服应为防水材料制作，否则应在外面加穿防水围裙。使用过程中，防护服应遮盖全部的衣服和外露的皮肤，保持里面及领部清洁，穿、脱防护服时勿接触面部。

医务人员接触多个同类传染病患者时，防护服可连续应用；接触疑似患者，防护服应在每个患者之间进行更换；防护服被患者血液、体液、污物污染时，应及时更换。使用后应放置在指定的容器内，一次性防护服不能重复使用。

（5）防水围裙 根据材质防水围裙分为复用的塑胶围裙及一次性使用防水围裙。可能有患者的血液、体液、分泌物及其他污染物质喷溅，或进行复用医疗器械的清洗时，应穿防水围裙。一次性防水围裙应一次性使用，受到明显污染时应及时更换；重复使用的塑胶围裙，用后应及时清洗与消毒；遇有破损或渗透时，应及时更换。

（6）手套 戴手套是预防经"手"感染的另一个有效方法。应根据操作的需要，选择合适的手套。接触患者的血液、体液、分泌物、排泄物及污染物品时，应戴手套。

知识链接

戴手套的注意事项

①医护人员手上有伤口时必须戴手套。②诊疗护理不同的患者之间应更换手套；操作中，手套破损后应立即更换。③对一些特殊患者有时需戴双层手套，如对艾滋病患者进行手术和有关检查时。④操作完成后脱去手套，按规定程序与方法洗手，戴手套不能替代洗手，必要时进行手消毒。

（7）鞋套 鞋套应具有良好的防水性能，并一次性应用。下列情况应穿鞋套：在区域隔离预防，从潜在污染区进入污染区时；负压病房的隔离预防，从缓冲区进入病房时。鞋套应在规定区域内穿，离开该区域时应及时脱掉鞋套。发现破损应及时更换。

课堂互动

患者，男性，胸部开放性损伤，120急救车转运过程中，患者的血液喷溅到急诊医生的身上、脸上和眼睛里。到达医院后另一名医生为患者手术过程中，手指被扎破，手术衣、口罩被患者喷出的鲜血染湿。经过6小时的抢救，患者脱离险境，3天后患者确诊为艾滋病病毒携带者。

试分析：抢救该患者的医生能不能排除感染艾滋病的可能？他们当时应该采取哪些防护措施？

2. 医务人员防护用品穿脱程序

（1）穿戴防护用品应遵循的程序

1）清洁区进入潜在污染区：洗手→戴帽子→戴医用防护口罩→穿工作衣裤→换工作鞋→进入潜在污染区。手部皮肤破损的戴乳胶手套。

2）潜在污染区进入污染区：穿隔离衣或防护服→戴护目镜/防护面罩→戴手套→穿鞋套→进入污染区。

（2）脱防护用品应遵循的程序

1）医务人员离开污染区进入潜在污染区前：摘手套、消毒双手→摘护目镜/防护面罩→脱隔离衣或防护服→脱鞋套→洗手和/或手消毒→进入潜在污染区，洗手或手消毒。用后物品分别放置于专用污物容器内。

2）从潜在污染区进入清洁区前：洗手和/或手消毒→脱工作服→摘医用防护口罩→摘帽子→洗手和/或手消毒，进入清洁区。

3）离开清洁区：沐浴、更衣→离开清洁区。

（四）处理污染物、标本和废物时的防护

1. 锐物处理　戴手套处理用过的针头或其他锐器，及时放入专门的容器中，以免他人在清理器械或物品时被刺伤。

2. 血标本处理　化验标本应放在带盖的试管内，再放到密闭的容器内戴手套送检，在送检过程中防止标本溢出。

3. 血渍清理　处理地面、墙壁、家具上的血渍时，先用1:10的漂白水浸润15~30分钟，再戴手套用抹布擦拭，擦后立即彻底洗手。

4. 医疗废物的处理　所有废弃的医疗用品，如各种废弃的标本、污染敷料及一次性的锐利器械等均应放在有标记的专门容器内，送往规定地点进行焚烧处理。

安全处置废弃物

不要人工分拣锐器，不要携带锐器在工作区行走，在诊疗区放置锐器处理装置。运输废弃物人员必须戴厚质乳胶手套，处理液体废弃物必须戴防护眼镜。

（五）针刺伤的防护

针刺伤已成为严重危害医护人员健康的问题，也成为血源性疾病传播的主要途径。目前已证实有 20 多种病原体可经针刺伤接种传播，其中最常见的危害是乙肝（HBV）、丙肝（HCV）、艾滋病（HIV）等。有调查发现，护士、医生、医技人员及后勤人员中，由于护士接触锐器机会多，被刺伤的人数最多，其中被针头刺伤后感染 HIV 的几率为 0.3%，HBV 的概率为 6% ~ 30%，HCV 的概率为 1.8%。针刺伤引起的交叉感染防护措施包括以下几个方面：①安全处理使用过的针头：用过的针头应立即丢入利器箱，不要人工毁损、弯曲或双手套回针帽，改掉操作后回套针帽的习惯，以防刺破手指。②护理人员在工作中不慎被患者血液、体液污染时的针头刺伤，应立即从近心端向远心端反复挤压受伤部位，挤出部分血液，然后用流动的水冲洗，碘酒、乙醇擦拭消毒伤口，待干燥后贴上无菌敷料，且进行相关病毒血清检查和采取有关的治疗措施。

正确使用针头收集箱

针头收集箱可降低 50% 针刺伤，收集箱应不易刺破、防漏、可密封，并贴有明显标签，不要将针头放入过满的针头收集箱内。收集箱应放置到位，便于使用、清理，保证安全。

（六）增强医护人员的免疫力

1. 增强非特异性免疫力 医务人员要增强体质，注意劳逸结合，避免过度劳累，提高抵抗疾病的能力。

2. 疫苗接种 有些传染病可通过暴露前的疫苗接种来预防，如乙型肝炎表面抗原阴性的医务人员均应接种乙肝疫苗预防。

目标检测

1. 医护人员在传染科工作如何做好职业防护？
2. 医护人员分级防护原则有哪些？
3. 针刺伤引起的交叉感染防护措施包括哪些？

第二章 病毒性传染病患者的护理

第一节 病毒性肝炎患者的护理

学习目标

1. 掌握病毒性肝炎的流行病学特点、临床表现及护理措施。
2. 熟悉病毒性肝炎病原学、辅助检查及常见护理问题。
3. 了解病毒性肝炎的发病机制、诊断要点及治疗要点。

病毒性肝炎（viral hepatitis）简称肝炎，是由多种肝炎病毒引起的以肝脏病变为主的一组全身性传染疾病。包括甲型肝炎、乙型肝炎、丙型肝炎、丁型肝炎及戊型肝炎等。各型病毒性肝炎的病原学有所不同，但临床表现基本相似，主要临床表现为乏力、恶心、厌油腻食物、食欲减退、肝大、肝功能异常等，部分病例可出现黄疸。甲型及戊型主要表现为急性肝炎，而乙型、丙型及丁型易转为慢性肝炎，少数可发展为肝硬化，甚至肝癌。我国为病毒性肝炎的高发区，其中以甲型肝炎、乙型肝炎最为多见，两者都可通过接种疫苗进行预防。

【护理评估】

（一）病原学及发病机制

1. 病原学

（1）甲型肝炎病毒（HAV） HAV属于嗜肝小RNA病毒科，球形。感染后病毒在肝细胞内复制，随胆汁经肠道排出体外。HAV感染后早期出现IgM型抗体，一般持续8~12周，少数病例可延续6个月。IgG型抗体可长期存在。

HAV抵抗力较强，耐低温、耐酸碱，在贝壳类动物、污水、海水、淡水、泥土等可存活数月，但对紫外线、热力及消毒剂敏感。

（2）乙型肝炎病毒（HBV） HBV属于嗜肝DNA病毒科。乙型肝炎病毒（HBV）有以下3种病毒颗粒：①大球形颗粒，是完整的HBV颗粒，由胞膜和核心两部分组成。

②小球形颗粒。③管状颗粒。小球形颗粒、管状颗粒是不完整的病毒颗粒，是 HBV 的包膜蛋白部分。HBV 在肝细胞内合成后释放入血，还可存在于唾液、精液、阴道分泌物等体液中。

HBV 抵抗力很强，对热、低温、干燥、紫外线及一般浓度的消毒剂均能耐受，但煮沸 10 分钟、高压蒸汽、2% 戊二醛及含氯消毒剂等均可使其灭活。

（3）丙型肝炎病毒（HCV） HCV 属于黄病毒科，为 RNA 病毒，球形。HCV 易变异，不易被机体清除。一般消毒剂，加热 100℃、5 分钟，紫外线、高压蒸汽灭菌等可使其灭活。

（4）丁型肝炎病毒（HDV） HDV 是一种必须与 HBV 共存才能复制、增殖的缺陷病毒，大多数情况下是在 HBV 感染的基础上引起重叠感染或与 HBV 同时感染。

（5）戊型肝炎病毒（HEV） HEV 为无包膜 RNA 病毒，主要在肝细胞内复制，经胆道随粪便排出体外。HEV 在碱性环境下较稳定，对氯仿敏感。

2. 发病机制

（1）HAV 经口感染后，经肠道入血，引起短暂的病毒血症，1 周后在肝细胞内复制，2 周后随胆汁从肠道排出体外。HAV 并不直接损伤肝细胞，其损害可能通过免疫介导引起。

（2）HBV 发病机制较复杂，目前认为 HBV 通过注射或破损皮肤、黏膜进入机体后，经血液到达肝脏和其他器官（如胰腺、肾脏、淋巴结等），并在肝脏及相应组织细胞内复制，引起肝脏及肝外相应组织的病理改变和免疫功能改变，多数以肝脏病变最为突出。HBV 虽在肝细胞内复制，并不引起明显的肝细胞损伤。肝细胞损伤主要是机体一系列免疫反应所致，即机体的免疫反应在清除 HBV 的过程中造成肝细胞的损伤，其慢性化机制可能与免疫耐受有关。

（3）HCV 引起肝细胞损伤的机制，可能与病毒直接致病作用及免疫损伤有关，感染后易转为慢性，可能与 HCV 在血中水平低、抗原性弱、高度变异性等特点有关。其中，急性丙型肝炎的主要原因可能是 HCV 的直接致病造成肝细胞损害，慢性丙型肝炎的主要原因为免疫损伤。发病机制可能与甲型肝炎相似。

各型肝炎基本病变以肝细胞损害为主，肾、胰、脑、关节、皮肤及心血管系统也有一定损害，主要表现为弥漫性肝细胞变性、坏死、再生，炎症细胞浸润和间质增生。

病毒性肝炎病理生理特点：①黄疸：以肝细胞黄疸为主，主要原因为肝细胞破坏；胆小管受压、破裂；肝细胞膜通透性增加；肝细胞对胆红素的摄取、结合、排泄等功能障碍。②肝性脑病：多见于重症肝炎和晚期肝硬化。③出血：严重肝功能受损时，合成凝血因子减少及弥散性血管内凝血导致凝血因子减少和血小板消耗引起出血。④腹水：主要见于重症肝炎和失代偿期肝硬化，主要与水钠潴留、门脉高压、低蛋白血症及淋巴回流障碍有关。⑤肝肾综合征：主要见于重症肝炎和晚期肝硬化。

（二）流行病学

1. 传染源 患者、亚临床感染者或病毒携带者是本病的传染源。

（1）甲型与戊型肝炎的传染源为急性肝炎患者和亚临床感染者，甲型肝炎患者在起病前的2～周和起病后的1周，从粪便中排出HAV的数量最多，传染性最强，少数患者起病后30天仍排出HAV病毒。由于亚临床感染者数量较多，因此是最重要的传染源。

（2）乙型、丙型、丁型肝炎的传染源有急性、慢性肝炎患者，亚临床感染者和病毒携带者，其传染性贯穿整个病程。慢性患者及病毒携带者是HBV最主要的传染源。急性HCV在病程5～25天传染性最强，50%以上可转为慢性。因此，慢性患者是HCV的主要传染源。HDV患者发生于HBV感染的基础上，主要传染源为慢性患者和病毒携带者。

2. 传播途径

（1）HAV、HEV以粪－口传播途径为主，其传播途径有：①日常生活接触是散发性发病的主要传播方式，主要通过污染的手、用具、玩具等污染食物或直接经口传播。②水源、食物污染传播：水源污染、食物（如毛蚶、生蚝等贝壳类食物）受污染是暴发流行的主要传播途径。③苍蝇、蟑螂等起一定的媒介传播作用。

（2）HBV、HCV、HDV以血液和体液传播途径为主，其传播途径有：①血液传播是最主要的传播方式，如输注含肝炎病毒的血液和血制品。此外，可通过接种疫苗、使用带病毒的医疗器械、血液透析、脏器移植、意外针刺伤等造成血液传播。HDV传播与HBV相似。HCV主要通过输血传播。②生活接触传播：主要与接触唾液、乳汁、精液和阴道分泌物等各种体液和分泌物有关。此外，共用牙刷和剃刀，以及文眉、文身等同样可造成感染。③母婴传播：主要经胎盘、产道分娩、哺乳和喂养方式等传播，是HBV传播的重要途径。

3. 易感人群　人类对各型肝炎病毒普遍易感。甲型肝炎以幼儿、学龄前儿童发病最多，其次为青年人，但暴发流行时各年龄组均可发病，感染后可获得持久免疫力。HBV感染多发生于婴幼儿及青少年，我国30岁以上的成人抗－HBs阳性率达50%。丙型肝炎各个年龄组普遍易感，不同HCV株间无交叉免疫反应。丁型肝炎普遍易感，目前仍未发现HDV的保护性抗体。戊型肝炎普遍易感，以青壮年较多，感染后免疫力不持久，孕妇感染后病情重，病死率较高。

4. 流行特征　甲型肝炎好发于秋、冬季，以散发为主，与人群生活条件、经济水平、卫生状况、饮食习惯等有关。戊型肝炎多发生于雨季或洪水后，在亚洲和非洲多见，呈地方性流行。乙型、丙型、丁型肝炎以散发为主，无明显的季节性。我国是乙型肝炎高发区，全球HBsAg阳性携带者有3.5亿，其中我国有1.2亿，总感染率达10%～15%。近年来，随着乙肝疫苗的广泛接种，乙型肝炎的发病率有所下降。

（三）临床表现

潜伏期：甲型肝炎2～6周（平均4周）；乙型肝炎1～6个月（平均3个月）；丙型肝炎2周～6个月（平均40天）；戊型肝炎2～9周（平均6周）。

甲型肝炎和戊型肝炎主要表现为急性肝炎，乙型、丙型、丁型肝炎除急性肝炎外，主要表现为慢性肝炎。5 种肝炎病毒可重叠感染或协同感染，使病情加重。

1. 急性肝炎　急性肝炎分急性黄疸型肝炎和急性无黄疸型肝炎。

（1）急性黄疸型肝炎　总病程 2～4 个月，典型临床表现分为三期。

1）黄疸前期：本期持续 1～21 天，平均 5～7 天。主要临床表现有以下几方面。

①病毒血症：畏寒、发热、疲乏及全身不适等。甲型、戊型肝炎起病较急、发热多在 38℃ 以上。乙型、丙型、丁型肝炎起病较慢，多无发热或发热不明显。

②消化系统症状：食欲减退、厌油、恶心、呕吐、腹胀、腹痛和腹泻等。

③其他症状：如麻疹、斑丘疹、血管神经性水肿及关节痛等，部分患者以发热、头痛、四肢酸痛等症状为主，类似感冒。本期末出现尿黄。

2）黄疸期：本期持续 2～6 周。发热消退，自觉症状稍减轻，但尿色加深如浓茶样，黄疸可逐渐加深，1～3 周达到高峰。临床上以巩膜和皮肤黄染为进入此期的标志。部分患者可有大便颜色变浅、皮肤瘙痒、心动过缓等。体检常见肝脏肿大，质地软，明显压痛及叩击痛。部分患者有轻度脾大。此期肝功能明显异常。

3）恢复期：本期持续 2 周～4 个月，平均 1 个月。黄疸逐渐消退，症状减轻以至消失，肝、脾缩小，肝功能逐渐恢复正常。

（2）急性无黄疸型肝炎　较黄疸型肝炎多见。占急性肝炎病例的 90% 以上，病程 2～3 个月。整个病程不出现黄疸，主要表现乏力、食欲减退、腹胀、肝区痛等症状，少数患者有短暂发热、呕吐及腹泻等症状。肝脏多有肿大，脾大少见。肝功能轻、中度异常。临床症状较黄疸型肝炎轻且无特征性，因而不易被发现而成为重要的传染源。乙型、丙型、丁型肝炎患者易转为慢性。

2. 慢性肝炎　病毒性肝炎病程超过 6 个月或发病日期不明确而临床有慢性肝炎表现者，称为慢性肝炎，仅见于乙型、丙型、丁型肝炎。根据病情轻重可分为三度。

（1）轻度　反复出现疲乏、消化道及肝区不适等症状，肝脾轻度肿大，部分患者可无明显症状和体征，肝功能检查反复或持续出现血清转氨酶升高。

（2）中度　症状、体征、实验室检查介于轻度和重度之间。

（3）重度　有明显或持续的肝炎症状，如乏力、食欲减退、腹胀、尿黄、便溏，明显的慢性肝病体征如肝病貌、蜘蛛痣、肝掌或肝脾大，且无门脉高压症；实验室检查肝功能明显异常，如血清 ALT 反复或持续升高，A/G 比值异常，白蛋白 ≤32g/L，血清胆红素高于 85.5μmol/L，凝血酶原活动度降低（PTA 40%～60%）等。

3. 重型肝炎　是病毒性肝炎中最严重的一种类型，发生率为 0.2%～0.5%，预后差，病死率高达 50%～70%。各型肝炎均可引起重型肝炎，可因劳累、精神刺激、营养不良、服用损肝药物、饮酒、重叠或合并感染等诱发。

（1）急性重型肝炎　亦称暴发型肝炎，以急性黄疸型肝炎起病，但病情发展迅速，起病 10 天内出现高热、极度乏力、严重的消化道症状及精神神经症状。主要表现：①黄疸迅速加深，呈"胆－酶分离"现象。②肝进行性缩小、肝臭。③出血倾向，PTA＜40%。④迅速出现腹水或中毒性鼓肠。⑤精神神经系统症状（Ⅱ度以上肝性脑病）。⑥肝肾综合征，出现少尿甚至无尿、血尿素氮升高等。病程一般不超过 3 周，常因肝性脑病、出血、感染、肝肾综合征等并发症而死亡。

（2）亚急性重型肝炎　亦称亚急性肝坏死，发病10天以上出现上述表现，肝性脑病多出现在疾病的后期，腹水明显。此型病程可长达3周至数月，易发展为坏死性肝硬化，一旦出现肝肾综合征，预后不良。

（3）慢性重型肝炎　在慢性肝炎或肝炎后肝硬化基础上发生的重型肝炎。此型肝炎的特征为慢性肝炎或肝炎后肝硬化病史、体征、肝功能损害、亚急性重型肝炎，预后差，病死率高。

4. 淤胆型肝炎　亦称毛细胆管型肝炎，病程持续时间较长，可达2~4个月或更长时间，起病类似急性黄疸型肝炎，主要表现为：①黄疸具有"三分离"特征，即黄疸深，但消化道症状轻，ALT升高不明显，PTA下降不明显。②具有较长时期（3周以上）肝内梗阻性黄疸的表现，如皮肤瘙痒、粪便颜色变浅、肝脏肿大和梗阻性黄疸的化验结果。

（四）辅助检查

1. 肝功能检查

（1）血清酶　以谷丙转氨酶（ALT）最为常用，急性肝炎在黄疸出现前3周ALT即开始升高，黄疸消退后2~4周恢复正常；慢性肝炎可持续或反复升高；重型肝炎时因大量肝细胞坏死，ALT随黄疸迅速加深反而下降，呈"胆-酶分离"现象。门冬氨酸转氨酶（AST）也升高，意义与ALT相同。其他血清酶类，如ALP、γ-GT在肝炎时也可升高。

（2）血清蛋白　由于持续肝功能损害时，肝脏合成白蛋白（A）减少，出现A/G比值下降或倒置，对慢性肝炎或肝硬化的诊断有一定参考价值。

（3）血清和尿胆红素　黄疸型肝炎时血清总胆红素、直接胆红素和间接胆红素、尿胆原和尿胆红素均升高。淤胆型肝炎则以直接胆红素、尿胆红素增加为主，尿胆原减少或阴性。

（4）凝血酶原活动度（PTA）　对重型肝炎的临床诊断和预后判断有重要意义。PTA高低与肝损害程度成反比，重型肝炎时PTA<40%。PTA越低，肝损害越重，预后越差。

2. 肝炎病毒标记物检测

（1）甲型肝炎　血清抗-HAV-IgM阳性是HAV近期感染的指标，是确诊甲型肝炎最主要的标记物；血清抗-HAV-IgG是保护性抗体，见于甲型肝炎疫苗接种后或既往感染HAV的患者。

（2）乙型肝炎　病毒标记物检测的临床意义见表2-1。

表2-1　乙型肝炎病毒血清标志物的临床意义

血清标志物	临床意义
乙型肝炎表面抗原（HBsAg）	阳性表示HBV感染；如无任何临床表现，肝功能正常，而HBsAg持续6个月以上阳性者为慢性乙肝病毒携带者

血清标志物	临床意义
乙型肝炎表面抗体 （抗 – HBs）	为保护性抗体，阳性表示对 HBV 产生保护性免疫。见于接种乙型肝炎疫苗后或既往感染 并产生免疫力的恢复者；阴性说明对 HBV 易感
乙型肝炎 e 抗原 （HBeAg）	阳性提示 HBV 复制活跃，传染性较强，持续阳性则易转为慢性
乙型肝炎 e 抗体 （抗 – HBe）	阳性提示感染时间久，HBV 复制减弱或传染性减低，或提示 HBV – DNA 与宿主 DNA 整合，长期潜伏于体内
乙型肝炎核心抗原 （HBcAg）	是 HBV 的主体，阳性表示 HBV 复制，但一般方法不易检出血液中的 HBcAg
乙型肝炎核心抗体 （抗 – HBc）	抗 – HBc IgG 阳性为过去感染的标志，可保持多年；抗 – HBc IgM 阳性提示有 HBV 的急性 感染或慢性感染急性发作期；高滴度抗 – HBc IgM 阳性提示 HBV 有活动性复制

HBV – DNA 和 DNA – P（多聚酶）均位于 HBV 的核心部分，是反映 HBV 感染最直接、最特异和最敏感的指标，两者阳性提示体内 HBV 有活动性复制，传染性较大。

（3）丙型肝炎 检测血清中 HCV – RNA 和抗 – HCV：①HCV – RNA 在病程早期即可出现，治愈后很快消失。②抗 – HCV 不是保护性抗体，而是 HCV 感染的一种标志。抗 – HVC – IgM 见于丙型肝炎急性期或慢性活动期，治愈后可消失，急性病例一般可持续 4~48 周；高滴度抗 – HVC – IgG 提示 HCV 病毒感染，低滴度抗 – HVC – IgG 提示病毒处于静止状态，见于丙型肝炎恢复期。

（4）丁型肝炎 血清中除 HBV 感染的标记物阳性外，尚可检出丁型肝炎抗原 HD-Ag 和抗 – HDV，血清或肝组织中 HDAg 或 HDV – RNA 阳性有确诊价值。

（5）戊型肝炎 HEV 感染者血清中可检测出抗 – HEV – IgM 和抗 – HEV – IgG 两者阳性均可作为近期感染的指标。

（五）诊断要点

结合病史、临床表现、肝功能检查、血清免疫学检查进行诊断，肝炎特异性抗原、抗体对诊断和区别各型肝炎有较大价值。

（六）治疗要点

病毒性肝炎目前仍无特效治疗，原则为综合性治疗，以休息、营养为主，辅以适当药物治疗，避免使用损害肝脏的药物等。

1. 急性肝炎 以休息、营养和对症治疗为主。

2. 慢性肝炎 除了进行适当休息和营养以外，可适当使用保肝药、抗病毒药、降转氨酶药、免疫抑制剂及中药等。

3. 重型肝炎 ①一般支持疗法：绝对卧床休息，实施重症监护；维持体液平衡；保证热量，补充维生素；输注新鲜血浆、白蛋白、免疫球蛋白。②促进肝细胞再生：可用促肝细胞生长因子或胰高血糖素 – 胰岛素疗法。③对症治疗：防治肝性脑病、出血、继发感染、肝肾综合征等并发症。

（七）预防措施

1. 控制传染源 急性期应隔离治疗，慢性患者和病毒携带者应定期检测各项传染指标，禁止献血和从事饮食、托幼等工作。

2. 切断传播途径 推行健康教育制度，加强血源管理，提倡使用一次性注射器，对医疗器械实行"一人一用一消毒制"等。搞好饮食、饮水及个人卫生，管理好粪便、食物，消灭苍蝇，防止传播疾病。

3. 保护易感人群

（1）**主动免疫** ①甲型肝炎疫苗有减毒活疫苗和灭活疫苗两种。②乙型肝炎应用乙肝疫苗，高危人群可每次 l0 ~ 20μg，在第 0、1、6 个月分别注射 1 次；新生儿在首次接种（必须在出生后 24 小时内完成）后 1 个月和 6 个月再分别接种 1 次疫苗。

知识链接

意外暴露者的处理

在护理乙肝患者的过程中，如被 HBsAg 阳性血液污染的针头或其他锐利器械刺伤皮肤时，应立即挤出少量血液，以流动水冲洗，再用碘伏消毒后包扎伤口；如污血溅于眼、鼻、口等黏膜内时，立即用生理盐水或清水冲洗。以上两种情况经初步处理后，若已知自己 HBsAg 或抗 – HBV 阳性则不需特殊处理；不清楚者，应尽早肌内注射 HBIg（乙型肝炎免疫球蛋白），并抽血查 HBsAg 及抗 – HBs，如 HBsAg 及抗 – HBs 均为阴性，2 周后再接种乙肝疫苗。

（2）**被动免疫** 对各种原因已暴露于 HBV 的易感者，包括 HBsAg 阳性母亲所分娩的新生儿，可用高效价 HBIg，使用剂量为新生儿 100IU，成人 500IU，1 次肌内注射，免疫力可维持 3 周。

病案分析

患者，男，15 岁，因"发热、食欲减退、恶心 2 周，皮肤黄染 1 周"入院。患者 2 周前无明显诱因发热，伴全身不适、乏力、食欲减退、恶心及右上腹隐痛，1 周前出现皮肤黄染，尿色黄，大便正常。查体：肝肋下 3cm，上腹部轻度压痛，皮肤巩膜黄染，余（－）。实验室检查：肝功能：谷丙转氨酶 1100U/L，总胆红素 120μmol/L；白蛋白 40g/L；球蛋白 30g/L；血清标志物检测除抗 – HAV – IgM 阳性外，其余指标均为阴性。

试分析：

1. 该患者可能的医疗诊断是什么？

2. 主要护理问题有哪些？主要的护理措施有哪些？

【常见护理诊断/问题】

1. 活动无耐力　与肝功能受损、能量代谢障碍有关。

2. 营养失调　与摄入减少及消化吸收障碍有关。

3. 焦虑　与担心预后及隔离治疗等有关。

4. 潜在并发症　出血、肝性脑病、感染、肝肾综合征等。

【护理目标】

1. 体力明显改善或恢复正常。

2. 食欲增加，营养状况逐渐改善。

3. 情绪乐观或稳定。

4. 无并发症发生或能够及时发现并发症并及时处理。

【护理措施】

（一）一般护理

1. 消毒与隔离　甲、戊型肝炎从发病之日起按消化道隔离 3 周；急性乙型肝炎按血液（体液）隔离至 HBsAg 阴性；慢性肝炎（乙型、丙型）按病毒携带者管理。

2. 休息与活动　急性肝炎、重型肝炎、慢性肝炎活动期、ALT 升高者均应卧床休息。根据病变不同时期指导患者休息：①急性肝炎早期安静卧床休息（发病后 1 个月内），症状好转，黄疸减轻，肝功能改善后，每日轻微活动 1~2 小时，以不感到疲劳为度，以后随病情进一步好转，指导逐渐增加活动量。肝功正常后 1~3 个月可恢复日常活动和工作，但仍应避免过劳及重体力劳动。②慢性肝炎可根据病情及肝功能状况指导患者合理休息与活动，以不感到疲劳为度。③重型肝炎患者应绝对卧床休息，保持情绪稳定，做好口腔和皮肤护理。

3. 饮食　合理的营养、适宜的饮食可以改善患者的营养状况，促进肝细胞再生和修复，利于肝功能恢复。

（1）急性肝炎患者宜进食清淡、易消化、含维生素丰富的饮食，如蛋羹、清肉汤、豆浆等，以保证足够热量，每日碳水化合物的摄入量为 250~400g。多食水果、蔬菜，如患者食欲差可喝糖水、果汁，或静脉补充 10% 葡萄糖注射液加维生素 C。蛋白质宜 1~1.5g/（kg·d）。伴腹胀时应减少产气食物摄入，如牛奶、豆浆等。黄疸消退，食欲好转后，可逐渐增加饮食，但应避免暴饮暴食，防止营养过剩。恢复期患者可过渡至普通饮食。

（2）慢性肝炎患者宜适当补充高蛋白、高热量、高维生素、易消化的食物。适当增加蛋白质摄入，蛋白质宜 1.5~2g/（kg·d），以优质蛋白为主，如牛奶、鸡蛋、瘦肉、鱼等。

（3）重症肝炎患者宜低脂、低盐、高糖、高维生素、易消化的流质或半流饮食，少食多餐。注意食物的色、香、味，以增加患者的食欲。进食不足者，遵医嘱输入 10%~15% 葡萄糖注射液，加适量胰岛素，总液量以 1500mL/d 为宜；有肝性脑病先兆者，应限制或禁止蛋白质摄入，蛋白质摄入量应 <0.5g/（kg·d）。合并腹水、少尿者，应低盐或无盐饮食，钠限制在 500mg/d 以内，进水量不超过 1000mL/d，以减少水钠潴留。

（4）各型肝炎患者均不宜长期摄入高糖、高热量饮食，尤其是肥胖和糖尿病倾向患者，以防诱发脂肪肝和糖尿病。各型肝炎患者均应戒烟戒酒，以免加重肝脏损害。

（二）病情观察

密切观察生命体征、意识，消化道症状及黄疸程度，有无心悸、呼吸困难、腹水，皮肤黏膜有无淤点、淤斑，有无呕血、便血等出血倾向，血红蛋白、血小板计数、凝血酶原时间、凝血酶原活动度等指标，是否有肝性脑病、肾功能不全等早期表现。重型肝炎和肝衰竭患者应严格记录 24 小时出入液量，监测尿常规、尿比重、血清钾、血清钠、血肌酐、血尿素氮，一旦发现病情变化，及时报告医生，积极配合抢救。

（三）对症护理

1. 皮肤瘙痒　黄疸型肝炎患者由于胆盐沉积刺激皮肤，引起皮肤瘙痒，具体护理措施有：①保持床单清洁干燥，衣服宜柔软、宽松，经常换洗。②每天用温水清洗皮肤，不宜使用肥皂、化妆品等刺激性用品。③及时修剪指甲，避免搔抓，防止皮肤破损，对已有破损者，则应保持局部清洁、干燥，预防感染。④瘙痒重者，局部可涂擦止痒剂，也可口服抗组胺药物。

2. 呕吐、腹泻　给予清淡、易消化饮食，少食多餐；记录 24 小时出入液量；严重者暂禁食，遵医嘱静脉补充所需营养；保持床单整洁，加强肛周皮肤护理。

（四）心理护理

急性期患者由于对疾病的认识不足及对隔离治疗、活动受限等措施的不理解，患者易出现紧张、焦虑、恐惧等心理；慢性病患者因病情反复、久治不愈及担心疾病预后等出现焦虑、悲观、孤独、抑郁等消极心理，表现为少言寡欢、情绪低落、自卑孤独、睡眠障碍等。在治疗护理中应注意介绍疾病相关知识，如主要症状、体征、治疗方法、护理措施、疾病预后及隔离的意义，鼓励患者与病友多交流，以增加对疾病的了解；多与患者交流沟通，随时了解患者的心理活动，鼓励其说出自己的想法和感受，及时进行疏导，使患者产生安全感，消除焦虑、抑郁等不良心理，保持豁达、乐观的心情，增强战胜疾病的信心，有利于疾病的早日康复。

（五）用药护理

指导患者按医嘱用药，向患者说明药物的名称、剂量、给药时间和方法，教会患者观察药物的疗效和副作用。避免滥用药物，如吗啡、苯巴比妥类、磺胺类及抗结核等，以免加重肝脏损害。

【健康教育】

1. 宣传肝炎预防知识　甲型肝炎做好"三管一灭"，即管好饮食、饮水、粪便，消灭苍蝇。物品使用做到"一人一用一消毒制"等。对乙型肝炎高危人群应及早接种乙型肝炎疫苗，注射时做到"一人一针一管"等。

2. 疾病知识宣教　宣教各类病毒性肝炎的发病、传播途径、主要表现、转归、预防等知识；强调早期隔离的必要性，急性肝炎彻底治疗的重要性；减少探视和陪护，以免交叉感染。

3. 生活指导

（1）指导患者规律生活，劳逸结合，待症状消失、肝功能恢复3个月以上，可逐渐恢复原工作，坚持正常工作和学习，但应避免劳累。

（2）加强营养，适当增加蛋白质的摄入，多食蔬菜、水果，但要避免长期高热量、高脂肪饮食。不吸烟、不饮酒。

（3）实施适当的家庭隔离，如患者的食具、用具和漱洗用品应专用，定时消毒；患者应注意卫生，养成良好卫生习惯；禁止献血，避免血液、体液及排泄物污染环境，其排泄物、分泌物可用3%漂白粉消毒后弃去；家中密切接触者，可接种相应肝炎疫苗进行预防。

（4）凡接受输血、大手术应用血制品的患者，出院后应定期检查肝功能及肝炎病毒标记物，以便早期发现由血液和血制品为传染途径所致的各型肝炎。

【护理评价】

1. 体力是否明显改善或恢复正常。
2. 食欲是否增加，营养状况是否逐渐改善。
3. 情绪是否乐观或稳定。
4. 有无并发症发生或是否能够及时发现并发症并得到及时处理。

目标检测

1. 甲型、乙型肝炎的主要传染源及传染途径有哪些？怎样预防？
2. 急性肝炎、急性重型肝炎临床表现有哪些？
3. 乙型肝炎各项病毒标记物有什么意义？

第二节　流行性乙型脑炎患者的护理

学习目标

1. 掌握流行性乙型脑炎的流行病学特点、典型的临床表现及护理措施。
2. 熟悉流行性乙型脑炎的辅助检查及治疗要点。
3. 了解流行性乙型脑炎的病原学及发病机制。

流行性乙型脑炎（epidemic encephalitis B）简称乙脑，是由乙脑病毒引起的中枢神经系统急性传染病。以起病急、高热、意识障碍、抽搐为特征，重症者常发生中枢性呼吸衰竭。

【护理评估】

（一）病原学及发病机制

乙脑病毒又称日本脑炎病毒，病毒颗粒呈球形，表面有血凝素。核心由单股 RNA 和核心蛋白（C 蛋白）组成。乙脑病毒抵抗力不强，易被常用消毒剂杀灭，加热 56℃、30 分钟即可灭活，但能耐受低温和干燥。

病毒侵入机体，可在吞噬细胞内繁殖，随后进入血液循环引起病毒血症，病毒若不侵入中枢神经系统则呈隐性感染或轻型感染；当机体免疫功能低下或病毒量多、毒力强时，病毒即通过血脑屏障进入中枢神经系统引起脑炎。

乙脑的病变范围较广，脑及脊髓均可受累，但以大脑皮质、间脑和中脑损伤最为严重。主要病理变化为脑实质及脑膜血管充血扩张，有大量浆液渗出，形成脑水肿。

（二）流行病学

1. 传染源 乙脑是人畜共患的自然疫源性疾病，人和动物（马、牛、羊等）均可成为本病传染源。动物中幼猪是本病的主要传染源。因人感染乙脑病毒后，病毒血症期短，且血中病毒数量少，故人不是主要传染源。

2. 传播途径 本病主要通过蚊虫叮咬而传播。三带喙库蚊是主要传播媒介。蚊还可带病毒越冬或经卵传播，成为乙脑病毒的长期储存宿主。其传播途径见图 2-1。

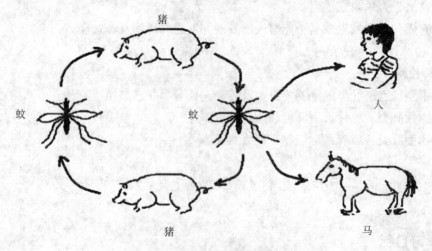

猪

蚊　　　蚊

人

猪

马

图 2-1 乙脑的传播途径

3. 易感人群 人对乙脑病毒普遍易感。患病者大多为 10 岁以下儿童，尤以 2~6 岁儿童发病率最高。感染后可获较持久的免疫力。

4. 流行特征 乙脑季节性流行明显，在热带地区全年均可发生本病，在亚热带和温带地区本病的流行 80%~90% 集中于 7、8、9 月。

（三）临床表现

乙脑的潜伏期 4～21 天，一般 10～14 天。典型乙脑的临床表现可分为四期。

1. 初期 在病程第 1～3 天，患者起病突然，体温在 1～2 天内达 39℃～40℃，伴头痛、恶心和呕吐，可有不同程度的精神倦怠或嗜睡，亦可表现颈部抵抗和抽搐。小儿可有腹泻、惊厥等。

2. 极期 病程第 4～10 天，主要表现为脑实质受损症状。

（1）高热 体温高达 40℃ 以上，典型患者呈稽留热型，高热一般持续 7～10 天，重者可达 3 周，发热越高，热程越长，病情越重。

（2）意识障碍 多发生于第 3～8 天，患者出现嗜睡、昏睡、谵妄、定向力障碍，甚至深昏迷，通常持续时间 7 天左右，重症者可在 1 个月以上。昏迷出现愈早、持续时间愈长，则病情越重。

（3）抽搐或惊厥 发生于病程第 2～5 天，是乙脑病情严重的表现，可因高热、脑实质炎症、脑水肿所致，多见于重症小儿患者。抽搐可以是面部、眼肌、口唇的局部性抽搐，也可为肢体抽搐、强直性痉挛，重症者全身强直性抽搐，历时数分钟至数十分钟，均伴有意识障碍。

（4）呼吸衰竭 多发生在重症患者，主要为中枢性呼吸衰竭，以脑疝、脑实质病变，延髓呼吸中枢病变为主要原因。表现为呼吸节律不规则及幅度不均，如呼吸表浅、双吸气、叹息样呼吸、潮式呼吸、呼吸暂停等，严重者甚至出现呼吸骤停。

高热、抽搐、呼吸衰竭是乙脑极期的严重表现，三者互为因果，相互影响。尤其呼吸衰竭是导致乙脑死亡的主要原因。

（5）其他神经系统表现 多在病程 10 天内出现，是乙脑患者最危险的时期，第二周后渐少出现新的神经症状，常有浅反射减弱或消失，深反射先亢进后消失。病理征如巴宾斯基征等呈阳性。部分患者出现痰鸣、吞咽困难、大小便失禁、尿潴留和肢体瘫痪等，常出现脑膜刺激征和颅内压增高的表现。

知识链接

巴宾斯基（Babinski）征：患者仰卧，髋、膝关节伸直。检查者左手握踝上部固定小腿，右手持钝尖的金属棒自足底外侧从后向前快速轻划至小趾根部，再转向拇趾侧。如出现拇趾背屈，其余四趾呈扇形分开，称巴宾斯基征阳性，多见于锥体束损伤。

脑膜刺激征：包括颈强直、Kerning 征（克氏征）、Brudzinski 征（布氏征）：①颈强直：是脑膜刺激征中重要的客观体征。颈部肌肉强硬对被动运动有抵抗，如被动屈颈则有肌痉挛及疼痛。②Kernig 征：又称屈腿伸膝试验。患者仰卧，使膝关节屈曲成直角，然后被动使屈曲的小腿伸直，当膝关节不能伸直，出现阻力及疼痛，使膝关节形成的角度小于 135° 时为阳性。③Brudzinski 征：患者仰卧，被动向前屈颈时，双下肢自动屈曲为阳性。

3. 恢复期 极期后体温逐渐下降，进入恢复期。各种症状逐渐缓解，神经精神症状一般在 14 天左右完全恢复。重症患者表现有低热多汗、痴呆、失语、吞咽困难、颜面瘫痪、四肢强直性瘫痪等。经积极治疗后大多数患者于 6 个月内恢复。

4. 后遗症期 病程 6 个月后仍留有精神神经症状者，称为后遗症。主要表现有失语、智力障碍、精神症状、肌肉痉挛或肢体瘫痪等。经积极治疗，可有不同程度的恢复。

（四）临床分型

根据病情轻重不同，临床上可分为轻型、普通型、重型和极重型。

1. 轻型 发热 38℃ ～ 39℃，神志清楚，无抽搐，脑膜刺激征不明显。病程 5 ～ 7 天。

2. 普通型 发热 39℃ ～ 40℃，嗜睡或浅昏迷，偶有抽搐及病理反射阳性，脑膜刺激征较明显。病程 7 ～ 10 天，一般可以恢复。

3. 重型 发热 40℃ 以上，昏迷，反复或持续抽搐，常有神经定位症状和体征，可有呼吸衰竭，恢复期常有精神失常、瘫痪、失语等症状，病程多在 2 周以上，少数患者留有后遗症。

4. 极重型（或称暴发型） 起病急骤，体温于 1 ～ 2 天内升至 40℃ 以上，反复或持续抽搐，伴有昏迷，迅速出现中枢性呼吸衰竭及脑疝等，多在极期死亡。幸存者常留有后遗症。

（五）辅助检查

1. 血常规 白细胞总数增高，常在（10 ～ 20）×10^9/L。病程初期以中性粒细胞升高为主，占 80% 以上；随后病情发展，淋巴细胞、嗜酸性粒细胞减少。

2. 脑脊液 压力增高，外观无色透明或微浊，白细胞计数多在（50 ～ 500）×10^6/L。分类早期以中性粒细胞为主，后以淋巴细胞为主，蛋白定量轻度增高，氯化物正常，糖含量正常或偏高。少数病例早期脑脊液检查正常。

3. 血清学检查

（1）特异性 IgM 抗体检查 患者初次感染后第 4 天即可出现特异性 IgM 抗体，最早在病程第 2 天即可从脑脊液中测到，两周内达高峰，可用于早期诊断。

（2）其他抗体的检测 补体结合试验、反向间接血凝抑制试验、中和试验均能检测到相应的特异性抗体，主要用于乙脑的流行病学调查。

（六）诊断要点

综合分析流行病学资料、临床表现和辅助检查资料进行诊断。对有典型乙脑临床表现，既往未患过乙脑，近期无乙脑疫苗接种史者，要进行特异性 IgM 抗体检查和病毒核酸检测，可作为早期诊断。

（七）治疗要点

目前尚无特效抗病毒药物，可试用利巴韦林、干扰素等。主要是采用对症治疗和护理。处理好高热、抽搐、呼吸衰竭是重点。

1. 对症治疗

（1）高热 积极采取降温措施，将体温控制在38℃左右为宜。以物理降温为主，药物降温为辅，同时降低室温。

（2）抽搐 去除病因，镇静止痉：①脑水肿所致者可用20%甘露醇静脉快速滴注或推注。②呼吸道分泌物堵塞所致者应保持呼吸道通畅。③高热所致者则以降温为主。④脑实质病变引起的抽搐，可使用镇静剂。首选地西泮治疗，也可采用亚冬眠疗法。

（3）呼吸衰竭 应保持呼吸道通畅，必要时行气管插管或气管切开以便立即吸痰、加压给氧等；如自主呼吸停止或呼吸微弱、有严重换气障碍者，可应用人工呼吸器辅助呼吸；中枢性呼吸衰竭患者可应用呼吸兴奋剂。

（4）颅内高压与脑水肿的处理 以脱水降颅压、吸氧为主；亦可使用肾上腺糖皮质激素（如地塞米松），降低血管通透性，防止脱水反跳及脑水肿。

2. 后遗症处理 有后遗症者，可采用高压氧、针灸、按摩、推拿等康复治疗。要注意进行吞咽、语言和肢体功能锻炼等，亦可使用中药治疗。

（八）预防措施

1. 控制传染源 早期发现患者，及时隔离患者至体温恢复正常。但重点应加强对易感染家禽、家畜的管理，搞好饲养场所的环境卫生，人畜居地分开。

2. 切断传播途径 主要采取灭蚊、防蚊措施。大力开展爱国卫生运动宣传，搞好环境卫生，消除蚊虫滋生地。

3. 保护易感人群 国内普遍采用接种地鼠肾细胞灭活疫苗，其接种后抗体阳转率达85%~100%，保护率可达85%~98%。以6~12个月的婴幼儿为主要接种人群，初种2次，每次0.5mL，两次间隔1~2周。接种后2年和6~10周岁时分别加强注射1次。疫苗接种应在乙脑开始流行前1个月完成。

病案分析

患者张某，男，7岁。以"突起高热3天伴抽搐、意识障碍1天"为主诉于2013年8月10日入院。身体评估：T 40.3℃，P 107次/分，R 32次/分，BP 120/80mmHg，意识丧失，两侧瞳孔不等大，对光反射迟钝，颈有抵抗感，双肺可闻及痰鸣音，克氏征阳性，双侧巴宾斯基征（+）。实验室检查：外周血白细胞20.5×10⁹/L，中性粒细胞0.86，乙脑抗体（+），脑脊液压力升高。

试分析：

1. 该患者的临床诊断是什么？诊断依据有哪些？

2. 针对此患者可提出哪些常见的护理诊断？目前最主要的护理措施有哪些？

【常见护理诊断/问题】

1. **体温过高** 与病毒血症及脑部炎症有关。
2. **意识障碍** 与中枢神经系统损害有关。
3. **潜在并发症（呼吸衰竭、脑疝）** 与高热、脑实质炎症及脑水肿有关。

【护理目标】

1. 体温降至正常范围。
2. 神志清楚，情绪稳定。
3. 无并发症发生或能够及时发现并发症并得到缓解。

【护理措施】

（一）一般护理

患者应住院隔离。病室应安静、清洁，备有防蚊、通风、降温设备。室温宜维持在30℃以下。昏迷、抽搐患者应设床栏以防坠床，并防止舌被咬伤。对昏迷、痰多者定时翻身、拍背、吸痰，可防止继发性肺炎。特别注意保持呼吸道通畅。应及时补充营养及热量，注意水及电解质平衡，重症者应输液，成人 1500～2000mL/d，小儿 50～80mL/（kg·d），并酌情补钾，纠正酸中毒，适当控制液体和钠盐的摄入，防止脑水肿。

（二）病情观察

注意观察生命体征、瞳孔大小、意识障碍变化，观察抽搐及呼吸衰竭的表现。注意患者有无支气管肺炎、肺不张、败血症、尿路感染、压疮，以及应激性溃疡所致的上消化道大出血等并发症迹象，一旦发现应及时与医师联系并处理。

（三）对症护理

1. **惊厥、抽搐的护理** ①患者应卧床休息，保持病室安静，防止强声、强光刺激。集中进行各种检查、治疗和护理操作，尽量减少对患者的刺激，避免惊厥、抽搐的发生。②一旦发现惊厥或抽搐，应及时处理：清除呼吸道分泌物，保持呼吸道通畅；吸氧以改善脑缺氧；用开口器置于患者的上下臼齿之间，防止舌咬伤，用舌钳将舌头拉出，以防舌后坠阻塞呼吸道。③床架护栏，以防患者坠床受伤。④遵医嘱使用止惊药物。⑤因高热引起惊厥、抽搐者，给予降温处理；由脑水肿、颅内压增高引起者，给予脱水剂治疗。
2. **呼吸衰竭的护理** ①密切观察患者呼吸频率、节律、意识状态等的改变。若有呼吸困难、发绀、叹息样呼吸则为呼吸衰竭的表现，应立即报告医生。②保持呼吸道通畅，鼓励患者多翻身，协助拍背，痰液黏稠者可给予雾化吸入，痰阻者吸痰。③吸氧。

采用鼻导管吸氧法，氧流量 1~2L/min；漏斗吸氧法，氧流量 2~4L/min。遵医嘱使用药物，注意观察其疗效和副作用。④若有突然发生的呼吸停止、呼吸肌麻痹等，经一般处理仍不能维持其换气功能者，应及时配合医生行气管切开或气管插管；若有自主呼吸停止、严重换气障碍者，可应用人工呼吸器辅助呼吸。

3. 意识障碍的护理　①昏迷患者应取头高脚低位，头部抬高 15°~30°，以利于脑水肿消退。头偏向一侧，以防舌后坠阻塞呼吸道。定时吸痰保持呼吸道通畅。②伴发热能进食者，应多给清淡流质饮食，有吞咽困难、昏迷不能进食者，可行鼻饲或静脉补充足够水分和营养。③协助做好生活护理，防止压疮形成。定时洗身擦体、更换衣服，勤翻身、拍背、皮肤按摩，及时清理大小便。做好眼、鼻、口腔的清洁护理。④有肢体瘫痪者，应将肢体放于功能位，并进行肢体按摩，以防止肌肉萎缩和功能障碍。恢复期患者神志清醒后仍留有后遗症者，应及早施以针灸、理疗、按摩、功能锻炼、语言训练等，配合药物治疗，帮助患者尽快康复。

（四）诊疗护理

1. 用药护理　在使用退热药时，防止过量使用致大量出汗而引起虚脱；使用镇静药物如地西泮、苯巴比妥时，必须注意此类药物的呼吸抑制作用。

2. 协助检查护理　做脑脊液检查时，若颅内压过高，应先降颅内压再行穿刺，避免引起脑疝。

【健康教育】

预防乙脑的关键是抓好灭蚊、防蚊、疫苗注射及宿主动物的管理。

1. 防蚊、灭蚊　重点是抓好稻田、大面积水坑、家畜圈的灭蚊工作，在乙脑流行季节前即开展灭蚊工作，更有益于乙脑流行的控制。个人防护可用蚊帐、蚊香、驱蚊剂等。

2. 疫苗注射及宿主动物的管理　保护易感人群的有效措施是乙脑疫苗的接种。一般在流行前 1~2 个月对易感儿童进行预防接种。猪是乙脑病毒的主要宿主，做好对猪、马等家畜的管理并进行预防接种，对控制乙脑流行、降低发病率有重要意义。

3. 普及乙脑有关知识　对患者及家属讲解乙脑的发病原因、临床表现和诊治方法。流行季节出现高热、头痛、意识障碍者，应及时到医院就诊。

4. 康复治疗　对留有后遗症的患者，应鼓励其坚持治疗和锻炼，应用针灸、理疗、按摩、功能锻炼、语言训练等，使患者尽可能康复。

【护理评价】

1. 体温是否降到正常范围。

2. 神志是否转清，患者情绪是否稳定。

3. 有无并发症发生或并发症症状是否缓解。

目标检测

1. 什么是流行性乙型脑炎？典型的临床表现有哪些？

2. 乙脑患者发生惊厥、抽搐时如何护理？

3. 如何预防乙脑的发生？

第三节 狂犬病患者的护理

学习目标

1. 掌握狂犬病的流行病学特点、典型的临床表现及制定相应的护理措施。

2. 熟悉狂犬病的治疗要点。

3. 了解狂犬病的病原学、发病机制及辅助检查。

狂犬病（rabies）亦称恐水症，是由狂犬病毒引起的，主要侵犯中枢神经系统的急性人畜共患传染病。人狂犬病通常因被病犬咬伤而感染，临床特征为恐水、怕风、怕声、兴奋狂躁、咽肌痉挛、进行性瘫痪等。本病死亡率非常高，接近100%。

【护理评估】

（一）病原学及发病机制

1. 病原学 狂犬病毒属核糖酸型的RNA弹状病毒，具有明显的嗜神经性。病毒分为野毒株和固定毒株两大类。从患者和病兽体内分离的病毒称野毒株，其特点是致病作用强、潜伏期长，野毒株经多次在兔脑内传代后成为固定毒株，其毒力减弱，潜伏期短，对人和犬失去致病力。因其仍保留抗原性，可供制备成疫苗。

病毒对紫外线、季胺化合物、碘酒、乙醇、高锰酸钾、甲醛等敏感，加热100℃、2分钟即可灭活，在冷冻干燥的条件下可存活数年。

2. 发病机制 狂犬病毒自皮肤或黏膜破损处侵入人体后，对神经组织有强大的亲和力。病毒先在伤口附近的肌细胞小量增殖，在局部可停留3天或更久，然后入侵周围神经向中枢神经做向心性扩展，至脊髓的背根神经节大量繁殖，入侵脊髓并很快到达脑部，病毒从脑部再侵入各器官组织，尤以唾液腺、舌部味蕾、嗅神经上皮等处病毒量较多。由于迷走、舌咽及舌下脑神经核受损，致舌咽肌及呼吸肌痉挛，出现恐水、吞咽和呼吸困难等症状。

主要病理改变为急性弥漫性脑脊髓膜炎，其中大脑基底部海马回、脑干和小脑等处最为明显。受累组织外观有充血、水肿、出血等，镜下可见非特异性的神经变性及炎性细胞浸润。具有特征性的病变是嗜酸性包涵体，称内基小体，为狂犬病毒的集落，最常见于海马及小脑浦肯野细胞中。

（二）流行病学

1. 传染源　带狂犬病毒的动物为本病的传染源。病犬最常见，其次是猫、牛、羊和猪等家畜；野生动物如狼、狐狸、吸血蝙蝠、松鼠等；部分貌似健康的犬的唾液中可含有狂犬病毒，亦可导致疾病的传播。

2. 传播途径　被病犬或病兽咬伤或抓伤是本病的主要传播方式，也可经黏膜侵入人体，还可因吸入蝙蝠洞穴内含病毒的气溶胶而发病。

3. 易感人群　人群普遍易感，兽医与动物饲养员尤其易感。人被犬咬伤后狂犬病的发生率为15%～20%。发病率高低主要与下列因素有关：①伤口若在头、面、颈及手指处发病机会增多。②创口深大会增高发病率。③如果在咬伤后将伤口迅速彻底清洗，会降低发病率。④及时、全程、足量注射狂犬疫苗会使发病的可能性减小。⑤免疫功能低下者，咬伤后发病率高。⑥咬伤部位衣着较厚者发病率低。

4. 流行特征　以春、夏季发病率为高，患者以青少年为多。

（三）临床表现

本病潜伏期短至5天，长至19年，大多在1～3个月。典型病例的临床经过分为三期。

1. 前驱期　常出现低热、乏力、头痛、恶心、食欲减退等类似上呼吸道感染症状，继而惊恐不安、烦躁失眠，对声、光、风等因素敏感，可产生喉头紧缩感。在愈合伤口附近出现针刺痛、麻木、痒及蚁走感等异样感觉，具有早期诊断意义。此期持续2～4天。

2. 兴奋期　患者呈高度兴奋状态，突出表现为极度恐惧、恐水、恐风、阵发性咽肌痉挛及呼吸困难，可伴有体温升高（38℃～40℃）。恐水、怕风是本病的特征，大多数患者有此表现。典型病例虽感到十分口渴却不敢饮水，见水、闻流水声，甚至提及饮水都会引起咽肌严重痉挛，其他如风、光、声等刺激也可引起咽喉痉挛和呼吸困难。声带痉挛可致声音嘶哑、说话吐词不清，甚至失语。严重时可发生全身肌肉阵发性痉挛，呼吸肌痉挛引发呼吸困难和发绀。交感神经功能亢进可表现为大量流涎、大汗淋漓、心率加快、血压升高。多数患者在发作间歇神志清楚，随着病情加重，患者出现极度恐惧、狂躁、谵妄等，具有攻击性。此期1～3天。

3. 麻痹期　患者肌肉痉挛停止，逐渐进入全身弛缓性瘫痪，患者由兴奋躁动转为安静，最后因发生呼吸、循环衰竭死亡。此期一般持续6～18小时。

（四）辅助检查

1. 血、尿常规　白细胞计数轻至中度增高，中性粒细胞占80%以上。尿常规可发现轻度蛋白尿。

2. 脑脊液检查　脑脊液压力稍增高，细胞数轻度增高，以淋巴细胞为主，蛋白轻度增高，糖及氯化物正常。

3. 病原学检查

（1）病毒分离　可取患者唾液、脑脊液、泪液及死后脑组织接种于鼠脑，进行病毒的分离。

（2）内基小体检查　可取动物或死者的脑组织切片染色，镜检可找到内基小体，阳性率70%～80%。

（3）核酸测定　用反转录－聚合酶链反应（PT－PCR）技术检测狂犬病毒核酸。

（4）抗原检查　可取患者的脑脊液或唾液直接涂片，角膜印片，以及咬伤部位皮肤组织或脑组织通过免疫荧光法检测抗原，阳性率为98%。除此之外，还可使用快速狂犬病酶联免疫吸附法检测抗原。

4. 免疫学检查　目前，国内检测血清中的特异性抗体多采用酶联免疫吸附试验，可以帮助确诊，也可运用于流行病学调查中。

（五）诊断要点

根据有被狂犬或病兽咬伤或抓伤等病史及典型的临床表现，即可作出临床诊断。但在疾病早期，儿童及咬伤不明确者易误诊。确诊有赖于病原学检测或尸检发现脑组织中的内基小体。

（六）治疗要点

本病目前缺乏特效治疗，以对症治疗为主。

1. 隔离治疗　实施严密接触隔离，患者住单间，尽量保持患者安静，减少光、风、声等一切不必要的刺激，防止唾液污染。

2. 对症治疗　加强监护；狂躁时使用大剂量氯丙嗪、地西泮等镇静剂；解除痉挛；呼吸困难者及时吸氧，必要时行气管切开，使用人工呼吸机；纠正酸中毒，补液，维持水及电解质平衡；纠正心律失常，稳定血压；出现脑水肿时给予脱水剂等。

（七）预防措施

1. 控制传染源　对犬进行免疫，捕杀狂犬、野犬，是预防狂犬病的最有效措施。发现患狂犬病的动物应立即捕杀，对患狂犬病动物尸体应焚烧或远离水源深埋（2m以下），不得剥皮和食肉。对患者应实施单室严密接触隔离。

2. 切断传播途径　被病犬咬伤后及时、有效地进行伤口处理，可明显减少狂犬病的发病率。

（1）被咬伤后尽快用20%肥皂水或0.1%新洁尔灭冲洗伤口至少半小时，如伤口较深，应使用注射器插入伤口进行灌输、冲洗，尽量减少病毒残留。

（2）冲洗后用70%乙醇擦洗及2%～5%的碘酒反复交替涂擦，伤口一般不予缝合或包扎，便于排血引流。

（3）在伤口周围及底部行局部浸润注射狂犬病免疫球蛋白或免疫血清。

（4）较大伤口应使用破伤风抗毒素和抗生素以预防破伤风及感染。

3. 保护易感人群 接种对象包括被犬及其他可疑动物咬伤者，被狂犬病患者唾液污染皮肤破损处的医务人员，我国主要采用地鼠肾细胞疫苗肌内注射，共接种 5 次，每次 2mL，分别于 0 天、3 天、7 天、14 天和 30 天完成，如咬伤较重，全程可注射 10 针，在当天到第六天连续注射，每天 1 针，其后接种时间为 10 天、14 天、30 天、90 天各 1 针。对咬伤严重或伤口距头较近（如胸、面、上肢等部位），必须使用抗狂犬病血清，防止短期内（疫苗未起保护作用前）发病。

病案分析

　　患者，女，10 岁。3 天前出现发热、烦躁，对风、声、光等刺激敏感，不能进食，不能饮水，听到水声可出现咽肌强烈痉挛，伴有左上肢麻木感。查体：T39.1℃，P105 次/分，神清，声嘶，流涎。其父称患儿半个月前曾被狗咬伤，留有瘢痕，未接种狂犬疫苗。

　　试分析：

　　1. 患者可能的医疗诊断是什么？

　　2. 主要护理措施有哪些？

【常见护理诊断/问题】

1. 气体交换受损 与呼吸肌痉挛有关。

2. 恐惧 与疾病威胁生命有关。

3. 知识缺乏 缺乏本病防护措施知识。

【护理目标】

1. 呼吸困难缓解或消失。

2. 情绪稳定。

3. 能及时、正确处理伤口。

【护理措施】

（一）一般护理

1. 消毒与隔离 狂犬病病死率极高，对患者实施严密接触隔离，及时清理患者口腔分泌物，防止唾液污染；对患者的血液、分泌物、排泄物、衣物、生活用具、室内空气和污染食物进行严格消毒处理；医护人员接触患者须戴口罩、乳胶手套，穿隔离衣，防止皮肤、黏膜受到患者唾液的污染；被病毒污染的房间、庭院等环境，用 10000mg/L 有效氯的含氯消毒剂或 0.5% 过氧乙酸，按 100～200mL/m² 喷洒消毒。

2. 休息 患者住单间病室，保持病室安静，光线暗淡，避免风、光、声的不良刺激。狂躁患者应注意安全，设置防护栏。为了防止意外应给予约束带，必要时给予镇静治疗。

3. 饮食 禁食，一般于痉挛发作的间歇期或者使用镇静剂之后，采取鼻饲的方式进食高热量流质饮食。必要时可采取静脉补液，维持水及电解质平衡，要求准确记录每天的出入液量。

（二）病情观察

观察患者生命体征是否平稳，是否存在高热、血压增高、心率加快、呼吸困难等；有无恐水、怕风、兴奋烦躁、痉挛发作或弛缓性瘫痪，发作时是否伴有幻觉和精神异常等；密切观察抽搐部位及发作次数；麻痹期应密切观察呼吸与循环衰竭的进展情况；准确记录24小时出入液量。

（三）对症护理

1. 惊厥与抽搐 ①保持病室安静，避免各种不良的刺激，如不宜在病室内放水容器，以免患者闻及流水声；适当遮蔽输液装置等措施；关好门窗，避免风的刺激；拉好门帘、窗帘避光。②各种检查、治疗与护理尽量集中在使用镇静剂后进行，操作时动作要轻柔。③烦躁不安者，应加床栏或使用约束带，防止自伤或伤人。④患者出现惊厥与抽搐遵医嘱给予镇静、解痉治疗。

2. 呼吸衰竭 要注意保持气道通畅，及时清除口腔及呼吸道分泌物，若发生严重呼吸衰竭无法自主呼吸者，配合医师进行气管插管、气管切开，必要时使用人工呼吸机辅助呼吸。

3. 高热 先行物理降温，如冰敷、乙醇擦浴、生理盐水低压灌肠等。如效果不明显，可遵医嘱使用小剂量的退热药物。

4. 循环衰竭的护理 ①遵医嘱静脉输液补充循环血量，维持水、电解质及酸碱平衡。②遵医嘱使用血管活性剂。③必要时使用强心剂和兴奋剂。

（四）心理护理

由于狂犬病病情凶险，病死率达100%，患者常极度恐惧不安，甚至绝望。所以，护理人员对狂犬病患者应加倍爱护与关心，尊重患者，经常与患者沟通，语言谨慎，解释隔离的必要性，消除因隔离而产生的不良情绪，增加患者的安全感。同时也应给予患者及家属安慰，稳定情绪，积极配合治疗。

【健康教育】

1. 积极宣传狂犬的严重危害和预防措施。

2. 捕杀野犬，家中尽量不养猫、犬等，已饲养者应加强管理接种狂犬疫苗，并实行进出口动物检疫，以预防狂犬病。

3. 积极宣传被犬咬伤后的紧急处理措施，正确处理伤口。

【护理评价】

1. 呼吸困难是否缓解或消失。

2. 情绪是否稳定。

3. 能否及时、正确处理伤口。

目标检测

1. 狂犬病的特征性表现有哪些?

2. 如何预防狂犬病?

第四节　肾综合征出血热患者的护理

学习目标

1. 掌握肾综合征出血热的流行病学特点、典型的临床表现及护理措施。
2. 熟悉肾综合征出血热的辅助检查及治疗要点。
3. 了解肾综合征出血热的病原学及发病机制。

肾综合征出血热 (hemorrhagic fever with renal syndrome, HFRS) 又称流行性出血热,是由汉坦病毒引起的自然疫源性传染病。临床上以发热、休克、充血出血和肾损害为主要表现。典型病程呈五期经过。本病广泛流行于亚欧等国,我国为高发区。

【护理评估】

（一）病原学及发病机制

1. 病原学　汉坦病毒属布尼亚病毒科汉坦病毒属的 RNA 病毒,呈球形或卵圆形,病毒至少有 16 个血清型,我国流行的类型主要为 I 型汉坦病毒 (野鼠型) 和 II 型汉城病毒 (家鼠型)。汉坦病毒抵抗力弱,对热和酸敏感,高于 37℃ 和 pH 值 < 5 均易被灭活,脂溶剂如乙醚、氯仿和去氧胆酸盐等可使其灭活,对一般消毒剂及紫外线亦敏感。

2. 发病机制　病毒主要作用于血管内皮细胞,引起血管壁通透性及脆性增加,血浆外渗,导致组织的水肿、出血等。此外,病毒侵入人体,引起机体的免疫应答反应,释放各种细胞因子等,所产生的免疫应答有清除病原和保护机体的作用,若反应过强又会引起机体组织的损伤。其中,III 型变态反应被认为是本病发生血管、肾脏及其他病理损害的主要原因,其次为 I 型变态反应 (速发型变态反应)、自身免疫。

本病的病理变化以小血管和肾脏病变最明显,其次为心、肝、脑等脏器。基本病变是小血管内皮细胞的肿胀、变性、坏死,管腔内可有微血栓形成,血管周围有渗出、水肿、出血及炎性细胞浸润。肾脏皮质苍白、增厚;髓质明显充血、出血及水肿,皮质、髓质交界处出血;镜下可见肾小管上皮细胞变性、肾小球充血、基底膜增厚,肾间质水肿、充血、出血及炎性细胞浸润等。其他如右心房内膜下出血、垂体病变等。

（二）流行病学

1. 传染源　许多脊柱动物能自然感染汉坦病毒,我国主要宿主和传染源是褐家鼠、黑线姬鼠，林区则主要是以大林姬鼠为主。带病毒的动物可经粪、尿及唾液排病毒。患者早期的血液和尿液中可携带病毒，但不是主要传染源。

2. 传播途径 本病可通过多种途径传播。

（1）呼吸道传播 空气被病鼠排泄物污染后，经呼吸道吸入而感染。

（2）消化道传播 进食被病鼠排泄物污染后的食物，经消化道感染。

（3）接触传播 被鼠咬伤或破损的伤口接触病鼠的血液或排泄物而感染。

（4）母婴传播 孕妇感染后经胎盘感染胎儿。

（5）虫媒传播 寄生于鼠类的革螨或恙螨可能通过吸血传播本病。

3. 易感人群 普遍易感，感染后可获终身免疫力，各型之间有交叉免疫。

4. 流行特征 主要分布在亚洲，其次为欧洲和非洲，我国是重疫区。本病一年四季均可发病，但有明显的高峰季节。黑线姬鼠传播者以 11 月至次年 1 月为发病高峰，5～7 月为小高峰，褐家鼠传播者以 3～5 月为高峰；林区姬鼠传播者流行高峰在夏季。本病发病以男性青壮年农民和工人居多，与传染源接触机会越多，越容易发病。

（三）临床表现

本病潜伏期为 4～46 天，一般 7～14 天。典型病例有五期经过。

1. 发热期 主要表现为发热、全身中毒症状、毛细血管损伤和肾损害。

（1）发热 起病急，体温在 39℃～40℃，稽留热多见，热程在 3～7 天，一般体温越高，热程越长，病情会越重。

（2）全身中毒症状 主要表现为全身酸痛和"三痛症"（包括头痛、腰痛、眼眶痛），多数患者有消化道症状，如食欲减退、恶心、呕吐、腹泻等。重症患者可出现嗜睡、躁动不安、谵妄等神经精神症状。

（3）毛细血管损伤 主要为皮肤黏膜充血、出血和渗出水肿的表现。皮肤充血多见于面、颈、上胸部而呈现"酒醉貌"（也称三红征）；皮肤出血常见于腋下及胸背部，多呈条索状或挠抓样，早期软腭黏膜可有淤点，眼结膜呈片状出血，少数患者有鼻出血、咯血、血尿或黑便；渗出水肿主要表现为皮下水肿、球结膜水肿或胸腹腔积液。

（4）肾损害 主要表现为蛋白尿和管型尿。

2. 低血压休克期 在病程的 4～6 天，多数患者在发热期末或热退同时出现血压下降。本期显著的特点是热退而其他症状如全身症状、出血倾向、胃肠道症状等症状加重，开始可表现为面色潮红、四肢温暖，随后转为面色苍白、口唇青紫、四肢厥冷、脉搏细速、尿少等。若未有效控制，长期组织灌注不良，则可发生弥散性血管内凝血（DIC）、脑水肿、急性呼吸窘迫综合征（ARDS）和急性肾衰竭等。

3. 少尿期 一般在病程的 5～8 天，持续 2～5 天。多数患者随低血压休克期发展而来，也可与休克期重叠发生或由发热期越期进入少尿期。本期主要表现为尿毒症、代谢性酸中毒、水及电解质紊乱、高血容量综合征：①少尿、无尿是本期的主要特征。②尿毒症：厌食、恶心、呕吐、腹胀、腹泻；头晕、头痛、烦躁、嗜睡，甚至昏迷和抽搐等。③代谢性酸中毒：呼吸增快或 Kussmaul 呼吸。④水及电解质紊乱：因低血钠或高血钾而导致乏力及心律失常等，水钠潴留则进一步加重组织的水肿，可出现腹水，严重者可出现高血容量综合征。⑤出血倾向：皮肤黏膜淤点淤斑、呕血、便血、血尿、颅内出血或其他脏器出血等。⑥高血容量综合征：全身水肿、体表静脉充盈、脉搏洪大、高血压等。本期病情最重，患者可因病情恶化或并发症而死亡。

4. 多尿期　大多在病程 9 ~ 14 天，可根据尿量和氮质血症的情况大致分为三期：①移行期：尿量由每天 500mL 增至 2000mL，而尿素氮和肌酐反而上升，症状仍严重。②多尿早期：每天尿量升至 2000mL 以上，氮质血症未见改善，症状仍重。③多尿后期：每天尿量超过 3000mL，氮质血症有所好转，精神、食欲渐恢复。应警惕脱水、继发性休克及电解质紊乱的发生。本期持续 1 ~ 2 周。

5. 恢复期　在病程第 3 ~ 4 周后，尿量逐渐减少至 2000mL 以下，精神、食欲渐正常，大概在 1 ~ 3 个月完全恢复。

并发症： 可并发内脏出血、肺水肿、脑水肿、ARDS、脑膜炎及继发感染等。

（四）辅助检查

1. 血常规　白细胞总数可升高达（15 ~ 30）× 10^9/L，早期以中性粒细胞的升高为主，3 ~ 4 天后以淋巴细胞升高为主，同时出现异型淋巴细胞、血小板减少。

2. 尿常规　大量蛋白尿为本病的主要特征之一，病程第 2 天即可出现，病程第 4 ~ 6 天尿蛋白常达 + + + ~ + + + +，部分患者尿中可出现膜状物，为大量蛋白和脱落上皮的凝聚物。镜检可见红细胞、白细胞、管型和融合细胞。

3. 血液生化检查　血尿素氮、肌酐多升高，发热期有呼吸性碱中毒，休克期、少尿期则以代谢性酸中毒为主。血钠、氯、钙降低，血钾在发热期、休克期水平偏低，少尿期回升，多尿期又降低。

4. 血清学检查　间接免疫荧光法或酶联免疫吸附试验检测特异性抗体，特异性 IgM 阳性或 IgG 大于 1：40 有诊断意义。

5. 病原学检查　早期患者的血清、外周血细胞及尿沉渣细胞中可检出病毒。

（五）诊断要点

根据流行病学资料（如有鼠类或其他宿主动物接触史）；早期主要表现如发热、全身中毒症状、毛细血管损伤、肾损伤及热退后症状反而加重，病程的五期经过如依次为发热期、低血压休克期、少尿期、多尿期和恢复期，重型前三期可重叠；实验室检查出现尿蛋白阳性及特异性 IgM 阳性等即可诊断。

（六）治疗要点

治疗要点：综合治疗以防治休克、出血、肾衰竭等是治疗本病的关键。在治疗过程中坚持"三早一就"即早发现、早诊断、早治疗和就近治疗。

1. 发热期　①在发病 4 天内应用利巴韦林抗病毒治疗，连用 3 ~ 5 天。②可用芦丁、维生素 C 等降低血管通透性，减轻外渗与水肿。③高热予物理降温，忌用强烈发汗退热,以防大量出汗而进一步丧失血容量,中毒症状重者可予激素等对症治疗。④适当应用低分子右旋糖酐或丹参可降低血液黏稠度,预防 DIC;必要时使用肝素。

2. 低血压休克期 ①补充血容量:遵循早期、快速和适量的原则。常用液体有平衡盐溶液、低分子右旋糖酐、血浆及白蛋白等。②纠正酸中毒:可给予 5% 碳酸氢钠溶液,具有纠酸扩容的作用。③使用强心剂:对于血容量已补足、心率仍 140 次/分以上者,可静脉给予毒毛花苷 K。④改善微循环:应用多巴胺等血管活性药物。

3. 少尿期 ①控制入量:遵循量出为入,宁少勿多。前一天的排出量加上 500mL 即为每天补液量,维持电解质、酸碱平衡。②利尿和导泻:可给予呋塞米等利尿剂,应用硫酸镁、中药大黄等导泻。③透析疗法:适用于明显氮质血症、高血钾或高血容量综合征的患者。

4. 多尿期 维持水、电解质平衡和防治继发感染,是本期治疗的重点。

5. 恢复期 加强营养,适当休息,应逐步增加活动量。

(七) 预防措施

1. 控制传染源 加强社区宣传,防鼠、灭鼠是预防本病最基本的措施;急性期患者应隔离治疗。

2. 切断传播途径 注意个人、饮食及环境卫生,防止鼠类排泄物污染食物,不用手接触鼠类及其排泄物。进入疫区或野外的工作人员应按要求戴口罩,穿"五紧"服,系好领口、袖口等,并避免被鼠咬伤;接触患者应穿隔离衣、戴手套、口罩及帽子,处理污物、利器时注意做好个人防护,防止污染或刺伤。

3. 保护易感人群 对开荒、野营等高危人群可注射沙鼠肾细胞疫苗,提高特异性免疫力,从而获得较好的预防效果。

病案分析

患者,男,40 岁。因畏寒、发热、头痛、肌肉酸痛、腹痛腹泻 3 天入院。患者发病前曾野外住宿旅游。3 天前突起畏寒、发热,伴有头痛、腰痛、眼眶痛、恶心呕吐及腹痛、腹泻。入院查体:T 39.6℃,P 114 次/分,R 28 次/分,BP 90/70mmHg,急性面容,颜面、颈部、上胸部及结膜充血,呈"醉酒貌",腋下、胸背部有搔抓样出血,心肺 (−)。辅助检查:白细胞 12×10^9/L,中性粒细胞 0.8,尿蛋白 (+++)。

试分析:

1. 该患者可能的医疗诊断是什么?

2. 患者目前主要的护理问题有哪些?

【常见护理诊断/问题】

1. 体温过高 与汉坦病毒感染有关。

2. 组织灌注量改变 与血管壁损伤致血浆大量外渗有关。

3. 体液过多　与肾损害有关。

4. 皮肤完整性受损　与血管壁损伤造成出血有关。

5. 焦虑　与病情较重及缺乏疾病有关知识有关。

6. 潜在并发症　出血、肺水肿、ARDS、脑膜炎及继发感染等。

【护理目标】

1. 体温降至正常范围。

2. 血容量补至正常。

3. 无水、电解质、酸碱平衡失调。

4. 皮肤完整，无损伤。

5. 情绪稳定。

6. 无并发症发生或能够发现并发症并及时处理。

【护理措施】

（一）一般护理

1. 隔离消毒　急性期传染性较强，应采取呼吸道隔离、接触隔离、消化道隔离等，隔离至急性症状消失。接触者穿隔离衣，戴手套、口罩及帽子，被患者血液、排泄物污染过的物品及环境应及时消毒。

2. 休息与体位　症状明显或有并发症者，发病后即应绝对卧床休息，且不宜搬动，以免加重组织脏器出血。恢复期患者注意休息，逐步增加活动量。

3. 饮食　发热期给予高热量、高维生素、清淡易消化的流质或半流质饮食，如糖水、米汤、鱼汤等，少量多餐，适当补充液体量；少尿期给予高糖、高维生素、低钾、低钠、低蛋白饮食，限制饮水；多尿期应补充足量的液体及钾盐，患者应多食用含钾丰富的食物，如香蕉、橘子等。消化道出血患者应禁食。

4. 皮肤黏膜护理　保持床铺清洁、干燥、平整，以减少皮肤的不良刺激；衣服应宽松、柔软，出汗较多时应及时更换；更换体位时避免采用拖、拉、拽等动作，以免损伤皮肤；做好口腔护理，保持口腔黏膜的清洁、湿润，及时清除口腔分泌物及痰液；保持会阴部清洁；对留置导尿管者，应严格无菌操作，定时冲洗膀胱，防止上行感染。

（二）病情观察

观察生命体征及意识状态；观察充血、出血及渗出的表现，有无"三红""三痛"的表现，有无呕血、便血、腹水及肺水肿等表现；严格记录 24 小时出入液量，观察尿量、颜色、性状及尿蛋白的变化；有无厌食、恶心、呕吐等尿毒症症状，监测血尿素氮、肌酐、电解质和酸碱平衡等血生化检查结果。

（三）对症护理

1. 高热　以物理降温为主如使用冰袋、冰帽等冷敷，但禁用酒精及温水擦浴，以免加剧皮肤损伤。忌用强效退热药，防止大量出汗促使患者提前进入休克期。

2. 休克　①患者进入休克期即应取平卧位或中凹卧位，专人护理，减少搬动，吸氧。②迅速建立静脉通道，遵医嘱准确、迅速输入液体扩充血容量，以平衡盐溶液为主，力争 4 小时内血压稳定；纠正代谢性酸中毒；血压过低时遵医嘱用多巴胺等血管活性药；输液过程中密切观察血压变化，避免补液过多、过快诱发心衰、肺水肿等。③密切观察生命体征、尿量、神志，记录 24 小时出入液量。

3. 急性肾衰竭　①补液本着量出为入、宁少勿多的原则，每天进水量应为前一天液体排出量加 500mL，以口服补液为主，静脉补液时应控制输液速度。②减少循环血量，如采取利尿、导泻或透析疗法等治疗。利尿、导泻治疗时，观察用药后反应，协助患者排尿、排便，观察二便的颜色，准确记录 24 小时出入液量。③出现高血容量综合征，立即减慢或停止输液，使患者保持坐位或半坐位，双下肢下垂，同时报告医生。

（四）用药护理

遵医嘱及时用药，高热患者需药物降温时忌用大剂量退热剂；使用利尿剂和导泻药时，要注意用药后效果及不良反应，记录二便的改变。

（五）心理护理

本病病情较重、病程长、死亡率高，患者及家属易产生焦虑、恐惧等心理反应。在护理过程中，应加强与患者的交流沟通，及时了解患者的情绪变化，鼓励患者表达自己的感受，对患者关心的问题给予耐心解释，解除患者的思想顾虑。

【健康教育】

1. 宣传肾综合征出血热预防知识　加强社区宣传，使群众认识到防鼠、灭鼠是预防本病最基本的措施。进入疫区或野外的工作人员应做好防鼠、防虫措施，并接种疫苗。

2. 普及肾综合征出血热有关知识　对患者及家属讲解本病的原因、临床表现和诊治方法，如有鼠类或其他宿主动物接触史，出现发热及特征性"三红""三痛"等表现应及时到医院就诊。

3. 出院指导　由于肾功能完全恢复需要较长时间，患者出院后仍需继续休息，加强营养，并定期复查肾功能，以了解恢复情况。

【护理评价】

1. 体温是否降至正常范围。
2. 血容量是否补至正常。
3. 有无水、电解质、酸碱平衡失调。
4. 皮肤是否完整无损伤。
5. 情绪是否稳定。
6. 有无并发症发生或能否发现并发症并及时处理。

目标检测

1. 肾综合征血热的主要传染源及传播途径有哪些？怎样预防？

2. 肾综合征出血热的五期经过典型表现有哪些？

第五节 流行性感冒患者的护理

学习目标

1. 掌握流行性感冒的流行病学特点、典型的临床表现及护理措施。

2. 熟悉流行性感冒的治疗要点。

3. 了解流行性感冒的病原学、发病机制、辅助检查。

流行性感冒（influenza）简称流感，是由流感病毒引起的急性呼吸道传染病。主要临床表现为高热、乏力、头痛、全身酸痛等全身中毒症状，而呼吸道症状相对较轻。本病潜伏期短，传染性强，传播迅速。

【护理评估】

（一）病原学及发病机制

流感病毒是一种有包膜的 RNA 病毒，呈球形或丝状，根据其感染的对象，可分为人、猪、马及禽流感病毒，其中人类流感病毒根据核蛋白抗原性分为甲、乙和丙三型，三型间无交叉免疫。流感病毒最大特点是极易发生抗原变异，尤其是甲型流感病毒。流感病毒不耐热、酸和乙醚，对紫外线、甲醛、乙醇和常用消毒剂均敏感。

流感病毒侵入上呼吸道后先在上皮细胞内复制并在神经氨酸酶的作用下不断播散，侵犯邻近细胞使感染扩散，被感染的细胞发生变性、坏死与脱落，引起局部炎症和全身中毒反应。免疫力低下者可出现流感病毒性肺炎，肺组织呈暗红色，黏膜充血、水肿，黏膜下层亦有灶性出血、水肿和白细胞浸润，肺泡腔内有出血及纤维蛋白渗出。

知识链接

流感病毒抗原性变异

流感病毒其结构由三层构成：内层为病毒核糖核蛋白，含核蛋白、聚合酶蛋白和 RNA；中层由类脂体和膜蛋白构成；外膜为两种不同糖蛋白构成的辐射状突起，即血凝素（H）和神经氨酸酶（N）。抗原性变异是指 H 和 N 抗原结构改变。甲型流感病毒抗原变异较快，2~3 年可发生 1 次小变异，每隔十几年可发生 1 次大变异，引起世界性大流行。

（二）流行病学

1. 传染源　患者和隐性感染者是主要传染源。甲型流感可有动物传染源，如猪、马、牛及鸟类等。发病初期传染性强，传染期 5~7 天。

2. 传播途径　主要经飞沫传播。也可通过接触被污染的手、日常用具等间接传播。

3. 易感人群　人群普遍易感，一般以 5~20 岁发病率较高。感染后可获得对同型病毒的免疫力，但一般不超过 1 年。不同亚型间无交叉免疫性，易反复发病且易引起流行。

4. 流行特征　本病好发于冬、春季节。流感常突然发生，迅速蔓延，发病率高和流行过程短是本病流行特征。甲型流感病毒一般每隔 10~15 年就会产生一个新的亚型，可引起世界性大流行。

（三）临床表现

本病潜伏期一般为 1~3 天（数小时~4 天）。各型流感病毒的临床表现基本一致，但可有轻重不同。根据临床表现分为两型：

1. 典型（普通型）　此型最常见。起病急，全身中毒症状重，呼吸道症状轻。主要表现为畏寒、高热、乏力、全身酸痛等，体温可达 39℃ 以上，部分患者可伴有鼻塞、流涕、咽痛、干咳等。查体可见面色潮红、眼结膜及咽部充血。4~7 天症状可逐渐减轻至消失。

2. 肺炎型　主要见于老人、儿童及其他免疫力低下者。起病初期症状与典型流感相似，1~2 天内病情迅速加重，出现高热、剧烈咳嗽、血性痰液、呼吸困难、发绀、胸闷等症状，体检时两肺呼吸音减弱，双肺满布湿啰音，但无肺实变体征。X 线胸片显示双肺絮状阴影，散在分布。可在 5~10 天发生呼吸循环衰竭，预后较差。少数患者可有细菌性肺炎、支气管炎等呼吸系统并发症，也可出现中毒性休克、中毒性心肌炎等肺外并发症。

另有部分病例症状较轻，剧咳不伴血痰，呼吸困难不明显，无明显体征，仅 X 线检查肺有炎性阴影，1~2 周后症状减轻，炎症消散，多见于成年人。此为轻型流感病毒性肺炎。

（四）辅助检查

1. 血常规　白细胞计数正常或减少，淋巴细胞相对增加。

2. 病原学检查　起病后 3 天内取患者的含漱液或鼻咽拭子进行病毒分离试验，可获得 70% 阳性结果，是确诊的重要依据；取患者鼻甲黏膜印片，应用免疫荧光抗体技术检测病毒抗原，阳性有助于早期诊断；另外，分别进行急性期及 2 周后血清中的抗体检查也可呈现阳性反应。

3. 肺部 X 线检查　肺炎型者可见肺部散在絮状阴影，以肺门处较多。

（五）诊断要点

根据流行病学资料，如冬、春季在同一地区，1～2天内有大量上呼吸道感染患者集体发病史或接触史；有持续高热、全身酸痛、鼻塞、流涕、咽痛、干咳等临床资料，结合体征、实验室检查、X线检查进行诊断。

（六）治疗要点

1. 对症治疗 高热者，给予物理降温，必要时遵医嘱使用解热镇痛药；干咳者可口服咳必清，有痰者给祛痰药；有呼吸、循环衰竭应给予相应处理。

2. 抗流感病毒治疗 目前主要选用金刚烷胺、奥司他韦及病毒唑。金刚烷胺用量一般为成人200mg/d，分2次口服，疗程3～4天，此种药物只对甲型流感病毒有效。奥司他韦口服剂量一般为成人每天2次，每次75mg，连用5天。病毒唑对各型流感均有效，不良反应少。

3. 中医药治疗 中药治疗流感方法多，效果较好，如连翘、金银花、黄芪等。

4. 抗生素治疗 主要用于防治继发性细菌感染。

（七）预防措施

1. 控制传染源 早发现、早报告、早隔离、早治疗，患者呼吸道隔离1周或至主要症状消失。

2. 切断传播途径 流行期间避免集会或集体娱乐活动，老幼病残易感者不去人口稠密的公共场所，注意通风。医护人员戴口罩，洗手，防止交叉感染。患者用具及分泌物要彻底消毒。

3. 保护易感人群 接种灭活流感疫苗是预防流感的基本措施，接种对象为老人、儿童、严重慢性病患者、免疫力低下及可能密切接触者的人员，接种时间为每年10～11月中旬，每年接种1次，2周可产生有效抗体。发热或急性感染期推迟接种。对疫苗过敏、格林巴利综合征、妊娠3个月内、严重过敏体质等禁忌接种。

病案分析

患者，男，65岁。因"发热、头痛1天"入院。患者1天前突起畏寒发热，伴全身酸痛、乏力、咽痛、鼻塞、流涕，于2014年3月10日就诊。入院查体：T 39.5℃，P 115次/分，R 26次/分，BP 100/70mmHg，急性病容，咽部明显充血，余（-）。辅助检查：血白细胞$4×10^9$/L，中性粒细胞0.6，淋巴细胞0.35。X线胸片未见明显异常。

试分析：该患者可能的医疗诊断是什么？如何预防？

【常见护理诊断/问题】

1. 体温过高 与病毒感染有关。

2. 气体交换受损 与肺炎型流感或继发细菌性肺炎有关。

3. 知识缺乏 缺乏对流感预防、保健等相关知识。

4. 潜在并发症 细菌性肺炎、中毒性休克、中毒性心肌炎等。

【护理目标】

1. 体温降至正常范围。

2. 呼吸困难缓解或消失。

3. 能正确预防流感。

4. 无并发症发生或能够发现并发症并及时处理。

【护理措施】

(一) 一般护理

发热期取舒适体位卧床休息。给予营养丰富、富含维生素、清淡易消化的流质或半流质饮食，多饮水。必要时静脉补液。

(二) 病情观察

严密监测生命体征，尤其是观察体温的变化；对老人、儿童及其他免疫力低下者应注意观察有无持续高热、剧烈咳嗽、咯血性痰、呼吸困难、发绀等症状，警惕肺炎型流感的发生，并注意观察有无心功能不全及肺水肿等并发症的发生。

(三) 对症护理

1. 高热护理 体温超过 39℃时应及时物理降温，如头部冰敷或遵医嘱给予解热药。

2. 呼吸困难护理 应协助患者取半卧位，吸氧。协助患者排痰，勤给患者翻身、拍背，必要时可用雾化吸入、机械吸痰等方法以保持呼吸道通畅。

(四) 用药护理

密切观察用药后的疗效和不良反应，高热儿童降温避免应用阿司匹林，以免诱发脑病 - 肝脂肪变综合征（Reye 综合征）；金刚烷胺有一定的中枢神经系统不良反应，如头晕、嗜睡、失眠、共济失调等，肾功能不全、老年及血管硬化者慎用，孕妇及有癫痫史者禁用。

(五) 心理护理

因有高热、全身不适等症状，患者易出现紧张、焦虑、恐惧等心理，护理人员应多与患者交流沟通，了解患者的思想动态，关心、同情患者，并做好有关流感的知识宣教，指导患者及家属正确进行隔离及护理。

【健康教育】

1. 宣传流感预防知识 注意个人卫生，经常用肥皂和清水洗手；居室多开窗通风，保持空气新鲜，衣服、被褥宜常洗晒；不随地吐痰，咳嗽或打喷嚏用纸巾遮住口鼻；平时防寒保暖，加强身体锻炼，增强身体抵抗力，冬、春流行季节不去人口稠密的公共场所；老人、儿童、孕妇及患有严重慢性病者等，应在每年流感流行前的秋季进行流感疫苗接种。

2. 疾病知识宣教 宣传流感病因、临床表现、诊治方法及预防方法等，流行季节出现高热、全身酸痛、鼻塞、流涕、咽痛、干咳等症状及时就诊。

【护理评价】

1. 体温是否降至正常范围。

2. 呼吸困难是否缓解或消失。

3. 能否正确预防流感。

4. 有无并发症发生或能够发现并发症并及时处理。

附：人感染高致病性禽流感患者的护理

学习目标

1. 掌握人感染高致病性禽流感的流行病学特点、典型的临床表现及护理措施。

2. 了解人感染高致病性禽流感的病原学、发病机制、辅助检查、治疗要点。

人感染高致病性禽流感（highly pathogenic avian influenza，HPAI）是由甲型流感病毒 H5N1 亚型引起的急性呼吸道传染病。以高热、咳嗽、呼吸急促等为主要特征，严重病例常可并发休克、ARDS、多脏器功能衰竭、败血症等并发症而死亡。

【护理评估】

（一）病原学及发病机制

禽流感病毒属甲型流感病毒。目前感染人类的禽流感病毒有 3 种亚型，即 H5N1、H7N7、H9N2，以感染 H5N1 患者病情重，病死率高。禽流感病毒对热敏感，65℃加热30 分钟或煮沸 2 分钟可灭活，对常用消毒剂如碘伏、含氯消毒剂及紫外线等敏感，但对低温抵抗力较强，并可在动物口腔、鼻腔、粪便等处长期生存。

HPAI 的发病机制和普通流感相似。病理变化以支气管黏膜坏死、肺泡散在出血、肺不张及肺透明膜形成等病变为主。

（二）流行病学

1. 传染源 传染源主要是患禽流感及携带禽流感病毒的鸡、鸭、鹅等家禽，其中鸡是主要传染源。

2. 传播途径 病毒通过呼吸道和消化道传染给人，也可通过密切接触感染的禽类及其排泄物、分泌物和被污染的水等感染。目前尚无人与人之间传播的证据。

3. 易感人群 以 12 岁以下儿童发病率较高，病情较重。

（三）临床表现

本病潜伏期一般为 1～3 天，通常在 7 天以内。急性起病，早期类似普通型流感，主要表现为发热，体温持续在 39℃以上，热程 1～7 天，可伴有头痛、全身不适、鼻塞、流涕、咳嗽、咽痛等呼吸道感染症状，多数患者在起病 1～5 天后出现肺炎表现。部分患者可出现恶心、腹痛、腹泻、稀水样便等消化道症状。严重者可在发病 1 周内迅速出现呼吸窘迫、肺出血、肾衰竭、休克等多种并发症而死亡。

（四）辅助检查

1. 血常规 白细胞总数正常或降低。重症患者有淋巴细胞减少，血小板减少。

2. 病毒抗原及基因检测 采用免疫方法可检测相应病毒抗原。还可采用 RT－PCR 法检测相应核酸。

3. 病毒分离 可从患者呼吸道分泌物中分离到禽流感病毒。

4. 血清学检查 发病初期和恢复期双份血清检测禽流感病毒抗体有 4 倍或以上升高，有助于回顾性诊断。

5. 肺部 X 线检查 X 线胸片可见单侧或双侧肺炎，少数可有胸腔积液。

（五）诊断要点

根据流行病学资料、临床表现及实验室检查结果，排除其他疾病后可以作出诊断。

（六）治疗要点

治疗原则与普通流感基本相同。

（七）预防措施

预防原则与普通流感基本相同，但本病应注意：①加强监测，发现疫情迅速采取措施控制传染源。②对发生疫情的区域进行彻底消毒，对死禽进行深埋或焚烧，医护人员严格执行消毒隔离制度。目前尚无该病疫苗的应用。

【常见护理诊断/问题】【护理目标】【护理措施】等参阅"流行性感冒"相关内容。

目标检测

1. 流行性感冒的主要传染源及传播途径有哪些？怎样预防？
2. 流行性感冒典型表现有哪些？
3. 怎样预防人感染高致病性禽流感？

第六节 麻疹患者的护理

📖 学习目标

1. 熟悉麻疹的流行病学特点、临床表现和护理措施。
2. 了解麻疹的病原学、发病机制、辅助检查及治疗要点。

麻疹（measles 或 rubeola）是由麻疹病毒引起的急性呼吸道传染病。以发热、咳嗽、流涕、眼结膜充血、麻疹黏膜斑及皮肤斑丘疹为主要临床表现，部分病例可出现肺炎、喉炎、脑炎等并发症。本病主要通过空气飞沫传播，好发于儿童，传染性强，易造成流行。

【护理评估】

（一）病原学及发病机制

1. 病原学 麻疹病毒属副黏液病毒，为 RNA 病毒，无亚型，呈球形或丝状，直径 90～150nm。病毒可在人、猴、犬、鸡的组织细胞中生长繁殖，经细胞培养连续传代后，无致病性，但仍保持免疫性，故常用人羊膜或鸡胚细胞培养传代制备减毒活疫苗。

麻疹病毒在外界生存力较弱，对日光和一般消毒剂均敏感，在室内空气飞沫中保持传染性不超过 2 小时，不耐热，加热至 55℃、15 分钟即可灭活，但耐寒，在 −15℃ ～ −70℃ 可存活数月至数年。

2. 发病机制 麻疹病毒经上呼吸道、眼结膜侵入人体，并在其上皮细胞内增殖引起感染，1～2 天内病毒从原发病灶侵入局部淋巴组织，引起局部炎症后进入血液形成第一次病毒血症；病毒被吞噬细胞吞噬，并在其中广泛增殖，5～7 天后大量病毒再入血液，造成第二次病毒血症，引起全身中毒症状和皮疹。

（二）流行病学

1. 传染源 麻疹患者是唯一的传染源。从潜伏期最后 2 天至出疹后 5 天内均有传染性，有并发症者延长至出疹后 10 天。传染期患者痰、尿、血液及口、鼻、咽、眼结膜分泌物中都有麻疹病毒。恢复期不带病毒。

2. 传播途径 主要通过空气飞沫直接传播，病毒随飞沫经口、咽、鼻部或眼结膜侵入易感者。由衣物、玩具等间接传播甚少见。

3. **易感人群** 人群普遍易感。无免疫力者与患者接触后95%以上发病，病后有持久免疫力。本病儿童多见，以6个月~5岁小儿发病率最高。自麻疹疫苗接种以来，发病率已显著下降。

4. **流行特征** 麻疹是一种传染性很强的传染病，一年四季均可发病，以冬、春季为流行高峰，与营养状况、环境卫生及居住条件有关。近年来，麻疹的发病年龄向大年龄组推移，青少年及成人发病率相对上升，轻型或不典型病例增多。

(三) 临床表现

本病潜伏期6~21天，平均10天左右，曾接受被动或主动免疫者可延长至3~4周。

1. **典型麻疹** 临床病程可分为三期。

(1) **前驱期** 亦称为出疹前期，一般持续3~5天。起病急，主要表现为上呼吸道炎症和眼结膜炎症，如发热、咳嗽、流涕、喷嚏、咽痛、全身乏力及畏光、流泪、结膜充血、下眼睑边缘有一条明显充血红线（stimson线）等，部分患者可有头痛、食欲减退、呕吐、腹泻，婴幼儿偶有惊厥。发热2~3天约90%患者出现麻疹黏膜斑（koplik spots），黏膜斑为直径0.5~1mm的灰白色斑点，周围红晕，起初仅见于口腔两侧颊黏膜靠第1臼齿处，随之累及整个颊黏膜，2~3天即可消失，对早期诊断有重要价值。

(2) **出疹期** 此期持续3~5天。发热3~5天开始出现典型皮疹。出疹顺序从耳后发际开始，逐渐至前额、面部、颈部、躯干及四肢，最后达手掌及足底，2~5天遍及全身。皮疹初为淡红色斑丘疹，直径2~5mm，稀疏分明、大小不等，皮疹间皮肤正常。重者皮疹融合成片状，呈暗红色。此期全身中毒症状加重，体温可达40℃左右，精神萎靡、嗜睡或烦躁不安，咳嗽加重，结膜充血，面部水肿，甚至谵妄、抽搐。全身浅表淋巴结及肝脾大，肺部可闻及细湿啰音，X线胸片可见弥漫性肺部浸润病变。

(3) **恢复期** 此期持续3~5天。皮疹出齐后，体温12~24小时内降至正常，症状减轻，皮疹按出疹顺序消退，皮肤出现糠麸样脱屑，并有浅褐色色素沉着，经1~2周消失，2~3周内退尽。无并发症者病程10~14天。

成人麻疹较小儿重，全身中毒症状较重，患者常有高热、精神萎靡；皮疹密集，多粗大、成片，出疹顺序不同，出退疹较缓，从四肢向躯干蔓延，四肢密集者多脱屑严重且伴有瘙痒症状，一般并发症较少。孕妇患麻疹早期可发生死胎。近几年发生的麻疹临床症状多不典型。

2. **非典型麻疹**

(1) **轻型麻疹** 潜伏期21~28天，多见于接受过疫苗接种或婴儿体内保留母体免疫力者。病人可有低热，呼吸道症状轻，麻疹黏膜斑不典型，皮疹少而色淡，病程3~5天，并发症少。

(2) **重型麻疹** 见于体弱、营养差、免疫力低下或继发严重感染者。病人病情凶险，死亡率高。

1）中毒性麻疹：中毒症状重，体温高达40℃以上，早期出现大量紫蓝色融合性皮疹，伴有气促、发绀、谵妄、抽搐及昏迷。

2）休克性麻疹：皮疹未出齐而骤然隐退，或皮疹稀少、色淡而迟迟不能透发，面色苍白、发绀、四肢厥冷、脉细弱、血压下降等循环衰竭症状。

3）出血性麻疹：皮疹为出血性，常伴有黏膜、内脏出血和严重中毒症状。

4）疱疹性麻疹：疱疹位于真皮内，内含澄清液，周围有红晕，疱疹有时融合成大疱。高热，中毒症状严重。

3. 并发症

（1）支气管肺炎　最常见，占 12%～15%，多见于 5 岁以下患儿。麻疹病毒性肺炎临床表现不严重，若并发细菌性肺炎则病情加重，可有高热、咳嗽、脓痰、气急、鼻翼扇动、唇指发绀、肺部啰音等。白细胞增多，痰培养有病原菌生长，常见致病菌为金黄色葡萄球菌及肺炎球菌等。

（2）喉炎　多见于 2～3 岁儿童，麻疹病程中有轻度喉炎，如继发细菌感染可发生严重喉炎，临床表现为声音嘶哑、犬吠样咳嗽、呼吸困难及三凹征等呼吸道梗阻表现。

（3）心肌炎　多见于婴幼儿。主要表现为气急、烦躁不安、面色苍白、肢端发绀、四肢厥冷、脉细速而弱、心率超过 160 次/分、心音低钝和肝脏肿大等心力衰竭表现，皮疹不能透发或突然隐退。

（4）脑炎　较少见。多发生在出疹后 2～6 天，也可发生在出疹后 3 周内。主要表现有发热、头痛、呕吐、嗜睡、惊厥、昏迷等。多在 1～5 周后恢复，病死率为 12%～15%。可留有瘫痪、智力障碍、失明及耳聋等后遗症。

（四）辅助检查

1. 血常规　白细胞计数初期正常或稍高，出疹期减少，淋巴细胞增多。

2. 多核巨细胞及麻疹抗原检测　取患者初期的鼻咽分泌物、痰和尿沉渣涂片可见多核巨细胞；可用直接荧光抗体检测剥脱细胞中麻疹病毒抗原。

3. 血清抗体测定　取初期与恢复期血清，用红细胞凝集抑制试验、中和试验或补体结合试验检测抗体，效价增高 4 倍以上为阳性。目前用酶联免疫吸附试验（ELISA）法检测血中特异性 IgM 和 IgG 抗体。疹后 3 天 IgM 阳性，疹后 2 周 IgM 达高峰。

4. 病毒分离　取患者鼻咽部及眼结膜分泌物进行麻疹病毒分离，但阳性率较低。

5. 核酸检测　采用 RT－PCR 从临床标本中扩增出麻疹病毒 RNA，是一种非常敏感和特异的诊断方法，对免疫力低下而不能产生特异抗体的麻疹患者尤为有价值。

（五）诊断要点

在麻疹流行期间，接触过麻疹患者的易感者出现急起发热、咳嗽、流涕、流泪、畏光、结膜充血、口腔黏膜出现典型麻疹黏膜斑即可诊断。出现典型皮疹，疹退后糠麸脱屑、色素沉着等可确诊。非典型病例须借助血清抗体测定或病毒分离来确定。

（六）治疗要点

目前尚无特效抗麻疹病毒药物，以对症治疗和中医治疗为主。关键在于加强护理，积极防治并发症。

1. 对症治疗 高热者补液，必要时可应用小剂量解热药物；咳嗽可用止咳剂；烦躁不安可用少量镇静剂；必要时给氧；维持水、电解质及酸碱平衡等。

2. 中医药治疗 根据不同病期进行辨证施治。前驱期以透疹解表为主，如宣毒发表汤等；出疹期宜清热解毒为主，如银翘散等加减，恢复期宜养阴清肺。

3. 并发症治疗 患者出现支气管肺炎、喉炎等并发症，可根据致病菌药敏结果选用抗菌药物，蒸汽吸入、服用止咳祛痰剂等，重症者可用泼尼松或地塞米松静脉滴注，喉阻塞严重者应及早考虑气管切开。

（七）预防措施

1. 控制传染源 对麻疹患者应早发现，早隔离，早治疗。患者采取呼吸道隔离，隔离至出疹后5天，有并发症者延长至10天。对密切接触的易感者隔离检疫3周，做被动免疫者应隔离4周。集体托幼机构的儿童应暂停接送，并加强晨间检查，发现疫情及时上报。

2. 切断传播途径 流行期间避免易感儿童到公共场所或探亲访友；病房每日通风并用紫外线照射消毒；患者衣物应在阳光下暴晒；医护人员或成人在接触患者时，应穿隔离衣，离开后应脱隔离衣和洗手，并在空气流通的环境中停留30分钟，方能接触其他易感儿童，以防传播。

3. 保护易感人群 接种麻疹减毒活疫苗是预防麻疹的最佳办法，接种主要对象为婴幼儿，但未患过麻疹的儿童和成人均可接种麻疹减毒活疫苗。在接触麻疹患者后5天内，立即给予丙种球蛋白肌内注射以预防发病，被动免疫可维持8周。

病案分析

患儿，男，5岁。因"发热4天伴全身皮疹1天"入院。患者4天前出现发热，伴有流涕、咳嗽、畏光、结膜充血等症状，继之全身出现皮疹。入院查体：T 39.3℃，结膜充血，口腔内有约1mm大小的灰白色斑点，周围红晕，全身皮肤密布鲜红色斑丘疹，压之褪色，疹间皮肤正常。血常规检查：白细胞$4.5×10^9$/L，淋巴细胞比例增高。入院初步诊断：麻疹。

试分析：

1. 该患者目前主要护理问题有哪些？

2. 主要的护理措施有哪些？

【常见护理诊断/问题】

1. 体温过高 与麻疹病毒感染有关。

2. 皮肤完整性受损 与皮肤血管受损有关。

3. 潜在并发症 支气管肺炎、喉炎、心肌炎、脑炎等。

【护理目标】

1. 体温降至正常范围。
2. 皮肤完整无损伤。
3. 无并发症发生或能够及时发现并发症并得到缓解。

【护理措施】

（一）一般护理

1. 活动与休息 患者卧床休息。保持室内空气新鲜、湿润，光线柔和，避免冷风直吹患者及强光直射眼睛。室内温度以 18℃ ~20℃，湿度维持在 50% ~60% 为宜。保持床单清洁、平整，经常更换体位，衣服宽松，忌"捂汗发疹"，出汗后及时更换衣被。

2. 饮食 高热时给予营养丰富、易消化的流质或半流质饮食，少量多餐；疹退后要供给高蛋白、高维生素饮食，尤其是富含维生素 A 的食品，如动物的肝脏和胡萝卜，防止角膜混浊、软化、穿孔。多饮水，可少量多次饮用白开水，以利毒素的排出，脱水及摄入过少者可静脉补液。

（二）病情观察

麻疹并发症多且严重，应密切观察生命体征；出疹顺序、部位、皮疹颜色，有无糠麸样脱屑；意识状况；是否出现喉炎、肺炎、心肌炎、脑炎等并发症。

（三）对症护理

1. 发热 体温在 39.5℃ ~40℃ 可服用小剂量退热剂，禁用酒精擦浴，以免影响皮疹透发或使体温骤降。

2. 皮疹 出疹期及疹退后常有皮肤瘙痒，应剪短指甲，以防抓破皮肤继发感染。瘙痒者可擦炉甘石洗剂，皮肤干燥者可涂润滑油。

3. 保持眼、鼻、口腔清洁 可用生理盐水或4% 硼酸溶液清洁双眼，洗后滴0.25%氯霉素眼药水或涂红霉素眼膏，每天 2 ~4 次，可加服维生素 A 预防干眼病；及时清除鼻腔分泌物，保持鼻腔通畅；常规用温水或朵贝液彻底清洗口腔，每天 2 ~3 次，以保持口腔清洁、黏膜湿润；口唇或口角干裂者，局部涂以甘油或无菌液体石蜡。

（四）心理护理

护理人员应多与患者沟通交流，鼓励患者说出自己的感受和想法，对患者提出的问题耐心解释。多与患儿接触，给予关心、鼓励，教会父母必要的护理措施，解除患者及家属的恐惧心理。

【健康教育】

1. 疾病知识宣教 加强传染源管理，养成良好的卫生习惯，麻疹流行季节不要带儿童到人口密集的地方，幼儿及未患过麻疹的儿童应接种麻疹疫苗。流行季节发现身体不适，如出现发热等症状及时就诊。

2. 出院宣教 患者病后有持久免疫力，大多为终身免疫。同时也应加强营养和体育锻炼，防止其他疾病的发生。

【护理评价】

1. 体温是否降至正常范围。
2. 皮肤是否完整无损伤。
3. 有无并发症发生或能够及时发现并发症并得到缓解。

附：风疹患者的护理

风疹又称"风痧""痧子"等，是由风疹病毒引起的急性呼吸道传染病，临床上以前驱期短、低热、皮疹和耳后、枕部淋巴结肿大为特征。一般病情较轻，病程短，预后良好。但孕妇感染风疹常可造成流产或死胎，还可导致胎儿发生先天性风疹综合征，引起胎儿畸形。

【护理评估】

（一）病原学及发病机制

风疹病毒是 RNA 病毒，属于披膜病毒科，是限于人类的病毒。风疹病毒的抗原结构相当稳定，目前已知只有一种抗原型。本病毒可在兔肾、乳田鼠肾、绿猴肾、兔角膜等细胞培养中生长，能凝集家禽、飞禽和人"O"型红细胞。病毒在体外的生存力弱，对紫外线、乙醚、氯化铯、去氧胆酸等均敏感。本病毒不耐热，56℃、30 分钟可将其杀死。风疹病毒可在胎盘或胎儿体内及出生后数月甚至数年生存增殖，导致多系统的慢性进行性感染。

（二）流行病学

1. 传染源 患者是风疹唯一的传染源，包括亚临床型或隐型感染者，其实际数目比发病者高，因此是重要传染源。传染期在发病前 5～7 天和发病后 3～5 天，起病当天和前一天传染性最强。患者口、鼻、咽部分泌物、血液及大小便中均可分离出病毒。

2. 传播途径 一般儿童与成人风疹主要由飞沫经呼吸道传播，人与人之间密切接触也可传染。胎内被感染的新生儿，特别是其咽部可排病毒数周、数月甚至 1 年以上，因此可通过污染的奶瓶、奶头、衣被尿布及直接接触等感染缺乏抗体的医务工作者、家庭成员等。孕妇感染后可引起流产、死产、早产或胎儿的先天畸形。

3. 易感人群　风疹一般多见于 5~9 岁的儿童。风疹较多见于冬、春季。近年来春、夏季发病较多，可流行于幼儿园、学校、军队等聚集群体中。

（三）临床表现

风疹临床上可分为获得性风疹和先天性风疹综合征，前者最为常见。

1. 获得性风疹　潜伏期一般为 14~21 天。

（1）前驱期　1~2 天，幼儿患者前驱期症状常较轻微，或无前驱期症状；在青少年和成人患者则较显著，可持续 5~6 天，表现有低热或中度发热、头痛、食欲减退、疲倦、乏力、咳嗽、打喷嚏、流涕、咽痛、结膜充血等轻微上呼吸道症状，偶有呕吐、腹泻、鼻出血、齿龈肿胀等。

（2）出疹期　通常于发热 1~2 天后出现皮疹，皮疹初见于面部、颈部，迅速扩展至躯干、四肢，24 小时内布满全身。皮疹初起呈细点状淡红色斑疹、斑丘疹或丘疹，直径 2~3mm。面部、四肢远端皮疹较稀疏，部分融合类似麻疹。躯干尤其背部皮疹密集，融合成片，又类似猩红热。皮疹一般持续 3 天（1~4 天），常有低热、轻度上呼吸道炎、脾大及全身浅表淋巴结肿大，尤以耳后、枕部、颈后淋巴结肿大最为明显。肿大淋巴结有轻度压痛，不融合，不化脓。疹退不留色素，无脱屑。仅少数重症患者可有细小糠麸样脱屑，大块脱皮则极少见。

风疹患者只有发热、上呼吸道炎症、淋巴结肿痛而无皮疹，称为无疹性风疹；也可在感染风疹病毒后没有任何症状、体征，血清学检查风疹抗体为阳性，即所谓隐性感染或亚临床型患者，显性感染患者和无皮疹或隐性感染患者的比例为 1:6~1:9。

2. 先天性风疹综合征　母体在孕期前 3 个月感染风疹病毒可导致胎儿发生多系统的出生缺陷，感染发生越早，对胎儿损伤越严重。胎儿被感染后，轻者可导致胎儿发育迟缓，重者可导致死胎、流产、早产，甚至累及全身各系统，出现多种畸形。新生儿先天畸形多为先天性风疹所致。多数先天性患者于出生时即具有临床症状，也可于生后数月至数年才出现进行性症状和新的畸形。

（四）辅助检查

1. 血常规　白细胞总数减少，淋巴细胞增多，并出现异形淋巴细胞及浆细胞。

2. 病毒分离　取风疹患者鼻、咽分泌物，先天性风疹患者取尿、脑脊液、血液、骨髓等可分离出风疹病毒。

3. 血清抗体测定　如红细胞凝集抑制试验、中和试验、补体结合试验和免疫荧光，双份血清抗体效价增高 4 倍以上为阳性。其中，红细胞凝集抑制试验最适用，具有快速、简便、可靠的优点。

（五）诊断要点

典型的风疹患者主要依据流行病学资料、临床表现和辅助检查进行诊断。

（六）治疗要点

1. 一般对症治疗 目前无特效治疗，以对症治疗为主。症状较显著者，应卧床休息，流质或半流质饮食。对高热、头痛、咳嗽、结膜炎者可予对症处理。

2. 并发症治疗 高热、嗜睡、昏迷、惊厥者，应按流行性乙型脑炎的原则治疗。出血倾向严重者，可用肾上腺皮质激素治疗，必要时输新鲜全血。

3. 先天性风疹 无症状感染者无需特别处理，但应随访观察，及时发现迟发性缺陷。有严重症状者应相应处理：有明显出血者可考虑使用免疫球蛋白，必要时输血；肺炎、呼吸窘迫、黄疸、心脏瓣膜畸形、视网膜病变等按相关原则处理治疗；充血性心衰和青光眼者需积极处理，白内障的治疗最好延至 1 岁以后。

（七）预防措施

预防风疹最可靠的手段是接种风疹疫苗。在春季风疹高发期，尽量少带儿童到人群密集的场所，如商场、影院等地，避免与风疹患者接触。孕妇尤要当心，以免感染而殃及胎儿。保持室内开窗通风，空气流通，增加户外活动，加强体育锻炼，讲究个人卫生。

【常见护理诊断/问题】【护理目标】【护理措施】等参阅麻疹相关内容。

目标检测

1. 麻疹皮疹的特点有哪些？
2. 什么叫麻疹黏膜斑？有何临床意义？
3. 麻疹传染源及传播途径有哪些？怎样预防？

第七节　水痘和带状疱疹患者的护理

学习目标

1. 熟悉水痘和带状疱疹的流行病学特点、临床表现和护理措施。
2. 了解水痘和带状疱疹的病原学、发病机制、辅助检查及治疗要点。

水痘（varicella chickenpox）和带状疱疹（herpes zoster）是由水痘-带状疱疹病毒引起的临床表现不同的两种急性传染病。水痘为原发感染，临床以全身性分批出现的皮肤黏膜的斑疹、丘疹、疱疹及结痂为特征，多见于儿童。水痘痊愈后，病毒继续潜伏在感觉神经节内，经再次激活即可引起带状疱疹，临床表现为沿身体一侧周围神经分布的成簇出现的疱疹，多见于成年人。

【护理评估】

(一) 病原学及发病机制

水痘 – 带状疱疹病毒属疱疹病毒科，呈球形，直径 150 ~ 200nm，核心为双股 DNA。该病毒体外抵抗力弱，对温度、酸碱度、化学消毒剂均敏感，不能在痂皮中存活。

病毒侵入人体后，在呼吸道黏膜细胞增殖，经淋巴系统进入血流，在吞噬细胞系统内再次增殖后入血，形成病毒血症，出现全身病变，主要损害皮肤，偶可累及内脏。皮疹分批出现与间歇性病毒播散有关。皮疹出现 2 ~ 5 天后产生特异性抗体，病毒血症消失，症状随之好转。水痘的病理变化限于表皮棘细胞变性、水肿，形成单房性透明水疱，内含大量病毒，随后疱液中出现炎性细胞和脱落上皮细胞，使疱液变浊并减少，病毒减少，下层的上皮细胞再生，最后结痂。痂脱落后一般不留痕迹。

(二) 流行病学

1. 传染源 患者是唯一的传染源，传染性强。病毒存在于患者的血液、疱疹浆液和口腔分泌物中，可由鼻、咽分泌物排出体外。发病前 1 ~ 2 天至疱疹完全结痂时均具有传染性。

2. 传播途径 主要经空气飞沫和直接接触传播，也可通过接触污染的用具传播，潜伏期的供血者可通过供血传播，孕妇患水痘可感染胎儿。

3. 易感人群 人群普遍易感，以 1 ~ 5 岁的儿童多见。病后免疫力持久。

4. 流行特征 一年四季均可发病，以冬、春季多见。多为散发，偏僻地区偶可暴发，城市每 2 ~ 3 年可发生周期性流行。

(三) 临床表现

本病潜伏期为 7 ~ 21 天，平均 14 天。

1. 前驱期 出现于皮疹前 1 ~ 2 天，表现为发热、头痛、乏力、咽痛、食欲减退、咳嗽等，婴幼儿可无前驱症期。

2. 出疹期 起病后数小时或 1 ~ 2 天出现皮疹。典型皮疹特征为：①皮疹呈向心性分布，始于躯干，以后蔓延至面部、肩、四肢，以皮肤受刺激处较重。②皮疹分批出现，初为红斑丘疹或斑疹，继而发展为水疱，呈椭圆形，周围有红晕，疱疹为单房性，形如露水珠滴，疱液透明，数小时后变混浊，疱疹处常伴有瘙痒。1 ~ 2 天后从疱疹中心开始干枯结痂，完全结痂脱落需要 2 ~ 3 周的时间。③由于皮疹分批出现，常可见到水痘的各型皮损同时存在，如斑疹、丘疹、水疱、脓疱和结痂。④黏膜皮疹可形成浅表溃疡。水痘皮肤病变表浅，一般不留瘢痕。

3. 恢复期 水痘为自限性疾病，10 天左右自愈。

免疫缺陷者及婴儿患者症状较重，易形成播散性水痘和并发水痘肺炎，其表现为皮疹融合，迅速扩大形成大疱疹，或呈出血性水痘，多见于胸、腹和背部。继发细菌感染可导致坏疽型水痘，患者有高热、严重毒血症状，甚至发生败血症而死亡。妊娠期感染水痘，可引起胎儿畸形。产前数天感染可致新生儿水痘。

4. 并发症 部分患儿可出现继发皮肤细菌感染、水痘肺炎、水痘脑炎、水痘肝炎、心肌炎等并发症。

（四）辅助检查

1. 血常规 白细胞计数正常或稍高，淋巴细胞相对增多。

2. 疱疹刮片 可找到多核巨细胞和核内包涵体，可快速诊断。

3. 病毒分离 在起病 3 天内取疱疹液接种于人胚成纤维细胞，其病毒分离阳性率高。

4. 血清抗体检测 皮疹出现 1~2 天内用 ELISA 从血中检出特异性 IgM 抗体，对本病也有早期诊断价值。

（五）诊断要点

典型病例根据水痘患者接触史及临床表现即可诊断，非典型病例结合疱疹刮片、血清抗体检测等方法协助诊断。

（六）治疗要点

本病以对症治疗、加强护理、防止皮肤继发感染为原则。

1. 对症治疗 遵医嘱肌内注射维生素 B_{12} 可促进皮疹干燥、结痂；皮肤瘙痒可用炉甘石洗剂或口服抗组胺药物；疱疹破裂可涂龙胆紫或抗生素软膏，继发感染及时用抗生素。

2. 抗病毒治疗 一般患者不需抗病毒治疗。对免疫缺陷及免疫抑制的患者，应尽早使用抗病毒药物治疗，如阿昔洛韦、干扰素、阿糖腺苷等。

3. 防治并发症 若皮肤继发感染，可加用抗菌药物。如并发脑炎出现脑水肿及颅内高压者可脱水治疗，禁用肾上腺皮质激素。

（七）预防措施

1. 控制传染源 水痘从患者出疹前 2 天直到全部疱疹结痂均具有传染性，因此患者应隔离至疱疹全部结痂或出疹后 7 天。对易感儿童接触者医学观察 21 天。

2. 切断传播途径 病室加强通风换气，集体托幼机构宜采用紫外线空气消毒；避免与急性期患者接触，患者呼吸道分泌物、污染物应消毒。

3. 保护易感人群 接种水痘病毒减毒活疫苗可有效预防；细胞免疫缺陷者、免疫抑制剂治疗者、患有严重疾病者、易感孕妇及体弱者等易感者在接触患者 72 小时内肌内注射带状疱疹免疫球蛋白或丙种球蛋白可降低发病率或减轻症状。

病案分析

　　患儿，女，5岁。因"发热伴全身皮疹1天"就诊。1天前患者出现发热、头痛、咽痛、胸部皮疹并向面部、颈肩、四肢等处蔓延。入院查体：T 37.5℃，咽部略充血，扁桃体及颌下淋巴结不大，头面部、躯干、四肢可见红色斑丘疹、水疱、结痂，皮疹呈向心性分布。实验室检查：疱疹刮片可见核内包涵体。患者曾有与水痘患儿的接触史。

　　试分析：

　　1. 该患者的临床诊断是什么？

　　2. 目前主要的护理问题包括哪些？如何做好该患儿的皮肤护理？

【常见护理诊断/问题】

1. 体温过高　与病毒感染有关。

2. 皮肤完整性受损　与病毒感染、皮肤瘙痒有关。

3. 潜在并发症　肺炎、脑炎、心肌炎等。

【护理目标】

1. 体温降至正常范围。

2. 皮肤完整无损伤。

3. 无并发症发生或能够及时发现并发症并得到缓解。

【护理措施】

（一）一般护理

1. 休息与活动　急性期卧床休息。保持室内适宜的温度与湿度，定时通风换气或用紫外线空气消毒。适时增减衣被，衣服宜宽大、柔软，被褥平整、清洁，防止因穿过紧的衣服和盖过厚的被子造成过热，引起皮疹发痒。

2. 饮食　给予高蛋白、高维生素易消化的饮食。补充足够水分，多喝开水和果汁。

（二）病情观察

　　注意观察生命体征，出疹顺序、部位、皮疹颜色、皮肤有无继发感染等。如发现患者高热不退、咳喘，或呕吐、头痛、烦躁不安或嗜睡，可能发生肺炎、脑炎等，应及时向医师报告。

（三）对症护理

　　水痘患者常有皮肤瘙痒，应注意保持皮肤及口腔清洁。出水痘期间患者可以简单冲凉，浴后吸干身上的水分，再涂止痒药，使身体清爽舒服。剪短指甲，保持手的清洁，婴儿可以给其戴上棉质手套，避免抓破皮疹引起感染。

（四）用药护理

发热患儿不宜使用阿司匹林等退热药，以免并发其他综合征。水痘患者一般禁用肾上腺皮质激素，若患水痘前因其他疾病长期使用激素治疗者，应尽快减为生理剂量或停止使用。

（五）心理护理

注意多与患者交流沟通，讲解水痘的相关知识，并说明本病无特效治疗，是自限性疾病，护理得当预后良好，不留瘢痕，以解除患者的恐惧心理。

【健康教育】

1. 宣传水痘预防知识　积极开展水痘预防宣传工作，水痘患者应隔离至疱疹全部结痂或出疹后 7 天；流行季节尽量少带儿童去人多的公众场所，室内保持空气流通；注意保持皮肤及手的清洁卫生，养成良好的卫生习惯。

2. 疾病知识宣教　对患者及家属讲解水痘的原因、临床表现、诊治方法，流行季节出现发热、皮疹等症状及时就诊。

3. 出院宣教　水痘病后有持久免疫力，大多终身免疫。但也应加强营养及体育锻炼，以防带状疱疹的发生。

【护理评价】

1. 体温是否降至正常范围。
2. 皮肤是否完整无损伤。
3. 有无并发症发生或能够及时发现并发症并得到缓解。

目标检测
1. 水痘的传染源及传播途径有哪些？怎样预防？
2. 怎样做好水痘患者的皮肤护理？

第八节　流行性腮腺炎患者的护理

■ 学习目标

1. 熟悉流行性腮腺炎的流行病学特点、临床表现和护理措施。
2. 了解流行性腮腺炎的病原学、发病机制、辅助检查及治疗要点。

流行性腮腺炎（epidemic parotitis mumps）是由腮腺炎病毒所引起的急性呼吸道传染病。其临床特征为发热、腮腺非化脓性炎性肿大、疼痛伴咀嚼受限。病毒侵犯其他器官引起脑膜炎、睾丸炎、卵巢炎和胰腺炎等并发症。本病好发于儿童和青少年。

【护理评估】

(一) 病原学及发病机制

1. 病原学 腮腺炎病毒属副黏液病毒，是单股 RNA 病毒，呈球形，直径 100 ~ 200nm。有脂蛋白包膜，表面有小突起的糖蛋白。该病毒含有两种抗原，即 V 抗原（病毒抗原）和 S 抗原（可溶性抗原），感染后可出现相应抗体。V 抗体出现较迟，一般感染后 2 ~ 3 周才出现，有保护作用；S 抗体起病后 1 周出现，可保持 6 个月，无保护作用。人是本病毒唯一的宿主。

腮腺炎病毒抵抗力低，紫外线照射可迅速灭活，加热 55℃ ~ 60℃、20 分钟可灭活，但 4℃ 时可存活 2 个月。

2. 发病机制 腮腺炎病毒首先侵入口腔黏膜、鼻黏膜，并在局部黏膜上皮细胞增殖，引起局部炎症和免疫反应。病毒在局部繁殖后进入血液循环，形成第 1 次病毒血症，病毒经血流播散到腮腺和中枢神经系统等器官，并在其中增殖，引起腮腺炎和脑膜炎。病毒再次进入血液循环形成第二次病毒血症，侵犯其他器官引起相应炎症。根据器官受累程度不同，表现为各种临床症状。

腮腺炎的病理改变以腮腺、舌下腺、颌下腺等非化脓性炎症为特征。腺体呈间质组织水肿、点状出血、淋巴细胞浸润、腺泡坏死；腺管中因坏死细胞脱落、渗出物及多形核细胞等堆积，可造成腮腺导管的阻塞、扩张和淀粉酶潴留。睾丸、卵巢和胰腺等受累时亦可出现淋巴细胞浸润和水肿等病变。脑组织病变可呈急性病毒性脑膜炎改变。

(二) 流行病学

1. 传染源 患者及隐性感染者为主要传染源。腮腺肿大前 7 天至肿大后 9 天，可从患者的唾液、血液、尿液中分离出大量病毒，具有传染性。

2. 传播途径 主要通过飞沫传播，密切接触亦可传播。孕妇感染可通过胎盘传染胎儿，导致胎儿畸形或死亡。

3. 易感人群 人群普遍易感，90% 病例发生于 5 ~ 15 岁儿童，感染后可获得持久免疫力，但近年来成人病例有增多的趋势。

4. 流行特征 本病全年均可发病，但以冬、春季为发病高峰，呈散发性或流行性，在儿童集中机构易暴发流行。

(三) 临床表现

本病潜伏期 14 ~ 25 天，平均 18 天。多数患者以耳下部肿胀为首发症状。

1. 前驱期 多数患者无前驱期，少数患者表现为发热、乏力、头痛、食欲不振、全身不适等症状，持续 1 ~ 2 天。

2. 腮肿期 发病 1 ~ 2 天后，腮腺逐渐肿大，体温 38℃ ~ 40℃，其特征为以耳垂为中心，向前、后、下发展，填充于下颌骨和乳突之间，边缘不清，触之热、痛及坚韧感，局部皮肤紧绷发亮，表面发红，但不化脓。腮腺管口早期常有红肿，挤压无脓性分泌物。腮腺肿大 1~3 天达高峰，通常一侧先肿大，2~4 天后再累及对侧，双侧同时受累者也较多见。因腮腺管发炎阻塞，故进食酸性食物促使唾液腺分泌时疼痛加剧。严重者颌下腺、舌下腺及颈部淋巴结亦可累及。持续 4~5 天。

3. 恢复期 腮腺肿大持续 4~5 天后逐渐消退，体温恢复正常，整个病程持续 10~14 天。

4. 并发症

(1) 神经系统并发症 脑膜炎、脑炎及多发性神经根炎，多见于儿童。一般在腮腺肿胀 1 周出现症状，也可在腮腺肿大前后或同时发生。脑膜炎或脑炎主要表现为高热、剧烈头痛、呕吐、谵妄、抽搐、昏迷，重症可致死亡。

(2) 生殖系统并发症 病毒多侵犯成熟生殖腺体，多见于青春期后的成人。一般在腮腺肿大 1 周后出现。男性可并发一侧或双侧睾丸炎，表现为突发寒战、高热、睾丸肿大疼痛、阴囊水肿等，症状一般在 10 天左右消退。女性以卵巢炎常见，可有下腹及腰背痛、月经不调等表现。一般不影响生育能力。

(3) 急性胰腺炎 较少见，多发生于腮腺肿大后 3~7 天，以中上腹剧痛为主要症状，伴有发热、恶心、呕吐等，血、尿淀粉酶增高及脂肪酶增高有助于诊断。

(4) 其他 尚可并发心肌炎、肾炎、乳腺炎、甲状腺炎、前列腺炎等。

（四）辅助检查

1. 血常规 白细胞计数大多正常或稍低，淋巴细胞相对增加。

2. 血清和尿液淀粉酶测定 90% 患者血清淀粉酶轻、中度增高，尿淀粉酶亦增高，增高程度与腮腺肿大成正比，有助于诊断。如发生胰腺炎，则血脂肪酶增高。

3. 血清学检查 IgM 抗体检测特异性强、敏感性高，可作为早期诊断的依据。

4. 病毒分离 早期患者的唾液、血液、尿液或脑膜炎患者的脑脊液等组织中可分离出腮腺炎病毒。

（五）诊断要点

根据流行病学资料如发病前与腮腺炎患者有接触史，结合有腮腺肿大、发热等临床表现，以及辅助检查，即可诊断。

（六）治疗要点

目前无特效疗法，以对症治疗为主。

1. 抗病毒治疗 发病早期可用利巴韦林静脉滴注，疗程 5~7 天。

2. 对症治疗 睾丸炎可用棉花垫和丁字带托起，局部间歇冷敷，可用干扰素、肾上腺皮质激素治疗。并发脑膜炎时，加强支持疗法，用 20% 甘露醇降低颅内压，可短期使用激素。

3. 中医药治疗　青黛散、紫金锭醋调外敷，口服板蓝根冲剂等。针灸治疗也有一定疗效。

（七）预防措施

1. 控制传染源　对腮腺炎患者应尽早隔离，隔离至腮腺肿大消退后 3 天，一般不少于 10 天。集体儿童机构留验 3 周。

2. 切断传播途径　病室加强通风换气，集体托幼机构宜采用紫外线空气消毒；避免与急性期患者接触，患者呼吸道分泌物、污染物应消毒。

3. 保护易感人群　强调预防的重点是应用疫苗进行主动免疫，可用腮腺炎减毒活疫苗（国际上推荐应用麻疹 – 腮腺炎 – 风疹三联疫苗）进行皮内、皮下接种；亦可采用喷鼻或气雾方法，预防效果可达 90% 以上。疫苗可致胎儿畸形，孕妇禁用。年幼体弱者接触患者后 5 天内应注射特异性免疫球蛋白。

病案分析

　　患儿，男，8 岁。因 "双侧腮腺肿胀 2 天，发热 1 天" 入院。入院查体：T 38.5℃，R 24 次/分，P 115 次/分，双侧瞳孔等大等圆，对光反射灵敏，双侧腮腺管口红肿，双侧腮下可扪及一约 $3cm \times 2cm$ 肿物，质硬、无移动性、无波动感，脑膜刺激征（－），四肢肌张力正常，心肺（－），腹（－）。实验室检查：血常规：白细胞 $8.2 \times 10^9/L$，淋巴细胞 0.568，中性粒细胞 0.398。

　　试分析：

　　1. 该患者可能的医疗诊断是什么？主要并发症有哪些？

　　2. 患者目前主要的护理问题有哪些？

【常见护理诊断/问题】

1. 体温过高　与病毒感染有关。

2. 疼痛　与腮腺肿胀有关。

3. 潜在并发症　脑膜炎、睾丸炎、急性胰腺炎等。

【护理目标】

1. 体温降至正常。

2. 疼痛逐渐减轻、消失。

3. 无并发症发生或能够及时发现并发症并得到缓解。

【护理措施】

（一）一般护理

1. 休息　急性期卧床休息。

2. 饮食 给予营养丰富、清淡易消化半流质或流质饮食，避免进食酸、辣、硬而干燥的食物。注意保持口腔卫生，协助患者经常用生理盐水或朵贝液漱口。鼓励患者多饮水。

（二）病情观察

密切观察生命体征变化；有无气道阻塞；观察患者的意识及精神状态，是否出现意识障碍；腮腺肿胀程度的变化，颌下腺或舌下腺有无受累；睾丸、腹部有无疼痛等。

（三）对症护理

1. 高热 以物理降温为主，如头部冷敷、温水或乙醇擦浴等，必要时遵医嘱使用退热剂，注意观察降温效果；多饮水，维持体液平衡等。

2. 疼痛 腮腺疼痛局部外敷中药制剂或间歇冷敷，必要时遵医嘱使用止痛剂，避免引起疼痛加重的因素。

3. 口腔护理 注意口腔卫生，餐后、睡前用淡盐水漱口或刷牙，以保持口腔清洁卫生，防止继发感染。

4. 并发症 并发睾丸炎可用棉花垫或丁字带将肿胀的睾丸托起，注意避免束缚过紧影响血液循环，局部间歇冷敷治疗，严重者可以 2% 普鲁卡因局部封闭；并发胰腺炎应注意腹痛的表现，予以禁食，按胰腺炎护理；并发脑膜炎参见本章第二节流行性乙型脑炎的相关护理内容。

（四）心理护理

注意多与患者交流沟通，讲解腮腺炎的相关知识，增加患者的安全感，以解除患者的恐惧心理。并注意支持和安慰其家人，稳定情绪，密切配合，有利于治疗顺利进行。

【健康教育】

1. 宣传腮腺炎预防知识 向社区居民宣传腮腺炎的预防方法，重点是应用疫苗接种；流行期间，幼儿园等儿童集中的机构应加强通风、空气消毒。

2. 疾病知识宣传 向患者及家属宣教腮腺炎的相关知识，如病因、临床表现、传播途径及可能出现的并发症等，减少疾病传播。

3. 家庭护理宣教 对居家治疗的单纯性腮腺炎患者，指导家属做好消毒与隔离、用药工作；为患者提供营养丰富、清淡流质或软食，减少刺激；家属应做好病情观察，患者如出现高热、呕吐、精神差等立即住院治疗。

【护理评价】

1. 体温是否降至正常。
2. 疼痛是否逐渐减轻、消失。
3. 有无并发症发生或能够及时发现并发症并得到缓解。

目标检测
1. 流行性腮腺炎的主要临床表现有哪些？常见并发症有哪些？
2. 流行性腮腺炎的主要传播途径有哪些？怎样预防？

第九节 传染性非典型肺炎患者的护理

学习目标

1. 熟悉传染性非典型肺炎的流行病学特点、临床表现和护理措施。
2. 了解传染性非典型肺炎的病原学、发病机制、辅助检查及治疗要点。

传染性非典型肺炎（infectious atypical pneumonia），又称严重急性呼吸综合征（SARS），是由 SARS 冠状病毒引起的一种急性呼吸道传染病。临床上常以发热为首发症状，伴有乏力、头痛、干咳、腹泻、关节肌肉酸痛等症状，严重者出现呼吸窘迫。本病主要通过近距离飞沫传播，传播迅速，病死率高。

【护理评估】

（一）病原学及发病机制

SARS 冠状病毒为单股正链 RNA 病毒，是一种新型冠状病毒。其抵抗力较强，在人体外存活数小时，在人排泄物中可存活 4 天，在 0℃ 中可长时间存活，但不耐热，75℃、30 分钟可灭活。对氯仿、甲醛及紫外线等敏感。

本病发病机制尚不清楚。病毒侵入人体后产生病毒血症，对患者的细胞免疫功能造成严重损害，病毒到达肺，促发肺水肿、肺实质及肺间质的炎症，部分患者可发生肺纤维化。

（二）流行病学

1. **传染源** 患者是主要传染源。
2. **传播途径** 近距离的飞沫传播是主要传播途径。也可通过消化道及直接接触患者呼吸道分泌物、排泄物及体液而传播，间接接触被污染的物品也可感染。
3. **易感人群** 人群普遍易感，感染后可获得一定程度的免疫力，尚无再次发病的报告。发病以青壮年较多，医务人员及与患者密切接触者为高危人群。
4. **流行特征** 本病于 2002 年 11 月首先在我国广东佛山被发现，于 2003 年 8 月本次流行基本控制。本次流行发生于冬末春初，主要流行于人口密集的城市，有明显家庭和医院聚集现象，农村少见。

（三）临床表现

本病潜伏期一般为 3~5 天，最长可达 21 天。

1. 普通型 急性起病，常以发热为首发症状，体温在 38℃以上，可伴有头痛、乏力、全身肌肉酸痛、腹泻等全身症状，一般无上呼吸道局部症状。病程 4～9 天后出现干咳少痰、胸闷、呼吸困难等症状，肺部体征不明显，部分患者可闻及少许湿啰音或有实变体征。病程 10～14 天，发热、乏力等中毒症状加重，咳嗽加剧，并出现明显呼吸困难，稍活动则出现气喘、胸闷、心悸等表现。2～3 周后，发热渐退，各种症状减轻至消失。肺炎症病变于体温正常后 2 周左右完全吸收和恢复正常。

2. 轻型 急性起病，症状轻，发热不高，病程短。此型多见于儿童。

3. 重型 起病急，病情进展迅速，易出现 ARDS。有下列表现之一均为重型：①多叶病变或 48 小时内病灶进展大于 50%。②呼吸困难，呼吸频率大于 30 次/分。③低氧血症，吸氧 3～5L/min，氧合指数低于 300mmHg。④休克、ARDS。

（四）辅助检查

1. 血常规 外周血白细胞总数一般正常或减少，淋巴细胞计数绝对值减少。

2. 病原学检查 采用 RT–PCR 法检测呼吸道分泌物、血液、粪便、尿液中 SARS 病毒，其敏感性和特异性较高，具有早期诊断价值。

3. 血清学检查 可采用 ELISA 或间接免疫荧光法检测 SARS 特异性抗体，双份血清抗体 4 倍或以上升高可确诊，但阴性不能排除本病。

4. 肺部 X 线检查 多数患者早期即可出现肺部斑片状或网状改变，部分患者病情进展迅速，呈大片阴影改变，消散较慢，肺部阴影与临床症状、体征可不一致。

5. 血液生化检查 多数患者出现肝功能异常，ALT、LDH、CK 升高。肾功能及血清电解质大多正常。血气分析可有血氧饱和度降低。

（五）诊断要点

依据流行病学资料，如有与 SARS 患者密切接触史，结合发热、头痛、乏力、全身肌肉酸痛、干咳少痰、肺部体征不明显等临床资料，以及血常规、病原学检查、胸部 X 线检查，易于明确诊断。

（六）治疗要点

目前本病无特效治疗药物，以综合治疗为主。治疗原则为早发现、早隔离、早治疗。

1. 对症治疗 高热患者采用物理降温为主，可适当使用解热镇痛药。维持营养及水、电解质平衡，保护心、肝、肾重要器官功能，重症患者出现休克或多器官功能衰竭时，给予相应治疗。

2. 吸氧治疗 早期吸氧至关重要。吸氧方式有：①无创正压通气：首选 CPAP，适用于患者有明显呼吸困难，R＞30 次/分或吸氧 3～5L/min 条件下，SaO_2 仍低于 93%。②有创正压通气：患者有严重呼吸困难和低氧血症，吸氧 5L/min 条件下，SaO_2 仍低于 90%，或氧合指数小于 200mmHg。经无创正压通气治疗无效者，应及时进行有创正压通气治疗。

3. 糖皮质激素的应用　糖皮质激素可减轻肺的渗出、损伤及后期的肺纤维化。当有严重中毒症状、高热持续不退或重症病例应尽早应用。常用强的松 80～320 mg/d，疗程一般 5 天，总疗程不超过 2 周。

4. 其他　目前尚无特异性抗病毒药物。早期可试用洛匹那韦、利托那韦等抗病毒治疗，或试用干扰素增强免疫功能，也可选用中药治疗。

（七）预防措施

1. 控制传染源　传染性非典型肺炎为我国法定乙类传染病，按甲类传染病进行管理和隔离治疗。发现疫情就地执行呼吸道和接触隔离，隔离时间根据医学检查结果确定。对密切接触者，自最后接触之日起，在指定地点隔离观察 14 天，一旦出现发热、咳嗽等症状，应及时用专用交通工具送往指定医院。

2. 切断传播途径　患者应住单间，患者活动限制在病房内，避免使用中央空调；不设陪护，限制探视；工作人员进入隔离室必须做好个人防护，戴 12 层棉纱口罩或 N95 口罩、帽子、防护眼罩、手套、鞋套等，穿隔离衣；病房定时用含氯消毒剂或 0.5% 过氧乙酸擦拭消毒。

3. 保护易感人群　本病目前尚无疫苗预防。应注意保持良好的卫生习惯，不随地吐痰，避免在人前打喷嚏、咳嗽，勤洗手；保持乐观心态、均衡营养、充足睡眠、注意保暖、避免劳累等均有助于提高对本病的抵抗力；流行期间减少大型群众性集会或活动，避免去人多或相对密集的地方。

病案分析

　　　患者，女，25 岁，急诊室护士。因"发热、头痛、关节肌肉酸痛 3 天"入院。查体：T 38.4℃，肺部体征不明显，余（－）。血常规：白细胞 4.5 ×10⁹/L；X 线检查肺部斑片状浸润阴影。入院前 3 天曾救治不明原因肺炎患者。

　　　试分析：
　　　1. 该患者可能的医疗诊断是什么？
　　　2. 该患者应采取什么隔离措施？

【常见护理诊断/问题】

1. 体温过高　与 SARS 病毒感染有关。
2. 恐惧　与病情发展迅速、担心疾病预后有关。
3. 气体交换受损　与肺部病变致换气面积减少有关。
4. 潜在并发症　急性呼吸窘迫综合征、休克、多器官功能衰竭等。

【护理目标】

1. 体温降至正常。

2. 情绪稳定。

3. 无呼吸困难或呼吸困难得到缓解。

4. 无并发症发生或能够及时发现并发症并得到缓解。

【护理措施】

（一）一般护理

卧床休息；保持病室环境清洁、安静，温度适宜；给予高热量、高蛋白、维生素丰富、清淡易消化饮食，多饮水，不能进食者或高热者应鼻饲或静脉补充营养，维持水、电解质平衡。

（二）病情观察

密切监测生命体征、意识，密切观察体温及血氧饱和度变化，必要时进行心电监护。记录患者 24 小时尿量等。

（三）对症护理

1. 高热　体温超过 38.5℃者，给予酒精擦浴等物理降温，或遵医嘱给予解热药，注意观察降温效果。儿童禁用阿司匹林。

2. 呼吸困难　有呼吸困难时取半卧位卧床休息。及早给予吸氧，并根据患者的血氧饱和度情况随时调节氧气吸入的浓度。协助患者排痰，及时清理呼吸道分泌物，保持呼吸道通畅。

3. 其他　咳嗽者可遵医嘱给止咳药物；需使用呼吸机者，护理人员应做好相应护理配合。

（四）用药护理

对中毒症状严重或重型病例需用糖皮质激素者，应注意观察药物的不良反应，如继发真菌感染、血糖升高等。同时观察有无并发症的发生。

（五）心理护理

患者易出现紧张、焦虑、恐惧等心理，护理人员应及时与患者交流沟通，了解患者的思想动态，关心、安慰患者，并做好有关 SARS 的知识宣教，帮助患者树立信心。

【健康教育】

1. 宣传预防知识　宣教本病病因、传播途径、早期表现及预防方法等，减少疾病的传播。

2. 出院宣教　少数出院的患者可患抑郁症，家属应注意交流沟通，必要时进行心理治疗；患者病后初愈体质仍较弱，应注意为患者提供足够营养，保证休息，增强抗病能力；出院后应注意短期内不要到公共场所，注意个人卫生管理；定期检查肺、肝、肾、心等功能，如有异常，及时治疗。

【护理评价】

1. 体温是否降至正常。
2. 情绪是否稳定。
3. 有无呼吸困难或是否缓解。
4. 有无并发症发生或能够及时发现并发症并得到缓解

目标检测

1. 传染性非典型肺炎属哪类传染病？按哪类传染病管理？
2. 传染性非典型肺炎传播途径有哪些？怎样预防？

第十节　手足口病患者的护理

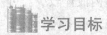学习目标

　　了解手足口病的病原学、流行病学特点、临床表现、辅助检查、治疗要点及护理措施。

手足口病（hand foot mouth disease，HFMD）是由多种肠道病毒引起的一种儿童传染病，多见于 5 岁以下儿童，是我国法定报告管理的丙类传染病。主要临床特征为发热和手、足、口等部位的皮疹或疱疹等。少数患儿病情进展快，可引起脑炎、心肌炎、肺水肿等并发症，个别重症患儿如果病情发展快，可导致死亡。

【护理评估】

（一）病原学及发病机制

手足口病由肠道柯萨奇病毒引起，此病毒适合在湿、热的环境下生存与传播，对 75% 酒精、乙醚不敏感，对紫外线和干燥敏感，各种氧化剂、甲醛、碘酒能灭活病毒，加热 50℃ 可迅速灭活，在 4℃ 可存活 1 年，−20℃ 可长期保存，在外环境中可长期存活。

病毒经呼吸道、胃肠道等途径侵入人体并在其黏膜细胞内繁殖，侵入血液形成病毒血症，再散布至中枢神经系统、呼吸道、心脏、肌肉、皮肤等处，引起无菌性脑膜炎、急性心肌炎、心包炎、上呼吸道感染、疱疹性咽喉炎及婴儿腹泻等。

（二）流行病学

1. 传染源　人是肠道病毒的唯一宿主，患者、隐性感染者和无症状带毒者均为本病的传染源。一般以发病后 1 周内传染性最强。

2. 传播途径　常见的传播途径有密切接触传播、胃肠道传播、呼吸道传播等，其中以接触患者口鼻分泌物、皮肤或黏膜疱疹液及被病毒污染的手、物品等造成的传播最重要；门诊交叉感染和口腔器械消毒不合格亦是造成传播的原因之一。

3. 易感人群　人群普遍易感，不同年龄组均可感染发病，以5岁及以下儿童为主，尤以3岁及以下幼儿发病率最高。感染后可获得免疫力，持续时间尚不明确，不同血清型间一般无交叉免疫。

4. 流行特征　该病流行无明显的地区性，全年均可发生，以夏、秋季多见。托幼机构等易感人群集中单位可暴发流行。肠道病毒传染性强，隐性感染比例大，传播途径复杂，传播速度快，控制难度大，容易出现暴发和短时间内较大范围流行。

（三）临床表现

手足口病潜伏期为2~10天，平均3~5天，病程一般为7~10天。

多以发热起病，一般为38℃左右。口腔黏膜出现散在米粒大小的疱疹，疼痛明显；手、足和臀部出现米粒大小疱疹或斑丘疹，疱疹周围可有炎性红晕，疱内液体较少。可伴有咳嗽、流涕、食欲不振、恶心呕吐等症状。大多数患儿在1周以内体温下降、皮疹消退，病情恢复。少数病例可出现脑膜炎、脑炎、神经源性肺水肿、循环障碍等，病情凶险，可致死亡或留有后遗症。

（四）辅助检查

1. 血常规　白细胞总数和中性粒细胞数大多正常。

2. 病原学检查　从疱疹液、咽拭子、粪便、脑脊液及脑、肺、脾、淋巴结等组织标本中可分离到特异性病毒核酸或肠道病毒。

3. 血清学检查　患者血清中特异性IgM抗体阳性，或急性期与恢复期血清IgG抗体有4倍以上的升高。起病后10~20天可获得阳性结果。

4. 其他　如血生化检查、脑脊液检查、胸部X线片检查等。

（五）诊断要点

根据流行病学资料及发热，手、足、口、臀部出现斑丘疹、疱疹临床资料，结合辅助检查，可明确诊断。

（六）治疗要点

1. 疱疹性咽峡炎阶段

（1）一般治疗　适当休息，清淡饮食，可取西瓜霜涂搽口腔患处，每天2~3次。

（2）对症治疗　发热、呕吐、腹泻等给予相应处理。

（3）病因治疗　可适当选用利巴韦林等。

2. 并发症的治疗　神经系统受累阶段主要控制颅内高压、静脉注射免疫球蛋白、酌情应用糖皮质激素治疗；心肺衰竭阶段主要控制心力衰竭和呼吸衰竭；生命体征稳定期避免并发呼吸道感染，促进各脏器功能恢复。

（七）预防措施

1. 控制传染源 对患者应早发现，早诊断、早隔离、早治疗；发现可疑患儿及时送诊；及时对患儿粪便进行消毒处理，对患儿所用的物品要立即进行消毒处理。

2. 切断传播途径 患者执行接触隔离、呼吸道及消化道隔离，隔离至体温正常、皮疹消退及水疱结痂，一般需隔离 14 天。安置患儿于空气流通、温湿度适宜的房间，病房每天用紫外线空气消毒 2 次；病房门把手、床头柜及患儿的玩具、奶瓶、杯子等每天用含氯消毒剂消毒，不宜浸泡的物品可置于日光下暴晒；患儿的呕吐物及粪便均应消毒处理。

3. 保护易患人群 饭前便后、外出后要用肥皂或洗手液等洗手，不喝生水，不吃生冷食物。流行期间不宜带儿童到人群聚集、空气流通差的公共场所，注意保持家庭环境卫生，居室要经常通风，勤晒衣被。

病案分析

患儿，男，3 岁。患儿在某托儿机构上学 1 周后，突起发热、咳嗽、流涕、食欲不振。查体：T 38℃，口腔黏膜散在疱疹，疼痛明显，手掌及足掌均可见米粒大小的疱疹，周围有炎性红晕。

试分析：
1. 该患者可能的医疗诊断是什么？
2. 该病的主要预防措施有哪些？

【常见护理诊断/问题】

1. 体温过高 与病毒感染有关。

2. 有皮肤完整性受损的危险 与皮疹或水疱有关。

3. 潜在并发症 脑膜炎、心肌炎、肺水肿等。

【护理目标】

1. 体温降至正常。
2. 皮肤完整无受损。
3. 无并发症发生或能够及时发现并发症并得到缓解。

【护理措施】

（一）一般护理

发热、出疹期或有并发症者应卧床休息。发热、出疹期间应给予清淡、易消化的流质或半流质饮食，如牛奶、鸡蛋汤、菜粥等，禁食生冷、辛辣等刺激性食物。鼓励患儿多饮水，进食不足、呕泻严重者可静脉补充营养。恢复期应添加高蛋白、高维生素食物。

（二）病情观察

密切观察患儿的精神状态、意识状态、生命体征等，注意有无持续高热、咳嗽、呼吸急促、发绀等肺炎表现；有无心率明显增快、心音减弱等心衰表现；有无嗜睡、惊厥、昏迷等脑膜炎表现。

（三）对症护理

1. 高热 以物理降温为主，可使用温水擦浴、酒精擦浴、冷敷等，必要时辅以药物降温。在降温过程中注意观察体温的变化，注意保暖，补充水分，及时更换衣服。

2. 口腔护理 鼓励患儿多饮水，保持口腔清洁，每次进食前后用温水或生理盐水漱口；已有溃疡者可给予锡类散涂擦，以消炎止痛，保护口腔黏膜，促进溃疡愈合。

3. 皮肤护理 勤剪指甲，严禁抓伤，以防继发感染；保持皮肤清洁，每天用温水擦浴并更衣；臀部有皮疹的婴儿，便后及时清洗臀部，保持臀部清洁干燥，婴幼儿禁止使用尿不湿，可选择柔软舒适的尿布；手、足部疱疹破溃，局部可涂抗生素软膏。

（四）心理护理

手足口病患者主要为小儿，少数患儿病情发展较快，病情严重，甚至危及生命，易引起患儿及家属焦虑、恐惧等心理。在护理中，要注意关心呵护患儿，并耐心做好家属的工作，讲解疾病知识，消除家属顾虑，积极配合治疗和护理。

【健康教育】

1. 宣传预防知识 强调保持良好的个人卫生及环境卫生对有效预防手足口病的重要性。做到"洗净手、喝开水、吃熟食、勤通风、晒衣被"。尽量不要带婴幼儿去人群密集的场所。哺乳的母亲要勤洗澡、勤换衣服，哺乳前要清洗奶头。

2. 疾病知识宣教 对5岁以下儿童家长及托幼机构工作人员宣教手足口病的病因、传播途径、临床表现及防治方法，减少疾病传播。动员托幼机构老师和管理人员、儿童家长成为手足口病防控工作的主动参与者，形成群防群控。

【护理评价】

1. 体温是否降至正常。
2. 皮肤是否完整无受损。
3. 有无并发症发生或能够及时发现并发症并得到缓解。

目标检测
1. 手足口病的传播途径有哪些？怎样预防？
2. 手足口病的主要临床表现有哪些？

第三章　细菌性传染病患者的护理

第一节　结核病患者的护理

学习目标

1. 掌握各种结核病的流行病学特点、临床表现及护理措施。
2. 熟悉各种结核病病原学、辅助检查、治疗要点。
3. 了解各种结核病的病因、发病机制、诊断要点。

一、肺结核病患者的护理

肺结核（pulmonary tuberculosis）是结核分枝杆菌引起的肺部慢性传染性疾病。主要临床表现为低热、盗汗、乏力、食欲减退、咳嗽、咯血等。结核病是全球流行的严重危害人类健康的主要传染性疾病之一，为全球成年人传染性疾病的首要死因。

【护理评估】

（一）病原学及发病机制

1. 病原学　结核分枝杆菌分为人型、牛型、非洲型和鼠型四类，其中引起人类结核病的主要为人型结核分枝杆菌，少数为牛型结核分枝杆菌。

结核分枝杆菌的具有抗酸性，对干燥、酸、碱、冷等抵抗力较强，在阴湿环境下能存活 5 个月，在干燥环境可存活 6~8 个月或数年；对紫外线、热敏感，阳光下暴晒 2~7 小时、紫外线灯消毒 30 分钟均有明显杀菌作用；煮沸（100℃）5 分钟可杀菌；70% 酒精接触 2 分钟即可杀菌。

2. 发病机制　人体对结核分枝杆菌的反应性包括免疫反应和变态反应，二者常同时存在：①免疫反应（免疫力）：人体对结核菌的自然免疫力（先天性免疫力）是非特异性的，接种卡介苗或经过结核菌感染后所获得的免疫力（后天性免疫力）具有特异性，能将入侵的结核菌杀死或严密包围，制止其扩散，使病灶愈合。②变态反应：变态反应为结核杆菌侵入人体后 4 ~ 8 周，身体组织对结核分枝杆菌及其代谢产物所产生的敏感反应，为Ⅳ型（迟发型）变态反应，可通过结核分枝杆菌素试验来测定。

入侵结核分枝杆菌的数量、毒力和人体的免疫力和变态反应的高低，决定着结核病的发生、发展和转归。其基本病理变化是炎性渗出、增生和干酪样坏死，以坏死与修复同时进行为特点，三种病理变化同时存在并可相互转化。肺部首次感染结核菌后（初感染），细菌被吞噬细胞携带至肺门淋巴结，并可全身播散。这时若正值免疫力过于低下，可以发展成为原发性进行性结核病。但在成人（往往在儿童时期已经受过轻微结核感染，或已接种卡介苗），机体已有相当的免疫力不易发生全身性播散，而在感染局部发生剧烈组织反应，病灶为渗出性甚至干酪样坏死，液化而形成空洞。

（二）流行病学

1. 传染源　肺结核的主要传染源是排菌的肺结核患者，尤其是未经治疗者。

2. 传播途径　肺结核最主要的传播途径是飞沫传播，排菌肺结核患者在咳嗽、打喷嚏、大笑或高声说话时飞沫带有大量的结核分枝杆菌，易感者吸入飞沫而感染。其他途径如消化道、皮肤、血行等也可传播。

3. 易感人群　肺结核的易感人群主要为婴幼儿、老年人、HIV 感染者、免疫抑制剂使用者、慢性疾病等免疫功能低下者。另外，生活贫困、居住拥挤、营养不良等社会因素也可成为肺结核的促发因素。

4. 流行特征　据 WHO 报告，全球约 20 亿人曾受到结核分枝杆菌感染，现有肺结核患者约 2000 万，每年新发病例 800 万 ~ 1000 万，每年死于结核病约 300 万，其中 90% 的结核病患者在发展中国家。据卫生部公布的数字，我国结核分枝杆菌年感染率为 0.72%，全国约有 5.5 亿人受结核分枝杆菌感染，估计有活动性肺结核人数 500 多万，每年约有 13 万人死于结核病，是我国十大死因之一。

（三）临床表现

1. 全身症状　发热最常见，多为长期午后低热。部分患者有乏力、盗汗、食欲减退和体重减轻等全身毒性症状。若肺部病灶进展播散时，可有畏寒、不规则高热等。育龄女性可有月经失调或闭经。

2. 呼吸系统症状

（1）咳嗽、咳痰　是肺结核最常见症状。多为干咳或有少量白色黏液痰。有空洞形成时，痰量增多；合并细菌感染时，痰呈脓性且量增多；合并厌氧菌感染时，有大量脓臭痰；合并支气管结核表现，为刺激性咳嗽。

（2）咯血　多数患者有不同程度咯血，多为小量咯血，严重者可大量咯血，甚至发生失血性休克。咯血与病情的严重程度不一定成正比，咯血后出现持续高热多提示病灶播散。

（3）胸痛　病变累及壁层胸膜时可有胸壁刺痛，随呼吸和咳嗽加重。

（4）呼吸困难　多见于干酪样肺炎和大量胸腔积液患者，也可见于纤维空洞性肺结核患者。

3. 体征 随病变的范围和性质而异。病变范围小多无异常体征。渗出性病变范围较大或干酪样坏死时可有肺实变体征，如触诊语颤增强、叩诊浊音、听诊闻及管样呼吸音和湿啰音；胸膜粘连增厚可有胸廓塌陷、气管移位；结核性胸膜炎有胸腔积液体征。

（四）临床分型

根据 2004 年我国新实施的结核病分类标准将肺结核分为以几型：

1. 原发型肺结核 多见于儿童，症状轻微而短暂，预后较好。肺部形成渗出性病灶、淋巴管炎和肿大的肺门淋巴结形成典型的原发综合征，X 线表现为哑铃状阴影，如图 3-1 所示。

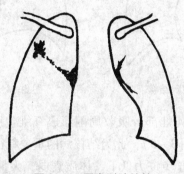

图 3-1 原发型肺结核

2. 血行播散型肺结核 又称粟粒型肺结核。根据结核分枝杆菌侵入的数量和毒力、机体免疫力及临床表现的不同，分为急性、亚急性、慢性血行播散型肺结核。

急性血行播散型肺结核常见于婴幼儿、青少年，是由病变部位大量结核分枝杆菌在短时间内、多次侵入血循环，血管通透性增加，结核分枝杆菌进入肺间质，并侵犯肺实质形成典型的粟粒大小结节。起病急，全身毒血症状重，持续高热、呼吸困难等，常伴发结核性脑膜炎。X 线显示全肺满布粟粒状阴影，其大小、密度和分布均匀，结节直径 2mm 左右，如图 3-2 所示。

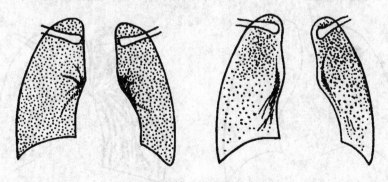

图 3-2 急性血行播散型肺结核

3. 继发型肺结核 是成人中最常见的肺结核类型，病程长，易反复，好发于上叶尖后段或下叶背段，痰结核分枝杆菌检查常为阳性。

（1）**浸润性肺结核** 多发生在肺尖和锁骨下。X 线显示为小片状、絮状阴影，可融合形成空洞，如图3-3所示。

（2）空洞性肺结核 空洞形态不一，由干酪渗出病变溶解形成，洞壁不明显、含多个空腔的虫蚀样空洞（图3-4）。空洞性肺结核多有支气管播散，临床表现为发热、咳嗽、咳痰和咯血等，痰中常含有结核分枝杆菌，为结核病的重要传染源。

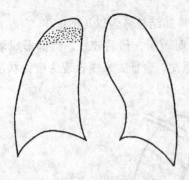 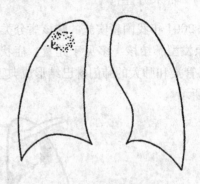

图3-3 浸润性肺结核　　　　图3-4 空洞性肺结核

（3）结核球 干酪样坏死灶部分吸收周围形成纤维包膜或空洞阻塞性愈合行成球形病灶，称为"结核球"（图3-5），此为结核病的重要特征之一。

（4）干酪样肺炎 发生于免疫力低下、体质衰弱、大量结核分枝杆菌感染的患者，或有淋巴结支气管瘘的患者，其淋巴结内大量干酪样物质经支气管进入肺内。病情呈急性进展，可有高热、剧烈咳嗽、大量咳痰、发绀、呼吸困难等明显毒血症状，分为大叶性干酪样肺炎和小叶性干酪样肺炎。

（5）纤维空洞性肺结核 是重要的传染源。肺结核未及时发现或治疗不当，空洞长期不愈，反复进展恶化，出现空洞壁增厚和广泛纤维增生，肺组织破坏严重、肺功能严重受损，结核分枝杆菌检查阳性且耐药，为结核病控制和临床治疗难题。由于肺组织广泛纤维增生，造成肺门抬高，肺纹理呈垂柳样，纵隔向患侧移位，健侧呈代偿性肺气肿。X线胸片可见一侧或两侧有单个或多个纤维厚壁空洞，如图3-6所示。

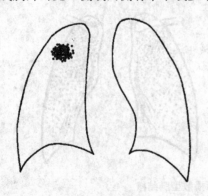 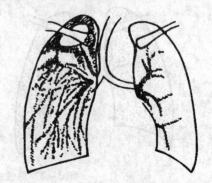

图3-5 结核球　　　　图3-6 纤维空洞性肺结核

4. 结核性胸膜炎 包括结核性干性胸膜炎、结核性渗出性胸膜炎、结核性脓胸等，结核渗出性胸膜炎最常见，多见于青年人。

5. 肺外结核 按部位和脏器命名，如骨关节结核、肾结核、肠结核等。

6. 菌阴肺结核 菌阴性结核为3次痰涂片及1次培养阴性的肺结核。

（五）辅助检查

1. 痰结核分枝杆菌检查 是确诊肺结核和判断治疗效果的主要依据。检查方法有涂片法、集菌法、培养法等，应连续多次送检。近年来采用的聚合酶链反应（PCR）、核酸探针检测特异性 DNA 片段等检查技术，使结核病的诊断更为快捷简单。

2. 影像学检查 胸部 X 线检查是早期诊断的重要方法，判断病变的部位、范围、性质，有无空洞及空洞大小、洞壁厚薄等。胸部 CT 检查能发现微小或隐蔽的病变，了解病变范围和性质。

3. 结核菌素试验 用 0.1mL（5IU）PPD（结核杆菌纯蛋白衍化物）皮内注射，48～72 小时后观察结果，无硬结或硬结直径小于5mm 为阴性，硬结直径为 5～9mm 为弱阳性反应，用"＋"表示。10～19mm 阳性，"＋＋"表示。≥20mm 或 ≤20mm 但局部出现水疱、出血、坏死等均为强阳性，用"＋＋＋"表示。阳性反应仅表示结核感染，并不一定患病。我国城市成年居民的结核感染率在60％以上，故用 5IU PPD 进行检查，其一般阳性结果意义不大。但如用高稀释度（1IU）PPD 做皮试呈强阳性者，常提示体内有活动性结核灶。3 岁以下强阳性反应者，应视为有新近感染的活动性结核病，须给予治疗。阴性反应除提示没有结核菌感染外，还见于以下情况：在应用糖皮质激素等免疫抑制剂者，或营养不良及麻疹、百日咳等患者，结素反应也可暂时消失。严重结核病、淋巴瘤、白血病、结节病、艾滋病等患者结核菌素试验也常为阴性。

4. 其他检查 纤维支气管镜检查对支气管结核的诊断有重要价值，活动性肺结核血沉可增快，部分病例有红细胞、血红蛋白降低。

（六）诊断要点

结合病史、临床表现、痰结核菌检查阳性、X 线检查及结核菌素试验等进行诊断。

（七）治疗要点

1. 化学治疗 合理的化学治疗可彻底杀灭病灶中大量繁殖和静止或代谢缓慢的结核分枝杆菌，使患者达到临床治愈的目的。

（1）化学治疗原则 早期、联合、适量、规律和全程治疗是化学治疗的原则。

（2）化学治疗疗程 整个化疗分为两个阶段：强化期2个月，巩固期4～6个月。

（3）常用抗结核药物 常用抗结核药物的成人用药剂量、不良反应和注意事项如表 3－1 所示。

表 3-1 常用抗结核药物的成人剂量、不良反应和注意事项

药名（缩写）	每天剂量（g）	主要不良反应	注意事项
异烟肼 （INH）	0.3	周围神经炎，偶有肝损害	避免与抗酸药同时服用，注意消化道反应、肢体远端感觉及精神状态
利福平 （RFP）	0.45～0.6	肝损害、变态反应	体液及分泌物呈橘黄色，使隐形眼镜永久变色；监测肝脏毒性及变态反应；加速口服避孕药、降糖药、茶碱、抗凝血剂等药物的排泄，使药效降低或失败
链霉素 （SM）	0.75～1	听力障碍、眩晕、肾功能损害	注意听力变化及有无平衡失调，用药前和用药后1～2个月进行听力检查，了解尿常规及肾功能的变化
吡嗪酰胺 （PZA）	1.5～2	胃肠道不适、肝损害、高尿酸血症、关节痛	监测肝功能，定期监测 ALT 警惕肝脏毒性反应；监测血尿酸浓度
乙胺丁醇 （EMB）	0.75～1	视神经炎	检查视觉灵敏度和颜色的鉴别力
对氨基水杨酸钠 （PAS）	8～12	胃肠道反应、变态反应、肝损害	监测不良反应的症状、体征，定期复查肝功能

2. 对症治疗 在有效抗结核治疗1～3周内，肺结核毒性症状多可消失，无需特殊处理。高热、大量胸腔积液者可在使用有效抗结核药物的同时，加用糖皮质激素如泼尼松，可减轻中毒症状和炎症反应。咯血患者应注意保持气道通畅，及时止血。

3. 手术治疗 适用于经合理化学治疗无效、多重耐药的厚壁空洞、大块干酪灶、大咯血保守治疗无效者。

（八）预防措施

1. 控制传染源 加强卫生宣教，建立和健全各级结核病防治机构，做到早期发现、早期治疗、登记管理、长期随访和动态观察，是预防肺结核传播的关键。

2. 切断传播途径 痰涂阳性肺结核需住院治疗，呼吸道隔离。患者单居一室，病室通风良好，每日紫外线消毒。严禁随地吐痰，不面对他人打喷嚏或咳嗽；咳嗽或打喷嚏时，用双层纸巾遮住口鼻，将纸放入污物袋中焚烧处理；患者外出时戴口罩；痰液须经灭菌处理再弃去。接触痰液后用流动的水清洗双手。餐具煮沸消毒或用消毒液浸泡消毒，同桌共餐时使用公筷。被褥、书籍在烈日下暴晒6小时以上。

3. 保护易感人群 对未受过结核分枝杆菌感染的新生儿、儿童及青少年接种卡介苗，使其身体产生对结核分枝杆菌的特异性免疫力。对受结核分枝杆菌感染易发病的高危人群，如 HIV 感染者、长期应用免疫抑制剂或糖皮质激素者、吸毒者、糖尿病等，可服用异烟肼预防性治疗。

病案分析

　　患者，女，35岁。因"发热、盗汗、咳嗽咳痰3个月"入院。3个月前患者出现发热、盗汗、疲乏无力、食欲减退、咳嗽咳痰，并逐渐消瘦，自服

消炎药无缓解。入院查体：T 38℃，P 90 次/分，R 24 次/分，BP 120/80mmHg，胸部叩诊左上锁骨下有浊音，听诊左上锁骨下区有固定的湿性啰音，余（－）。怀疑患有肺结核。

试分析：

1. 该患者确诊需做什么检查？

2. 该患者目前主要的护理问题及相关护理措施有哪些？

【常见护理诊断/问题】

1. 营养失调（低于机体需要量） 与机体消耗增加、食欲减退有关。

2. 活动无耐力 与营养不良、贫血有关。

3. 体温过高 与结核分枝杆菌感染有关。

4. 潜在并发症 窒息等。

【护理目标】

1. 食欲增加，营养状况逐渐改善。

2. 活动耐力逐渐改善。

3. 体温降至正常。

4. 无并发症发生或能够及时发现并发症并及时处理。

【护理措施】

（一）一般护理

1. 休息与活动 肺结核患者症状明显，有咯血、高热等严重结核病毒性症状，或结核性胸膜炎伴大量胸腔积液者，应卧床休息。宜取患侧卧位，以利于健侧的通气，同时减少患侧胸廓的活动度，降低病灶向健侧扩散的危险。恢复期可适当增加户外活动，如散步、打太极拳等，提高机体抵抗力。轻症患者在坚持化学治疗的同时，可进行正常工作，应避免劳累和重体力劳动，保证充足的睡眠和休息，做到劳逸结合。

2. 饮食 给予高热量、高蛋白、富含维生素的饮食，忌烟酒及辛辣刺激性食物。多食鱼、肉、蛋、牛奶、豆制品等优质蛋白质食物；多食新鲜蔬菜和水果，补充维生素；注意食物的不同搭配，保证食物的色、香、味；提供安静、清洁、舒适的就餐环境，增加进食的兴趣。鼓励多饮水，以补充因发热、盗汗等而丢失的水分，保证机体代谢所需；有心、肾功能障碍者，液体入量应严格遵医嘱执行。

（二）病情观察

监测患者生命体征；观察患者临床表现，如发热、咳嗽、咳痰、盗汗等变化；观察痰量、颜色、性状；观察咯血的诱因，咯血的量、颜色及伴随的症状，有无窒息表现等。

（三）对症护理

1. 发热患者的护理 嘱患者卧床休息，多饮水，必要时给予物理降温或小剂量解热镇痛药。重症结核患者伴高热时可遵医嘱在抗结核治疗的同时加用糖皮质激素。

2. 盗汗患者的护理 室内温湿度适宜，定时通风换气，大量出汗时应及时更换渍湿的衣服、被单。

3. 胸痛患者的护理 胸痛时嘱患者卧床休息，取患侧卧位。

4. 咯血患者的护理

（1）一般护理 专人护理，保持环境安静；关心安慰患者，及时清理患者咯出的血块及污染的衣被，以减轻对患者的视觉刺激，消除紧张情绪；保持口腔清洁，以防口咽部异味刺激致剧烈咳嗽而诱发再度咯血；如果患者精神高度紧张或剧烈咳嗽，可遵医嘱给予小量镇静剂、止咳剂，但禁用吗啡、哌替啶，以免引起呼吸抑制。

（2）休息与卧位 小量咯血者以卧床休息为主，尽量避免搬动患者；大量咯血者要求绝对卧床休息，取患侧卧位，既防止病灶向健侧扩散，同时又有利于健侧肺的通气功能。

（3）饮食护理 大量咯血者应禁食；小量咯血者宜进少量温凉流质饮食，防过冷或过热食物诱发或加重咯血。多饮水，多食富含纤维素食物，以保持大便通畅，避免排便时腹压增加而引起再度咯血。

（4）保持呼吸道通畅 鼓励患者轻轻咳出气管内痰液和积血，咯血时轻拍健侧背部，以利血块咳出；嘱患者不要屏气，以免诱发喉头痉挛，引起血液引流不畅而诱发或加重窒息；痰液黏稠咳嗽无力者给予吸痰。

（5）窒息的抢救 一旦患者出现窒息征象，立即取头低脚高45°俯卧位，头侧向一边，轻拍背部，迅速排出气道和口咽部的血块，必要时用吸痰管进行机械吸引，并给予高浓度吸氧，做好气管插管或气管切开准备和配合工作，迅速解除呼吸道阻塞。

（6）遵医嘱用药 大量咯血时遵医嘱给垂体后叶素止血，必要时可酌情适量输血。垂体后叶素主要通过收缩小动脉、减少肺循环血量而止血，但能引起冠状动脉、肠道平滑肌和子宫收缩，故冠心病、高血压患者及孕妇忌用；静脉滴注时速度切勿过快，以免引起恶心、便意、心悸、面色苍白等不良反应。

（7）监测病情 密切观察咯血的量、颜色及出血的速度，观察生命体征及意识状态的变化；观察有无咯血不畅、呼吸急促、发绀、烦躁不安、大汗淋漓等窒息征象；观察有无阻塞性肺不张、肺部感染及休克等并发症表现。

（四）用药护理

向患者强调并解释抗结核药物治疗的原则，使患者充分认识早期、联合、适量、规律、全程化学治疗的重要性，指导患者按时、按量用药，防止因漏服、减量、停药、不按时服药等导致治疗失败；督促患者治疗期间定期复查胸片和肝、肾功能，当出现巩膜黄染、肝区疼痛、胃肠不适、眩晕、耳鸣等及时与医生联系。

（五）心理护理

积极与患者及家属交流沟通，耐心地介绍本病的相关知识，告诉患者肺结核可以治愈，帮助患者解除心理压力，使其树立战胜疾病的信心。痰菌阴性和经有效抗结核治疗4周以上没有传染性的患者，可参加正常的社会生活。

【健康教育】

1. 宣传预防知识　早发现、早隔离并及时给予合理化学治疗，未受过结核菌感染的新生儿、儿童应接种卡介苗，高危人群定期检查，必要时给予预防性治疗。

2. 疾病知识宣教　宣教肺结核的病因、传播途径、主要表现、治疗等知识；强调规律、全程、合理用药的重要性。

3. 出院宣教　出院后注意营养丰富，合理休息，适当运动，避免劳累，戒烟、戒酒等；指导患者定期复查肝功能、胸部 X 线片，及时了解病情变化，以利调整治疗方案并彻底治愈。

【护理评价】

1. 食欲是否增加，营养状况是否改善。

2. 活动耐力是否改善。

3. 体温是否降至正常。

4. 有无并发症发生或能够及时发现并发症并及时处理。

二、结核性脑膜炎患者的护理

结核性脑膜炎（tuberculous meningitis）简称结脑，是结核分枝杆菌侵犯脑膜、脑实质所引起的炎症，是结核病中最严重的病型，多见于 5 岁以下小儿。往往在初染结核后6 个月到 1 年内发病，早期症状不典型，主要表现为食欲差、逐渐消瘦、睡熟后出汗多、长期不规则的低热，诊断治疗不及时，病情逐渐加重导致出现高热抽搐、昏迷，甚至死亡。

【护理评估】

（一）病原学及发病机制

1. 病原学　参见肺结核患者护理。

2. 发病机制　结核菌多经呼吸道进入肺部，先形成小区域的感染，数周后结核杆菌侵入淋巴系统进入局部淋巴结，再经血行播散进入脑膜和脑实质并在此繁殖。主要病理改变为脑部肿胀，软脑膜呈弥漫性混浊，有灰黄色浆液纤维素性渗出物渗出。

（二）流行病学

参见"肺结核患者的护理"。

（三）临床表现

本病一般起病较缓慢，婴儿可以突发高热、惊厥起病。典型临床表现可分为三期。

1. 早期 1~2周。主要症状为性格的改变、精神淡漠、易疲倦或烦躁不安，可伴低热、厌食、盗汗、消瘦、不明原因的呕吐及头痛。

2. 中期 1~2周。主要为脑膜炎及颅内压增高表现。低热、持续性头痛、喷射性呕吐，逐渐出现嗜睡、可有惊厥发作、意识障碍。典型脑膜刺激征多见于年长儿，婴儿主要表现为前囟膨隆或颅缝裂开、腹壁反射消失、腱反射亢进。此期常出现脑神经受累症状，最常见于面神经，其次动眼神经及外展神经的瘫痪。眼底检查可见视神经炎、视盘水肿，脉络膜可偶见结核结节。

3. 晚期 1~3周。意识障碍加重，反复惊厥，神志进入半昏迷、昏迷状态，瞳孔散大，对光反射消失，呼吸节律不整，甚至出现潮式呼吸或呼吸暂停。常有水、电解质代谢紊乱，最终因呼吸、循环衰竭而死亡。

4. 并发症及后遗症 常见的并发症为脑积水、脑实质损害、脑出血及颅神经障碍。前三者也是结脑患儿死亡的常见原因。严重后遗症为脑积水、肢体瘫痪、智力低下、失明、失语、癫痫及尿崩症等。

（四）辅助检查

1. 脑脊液检查 脑脊液压力增高，外观透明或微混浊，淋巴细胞显著增多，常为（50~500）×10^6/L。蛋白增高，通常为1~2g/L，糖及氯化物下降，脑脊液静置12~24小时后，取其表面薄膜涂片可查到抗酸杆菌。脑脊液结核菌培养阳性则可确诊。

2. 胸部X线检查 80%~90%患者有可见活动性或陈旧性结核感染，胸片证实有血行播散，对结脑的确诊有意义。

3. 结核菌素试验 阳性对诊断有帮助，但阴性也不能排除有结核性脑膜炎。

4. 眼底检查 可见脉络膜上有粟粒状结节病变。

（五）诊断要点

根据结核病病史或接触史，出现头痛、呕吐等症状，脑膜刺激征阳性，结合脑脊液检查淋巴细胞增多及糖含量减低等特征性改变，脑脊液抗酸涂片、结核分枝杆菌培养阳性等可作出诊断。

（六）治疗要点

治疗原则为抗结核治疗和对症降颅压治疗。

1. 一般治疗 卧床休息，供应营养丰富的含高维生素和高蛋白食物，昏迷者鼻饲。

2. 抗结核治疗 宜选择渗透力强、脑脊液浓度高的杀菌剂，治疗过程中要观察毒副反应，尽可能避免毒副作用相同的药物联用。

常用的联用方案：①异烟肼、链霉素和乙胺丁醇（或对氨基水杨酸）。②异烟肼、利福平和链霉素。③异烟肼、利福平和乙胺丁醇。

3. 肾上腺皮质激素的应用 肾上腺皮质激素能抑制炎性反应，减轻中毒症状及脑膜刺激征；能降低脑压，减轻脑水肿，防止椎管的阻塞，为抗结核药物的有效辅助治疗。一般早期应用效果较好。可选用强的松 1~2mg/（kg·d）口服，疗程 6~12 周，病情好转后 4~6 周开始逐渐减量停药。

4. 对症治疗

（1）颅内压增高 20% 甘露醇 5~10mL/kg 快速静脉注射，必要时 4~6 小时 1 次，50% 葡萄糖 2~4mL/kg 静脉注射，与甘露醇交替使用；乙酰唑胺 20~40mg/（kg·d），分 2~3 次服，用 3 天、停 4 天；必要时脑室穿刺引流，每天不超过 200mL，持续 2~3 周。

（2）高热、惊厥 参见"流行性乙型脑炎患者的护理"。

（3）鞘内用药 对晚期严重病例，脑压高、脑积水严重、椎管有阻塞，以及脑脊液糖持续降低或蛋白持续增高者，可考虑应用鞘内注射，注射前宜放出与药液等量脑脊液。常用药物为地塞米松。

（七）预防措施

积极开展预防结核病宣传工作，未受过结核菌感染的新生儿、儿童应接种卡介苗，以预防肺结核等发生，降低结核性脑膜炎的发病率；加强锻炼，增强体质，保持乐观，劳逸结合，提高抵抗力；积极治疗原发结核，彻底清除结核病灶，防止继发感染。

病案分析

　　患儿，男，4 岁，发热 2 周，伴盗汗、纳差、腹泻、呕吐等入院。查体：T 38.1℃，P 100 次/分，R 25 次/分，嗜睡，颈抵抗（+）。脑脊液检查：蛋白升高，糖和氯化物均降低，白细胞总数 230×10^6/L，分类以淋巴细胞为主。临床诊断为结核性脑膜炎。

　　试分析：

　　1. 患者诊断为结核性脑膜炎的依据有哪些？

　　2. 患者目前主要护理问题有哪些？

【常见护理诊断/问题】

1. 潜在并发症 颅内压增高、脑实质损害等。

2. 营养失调（低于机体需要量） 与摄入不足及消耗增多有关。

3. 体温过高 与结核分枝杆菌感染有关。

【护理目标】

1. 体温降至正常。

2. 食欲增加，营养状况逐渐改善。

3. 无并发症发生或能够及时发现并发症并及时处理。

【护理措施】

（一）一般护理

1. **休息** 绝对卧床休息，将患儿头肩部抬高 15°~30°，取侧卧位，以促进头部血液回流，减轻脑水肿，降低颅内压，同时应避免呕吐造成的窒息；保持室内安静，避免一切不必要的刺激，各种治疗护理操作尽量集中进行，动作轻柔、迅速，以减少对患儿的刺激。

2. **饮食** 给予营养丰富、易消化的饮食，清醒的患者取舒适体位协助进食，对昏迷、不能吞咽者，可鼻饲和静脉补液，维持水、电解质平衡。

3. **皮肤护理** 保持床铺清洁、平整；呕吐后及时清除残留物，保持皮肤清洁、干燥。对昏迷及瘫痪患儿，每 2 小时翻身拍背 1 次，防止压疮和坠积性肺炎。每天清洁口腔 2~3 次，以免因呕吐物导致口腔不洁，细菌繁殖。对昏迷不能闭眼者，可涂眼膏并用纱布覆盖，保护角膜。

（二）病情观察

密切观察患者体温、呼吸、脉搏、血压、神志、惊厥、瞳孔大小和尿量等变化，及早发现颅内高压或脑疝，及时采取急救措施。

（三）对症护理

控制颅内压，及时止惊、改善呼吸功能，维持正常生命体征是抢救成功的关键之一。

1. **颅内高压** 降颅压遵医嘱给予脱水剂、利尿剂、肾上腺皮质激素、抗结核药物等，注意液体的速度和药物的副作用。配合医生做好腰穿术、侧脑室引流术，以减低颅内压。做好术后护理，腰穿术后取去枕平卧位 4~6 小时，防止脑疝发生。保持安静，避免哭闹和用力。

2. **保持气道通畅** 及时清除呼吸道分泌物，必要时用吸痰器，保持呼吸道通畅，防止窒息和吸入性肺炎；有呼吸功能障碍时，给予吸氧或人工辅助呼吸，取平卧位，头偏向一侧，以免舌根后坠堵塞喉头。

3. **惊厥** 参见"流行性乙型脑炎患者的护理"。

（四）用药护理

遵医嘱给予抗结核药物、脱水剂、利尿剂、肾上腺皮质激素，注意观察药物的疗效、副作用，配合做好穿刺、手术等操作。

（五）心理护理

结核性脑膜炎病情重、病程长，应关心体贴患儿，加强与患儿家长的沟通，及时了解他们的心理状态，体会他们的感受，并给予耐心的解释和心理上的支持，使其克服焦虑心理，配合治疗护理。

【健康教育】

给家长解释治疗方法，强调全程、规律、合理用药的重要性；定期门诊随访，停药后随访观察 3～5 年，防止复发。加强营养供给，保证休息及适当的户外活动。对留有后遗症的患儿，指导家长对瘫痪肢体进行被动活动等功能训练，或按摩、理疗、针灸，防止肌挛缩。对失语和智力低下者，进行语言训练和适当教育。

【护理评价】

1. 体温是否降至正常。
2. 食欲是否增加，营养状况是否逐渐改善。
3. 有无并发症发生或能够及时发现并发症并及时处理。

三、肠结核患者的护理

肠结核（intestinal tuberculosis）是结核分枝杆菌引起的肠道慢性特异性感染。主要表现为发热、盗汗、乏力、消瘦、贫血、腹痛、腹泻及便秘等。本病多见于 20～40 岁的中青年，女性较男性多见。

【护理评估】

（一）病原学及发病机制

1. 病原学 参见"肺结核患者护理"。

2. 发病机制 结核分枝杆菌主要经口传染而侵入肠道，患者常为开放性肺结核，由于吞咽了自身含有结核分枝杆菌的痰液而致病。或者经常与开放性肺结核患者一同进餐，缺乏必要的消毒隔离措施从而致病。少数情况下饮用未经消毒的含有结核分枝杆菌的牛奶或乳制品也可引起原发性肠结核。其他结核分枝杆菌可经血行播散而引起肠结核；女性生殖器官结核和肾结核直接蔓延可引起肠结核。

肠结核主要位于回盲部，其他发病部位依次为升结肠、空肠、横结肠、降结肠、阑尾、十二指肠和乙状结肠等处，少数见于直肠。对结核分枝杆菌的免疫力与过敏反应程度影响本病的病理性质。当人体的过敏反应强，病变以炎症渗出性为主；当感染菌量多、毒力大，可发生干酪样坏死，形成溃疡，成为溃疡性肠结核。机体免疫状况良好，感染较轻，则表现为肉芽组织增生和纤维化，成为增生型肠结核。兼有这两种病变者并不少见，称为溃疡增生型或混合型肠结核。

（二）流行病学

1. 传染源 主要为开放性肺结核患者，其次是饮用带结核杆菌的牛奶或乳制品而感染。

2. 传播途径

（1）经口感染　此为主要感染途径，患者多有开放性肺结核或喉结核，因经常吞下含结核分枝杆菌的痰液而感染；或经常和开放性肺结核患者共餐，餐具未经消毒而感染；或饮用带结核分枝杆菌的牛奶或乳制品而感染。

（2）血行播散　肠外结核病灶经血行播散侵犯肠道，多见于粟粒型结核。

（3）直接蔓延　由腹腔内结核病灶直接侵犯肠壁引起，如女性生殖器结核侵犯肠道。

3. 易感人群　人体免疫力低下及肠道局部抵抗力减弱者。

（三）临床表现

1. 腹痛　多位于右下腹或脐周，系回盲部病变引起的牵涉痛，但此时体检仍可发现压痛点位于右下腹。疼痛多为痉挛性阵痛伴腹鸣，有时进餐可诱发或加重，排便或排气后即有不同程度的缓解。增生型肠结核或并发肠梗阻时有腹部绞痛，常位于右下腹或脐周，伴有腹胀、肠鸣音亢进、肠型与蠕动波。

2. 腹泻与便秘　腹泻是溃疡型肠结核的主要临床表现之一，一般每天 2 ~ 4 次，粪便多呈糊状或稀水状，不含黏液、脓血，直肠未受累无里急后重感；重者每天达 10 余次。此外可有腹泻与便秘交替出现，此为肠结核引起胃肠功能紊乱所致。增生型肠结核多以便秘为主要表现。

3. 全身症状和肠外结核表现　溃疡型肠结核常有结核毒血症状，表现为长期发热、盗汗、乏力、消瘦、贫血，严重时出现维生素缺乏、营养不良性水肿等表现，并可同时有肠外结核特别是活动性肺结核的临床表现。增生型肠结核病程较长，全身情况一般较好，无发热或低热，多不伴肠外结核表现。

4. 体征　腹部肿块主要见于增生型肠结核，常位于右下腹，一般比较固定，中等质地，伴有轻度或中度压痛。溃疡型肠结核并发局限性腹膜炎、病变肠段和周围组织粘连，或同时有肠系膜淋巴结结核也可出现腹部肿块。

5. 并发症　见于晚期患者，以肠梗阻多见，其次为瘘管形成及腹腔脓肿，肠出血、急性肠穿孔少见，也可合并结核性腹膜炎。

（四）辅助检查

1. 实验室检查　溃疡型肠结核可有不同程度贫血，无并发症时白细胞计数一般正常；血沉多明显增快；粪便隐血试验可呈阳性；结核菌素试验呈强阳性有助于本病诊断。

2. X 线检查　X 线胃肠钡餐造影对肠结核的诊断具有重要价值。主要表现为黏膜皱襞粗乱、增厚、溃疡形成。溃疡型肠结核钡剂在病变肠段呈现激惹征象，排空很快，充盈不佳，而在病变的上下肠段则钡剂充盈良好，称为 X 线钡影跳跃征象。也可见肠腔狭窄，肠段缩短变形，回肠、盲肠正常角度消失。

3. 结肠镜检查　可直接观察全结肠和回盲末段，对诊断具有重要价值。镜下见病变肠黏膜充血、水肿、溃疡形成（常呈环形、边缘呈老鼠咬状）、大小及形态各异的炎症息肉、肠腔变窄等，镜下取肠黏膜组织活检具有确诊价值。

（五）诊断要点

根据青壮年患者原有肠外结核，或原发病灶已被控制而一般情况及结核病毒血症状反而加重等病史，结合有腹痛、腹泻、便秘或便秘腹泻交替、发热、盗汗、右下腹部有肿块等临床表现，以及 X 线及结肠镜检查，即可诊断。

（六）治疗要点

肠结核的治疗目的是消除症状，改善全身情况，促进病灶愈合及防止并发症发生。

1. 抗结核化学药物治疗　是本病治疗的关键，治疗方案参见"肺结核患者的护理"。

2. 对症治疗　腹痛者用抗胆碱能药物，摄入不足或腹泻严重者纠正水、电解质与酸碱平衡紊乱，不完全性肠梗阻患者进行胃肠减压。

3. 手术治疗　适应证包括完全性肠梗阻、急性肠穿孔、慢性肠穿孔瘘管形成、肠道大量出血经积极抢救不能有效止血者等。

（七）预防措施

做好肺结核的早期诊断和抗结核治疗工作，尽快使痰菌转阴，以免吞入含菌的痰而造成肠感染。加强结核病的卫生宣传教育，患者不要吞咽痰液，应保持排便通畅，提倡用公筷进餐，牛奶应经过灭菌消毒。接种卡介苗可增强人体对结核菌的抵抗力，有利于预防结核病的发生。

病案分析

患者，男，35 岁。因"腹痛、腹泻 3 个月"入院。患者入院前 3 个月无明显诱因出现低热、乏力、食欲不振、腹泻和腹痛，每天排黄色糊状大便 2～4 次，无黏液、脓血，无恶心、呕吐，无里急后重；腹痛位于右下腹，多为隐痛，进餐后加重，排便后缓解。查体：T 37.8℃，P 76 次/分，R 20 次/分，BP 110/70mmHg，贫血貌。心肺（-），腹部柔韧，右下腹有压痛，无反跳痛，移动性浊音（-）。辅助检查：血红蛋白 90g/L，红细胞 3×10^{12}/L，血沉 30mm/h；肠镜检查显示回肠末端多发溃疡，盲肠及全结肠充血、肿胀，有散在多发浅溃疡。

试分析：

1. 该病例最可能的医疗诊断是什么？

2. 患者目前主要的护理问题是什么？主要的护理措施有哪些？

【常见护理诊断/问题】

1. 疼痛 与结核分枝杆菌侵犯肠壁有关。

2. 营养失调（低于机体需要量） 与结核分枝杆菌毒性作用、消化吸收功能障碍有关。

3. 排便形态改变 与结核分枝杆菌侵犯肠壁有关。

4. 潜在并发症 肠梗阻等。

【护理目标】

1. 疼痛逐渐减轻或消失。

2. 食欲增加，营养状况逐渐改善。

3. 排便逐渐正常。

4. 无并发症发生或能够及时发现并发症并及时处理。

【护理措施】

（一）一般护理

急性发作期或病情严重时卧床休息，缓解期指导患者适当活动，并注意劳逸结合。给予高热量、高蛋白、高维生素、易于消化的食物，如新鲜蔬菜、水果、鲜奶、肉类及蛋类等，注意补充维生素和矿物质；腹泻明显的患者少食乳制品、粗纤维食物和富含脂肪的食物，以免加快肠蠕动；肠梗阻患者禁食；严重营养不良者静脉补充营养，以满足机体代谢需要。

（二）病情观察

观察患者生命体征；观察腹痛程度与部位、腹泻次数、腹胀程度，准确记录24小时出入液量，一旦发现异常应及时报告医生，并做好相应的护理和配合治疗。

（三）对症护理

1. 腹痛 观察腹痛的性质、部位、程度，出现腹痛症状时，指导患者分散注意力，如深呼吸、听音乐等以缓解疼痛；除急腹症外，可采用热敷、按摩、针灸等方法；必要时遵医嘱给予镇痛药。肠梗阻所致疼痛应禁食、行胃肠减压。如疼痛突然加重、压痛明显，或出现便血、肠鸣音亢进等，应考虑肠梗阻、肠穿孔或肠出血等并发症，应及时报告医师并积极配合采取抢救措施。

2. 腹泻 观察患者排便次数、量、颜色、形状、伴随症状及粪便的化验检查结果，以便及时发现病情变化；加强肛周皮肤护理，便后用温水清洗肛门及周围皮肤并保持干燥，必要时涂凡士林或抗生素软膏；留取大便标本时注意采集大便脓血、红白胶冻状物等有价值部分；遵医嘱用药，维持水、电解质和酸碱平衡；对长期不能进食者及早采用完全胃肠外营养，以保证机体营养物质的摄入。

（四）心理护理

本病病程长，需长期服药，患者易产生焦虑心理，护理人员应多与患者交流，介绍肠结核的相关知识，说明只要早期、合理、足量应用抗结核药物，症状可以逐渐缓解并能治愈，增强患者战胜疾病的信心。

【健康教育】

1. 宣传预防知识 积极开展结核病防治宣传工作，注意个人卫生，提倡分餐，消毒餐具，不饮用未经消毒的牛奶，不吞咽痰液。

2. 疾病知识宣教 宣教肠结核的病因、传播途径、主要表现、治疗等知识；强调规律、全程、合理用药的重要性。

3. 出院宣教 出院后注意营养丰富，合理休息，适当运动，避免劳累等；指导患者定期复查，及时了解病情变化，以利于治疗方案的调整。

【护理评价】

1. 疼痛是否逐渐减轻或消失。
2. 食欲是否增加，营养状况是否逐渐改善。
3. 排便是否逐渐正常。
4. 有无并发症发生或能够及时发现并发症并及时处理。

目标检测

1. 肺结核的主要临床表现有哪些？
2. 肺结核的治疗原则有哪些？
3. 窒息患者如何配合抢救？
4. 咯血的护理措施有哪些？

第二节　伤寒患者的护理

学习目标

1. 掌握伤寒的概念和典型的临床表现、流行病学特点及预防措施，能够应用护理程序制定相应的护理措施。
2. 熟悉伤寒的辅助检查及治疗要点。
3. 了解伤寒的病原学及发病机制。

伤寒是由伤寒杆菌引起的急性肠道传染病。典型的临床表现包括持续高热、全身中毒性症状、消化道症状、相对缓脉、玫瑰疹、肝脾大、白细胞减少等。本病又称为肠热病，肠出血、肠穿孔为主要的严重并发症。

【护理评估】

(一) 病原学及发病机制

伤寒杆菌为沙门菌属中的 D 群, 革兰阴性菌。无荚膜, 无芽孢, 有鞭毛, 能运动。菌体裂解时释放出内毒素是主要的致病物质。抗原构造包括菌体抗原 (O)、鞭毛抗原 (H) 和表面抗原 (Vi) 三种。伤寒杆菌抵抗力较强, 在水中存活 2~3 周, 粪便中存活 1~2 个月, 在牛奶、肉类和蛋类中可存活数月, 在冰冻环境中可存活半年; 加热 60℃、15 分钟或煮沸后立即死亡, 5% 苯酚 5 分钟可杀死细菌, 消毒饮水余氯 0.2~0.4mg/L 可灭活。

伤寒杆菌随污染的水或食物进入消化道后, 未被胃酸杀灭的细菌进入小肠内, 于回肠末端穿过肠黏膜, 侵入回肠集合淋巴结、孤立淋巴滤泡及肠系膜淋巴结内, 被吞噬细胞吞噬并在其胞浆内繁殖。伤寒杆菌通过淋巴液进入血液, 出现第一次菌血症。伤寒杆菌随血流进入肝、脾和其他网状内皮系统继续大量繁殖, 再次进入血流, 引起第二次菌血症, 并释放内毒素, 引起毒血症。此时相当于病程的 1~2 周, 患者表现出发热、全身不适的临床症状及肝脾大、皮肤玫瑰疹。病程第 2~3 周, 伤寒杆菌继续随血流播散全身, 部分经胆管进入肠道随粪便排出, 部分随尿液排出。来自胆囊的伤寒杆菌, 部分通过小肠黏膜, 再次入侵肠道淋巴组织, 使原已致敏的肠道淋巴组织产生严重炎症反应, 加重肠道病变, 引起肿胀、坏死、溃疡, 若病变波及血管则可引起出血, 若溃疡深达浆膜则致肠穿孔。病程第 4~5 周, 人体免疫力增强, 伤寒杆菌从体内逐渐清除, 组织修复而痊愈。约 3% 的患者可成为慢性带菌者, 少数患者由于免疫功能不足等原因引起复发。

(二) 流行病学

1. 传染源 患者和带菌者。患者自潜伏期开始即可从粪便中排菌, 起病后 2~4 周排菌量最多, 传染性最大。排菌期限 3 个月以上者称慢性带菌者, 另外还有极少数无伤寒病史的健康带菌者, 是本病不断传播或流行的主要传染源。

> **知识链接**
>
> **健康携带者——伤寒玛丽**
>
> 玛丽·梅伦, 生于爱尔兰, 移民美国。纽约的银行家华伦雇用玛丽做厨师, 家中先后 6 人得伤寒病; 5 年后纽约一家妇产医院雇用玛丽做厨师, 这家医院 25 人被感染伤寒病, 2 人死亡。当地卫生部门调查发现玛丽以前工作过的地方都曾暴发过伤寒病, 玛丽是一位 "健康携带者"。

2. 传播途径 通过粪–口途径感染人体。水源污染是本病的重要传播途径, 常是暴发流行的主要原因。亦有食物污染, 日常生活接触, 苍蝇与蟑螂机械性传播。

3. 易感人群　人对本病普遍易感，以儿童及青壮年发病较多，病后免疫力持久。

4. 流行特征　可发生在任何季节，但以夏、秋季多见。青壮年发病率高。

（三）临床表现

本病潜伏期 7～23 天，一般 7～14 天。

1. 典型伤寒　临床过程可分为四期，自然病程为 4～5 周。

（1）初期（侵袭期）　病程的第 1 周。起病缓慢，发热，体温呈阶梯样上升，可在 5～7 天内达 39℃～40℃。发热前可有畏寒，少有寒战，出汗不明显。

（2）极期　病程第 2～3 周，并发症多出现在本期。主要表现为：①持续发热：多呈稽留热，热程可持续 2 周以上。②神经系统：精神恍惚、表情淡漠、呆滞、反应迟钝、耳鸣、听力减退等。重者可出现谵妄，甚至昏迷。③相对缓脉：成年人常见，并发心肌炎时不明显。④玫瑰疹：部分患者出现淡红色小斑丘疹，多见于胸、腹、背部。多在 2～4 天内消退。出汗较多者，可见水晶型汗疹（白㾦）。⑤消化道症状：腹胀、便秘多见，约 10% 患者腹泻，右下腹可有深压痛。⑥肝脾大。

（3）缓解期　病程第 3～4 周。患者体温逐渐下降，各系统症状减轻。本期小肠病理改变仍处于溃疡期，患者食欲恢复后，要警惕肠出血、肠穿孔等并发症。

（4）恢复期　病程第 5 周。体温恢复正常，症状消失，肝脾恢复正常。

2. 非典型伤寒　有轻型、迁延型、暴发型、逍遥型、小儿伤寒及老年伤寒等多种类型。

3. 再燃与复发　当伤寒患者进入缓解期，体温波动下降，但尚未达到正常时，体温又再次升高，称为再燃，持续 5～7 天后退热，常无固定症状。患者进入恢复期热退 1～3 周后，发热等临床表现重新出现，称为复发。其原因与病灶内致病菌未被完全消灭、抗菌治疗不彻底有关。

（四）辅助检查

1. 常规检查

（1）血常规　白细胞计数一般在 (3～5)×10^9/L 之间，中性粒细胞减少。其中，嗜酸性粒细胞减少或消失，对诊断有重要参考价值。血小板突然下降，应警惕溶血性尿毒症综合征或 DIC。

（2）尿常规　从病程第 2 周开始可有轻度蛋白尿或少量管型。

（3）大便常规　腹泻患者大便可见少许白细胞。并发肠出血时可出现潜血试验阳性或肉眼血便。

（4）尿培养　初期多为阴性，病程第 3～4 周的阳性率仅为 25% 左右。

2. 肥达反应（伤寒杆菌血清凝集反应）　应用伤寒杆菌"O"与"H"抗原，副伤寒甲、乙、丙杆菌的鞭毛抗原，通过凝集反应检测患者血清中相应的抗体，对伤寒和副伤寒有诊断价值。分析结果时，应注意以下几点：①"O"抗体凝集价在 ≥1:80，"H"抗体 ≥1:160 有诊断意义。②疾病过程中抗体效价逐渐上升呈 4 倍以上者更有诊断价值。③若只有"O"抗体凝集价上升，而"H"抗体不升高，可能为疾病早期；仅"H"抗体升高而"O"抗体不增高者，提示患过伤寒或有伤寒菌苗接种史，也可能是其他发热性疾病所致的非特异性回忆反应。④肥达反应必须动态观察，每周检查1次，如效价显著递升，诊断意义更大。⑤约有10%的伤寒患者肥达反应阴性。

（五）诊断要点

综合分析流行病学资料、临床表现和辅助检查资料进行诊断。

（六）治疗要点

1. 病原治疗 成人治疗以氟喹诺酮类为首选，如氧氟沙星、环丙沙星，疗程7~10天。儿童、孕妇、哺乳期妇女首选第三代头孢菌素，如头孢哌酮、头孢他啶等，疗程10~14天。

2. 并发症处理 肠出血禁食，应用止血药，大量出血应输新鲜血液，并发肠穿孔时宜及早手术。

3. 带菌者治疗 选择氧氟沙星或氨苄西林，疗程10~14天，必要时重复一疗程。治疗后应大便培养，随访至少1年，彻底消灭传染源。对少数合并慢性胆道感染者，如内科治疗难于清除病原者，可行外科手术切除胆囊，以期彻底治愈。

（七）预防措施

1. 控制传染源 及早隔离、治疗患者。隔离期应至临床症状消失，体温恢复正常后15天为止。亦可进行粪便培养检查，5~7天1次，连续2次均为阴性者可解除隔离。患者的大小便、便器、食具、衣物、生活用品均须做适当的消毒处理。慢性带菌者的管理应严格执行。饮食、保育、供水等行业从业人员应定期检查，及早发现带菌者。慢性带菌者应调离上述工作岗位进行治疗，定期接受监督管理。

2. 切断传播途径 为预防本病的关键性措施。做好卫生宣教，搞好粪便、水源和饮食卫生管理，消灭苍蝇。养成良好的卫生习惯，饭前与便后洗手，不吃不洁食物，不饮用生水、生奶等。改善给水卫生，严格执行水的卫生监督是控制伤寒流行的最重要环节。

3. 保护易感人群 对易感人群可进行预防接种。

病案分析

张某，男，21岁。因"高热、食欲不振、腹部不适、乏力1周"入院。查体：T 40.3℃，P 88次/分，R 28次/分，BP 120/80mmHg，神志清，表情淡漠，消瘦；舌尖红、舌苔黄厚；右胸前皮肤有数个淡红色皮疹，压之褪色。心肺检查未见异常，肝肋下1.5cm，剑突下2cm，质软，有轻度触痛，脾肋下2cm。实验室检查：白细胞3×10^9/L，中性粒细胞0.56，淋巴细胞0.38，未见嗜酸性粒细胞。入院时血培养阴性，肥达反应阴性，入院后1周再复查为阳性。患者入院前 1 周出现发热，午后高达 40℃，伴腹痛、腹胀、便秘，无恶心、呕吐，食欲减退，全身乏力，曾按感冒治疗。

　　试分析：

　　1. 该患者的临床诊断是什么？诊断依据有哪些？

　　2. 针对此患者可提出哪些常见的护理诊断？目前最主要的护理措施有哪些？

【常见护理诊断/问题】

1. 体温过高　与伤寒杆菌所致毒血症有关。

2. 有传播感染的可能　与患者排菌有关。

3. 潜在并发症（肠出血、肠穿孔）　与溃疡累及血管，侵及浆膜或肌层有关。

4. 便秘、腹胀　与中毒性肠麻痹、低钾、消化功能降低、饮食控制、长期卧床有关。

5. 焦虑　与隔离治疗、对疾病缺乏认识有关。

6. 营养失调　与高热、食欲不振、饮食控制有关。

【护理目标】

1. 体温降至正常范围。

2. 患者不再为传染源。

3. 不发生并发症或出现并发症能及时发现和纠正。

4. 便秘、腹胀减轻或消失。

5. 焦虑减轻或消除。

6. 了解营养失调的原因，明确饮食管理对本病的重要性。

【护理措施】

（一）一般护理

按消化道传染病隔离，临床症状消失后 15 天，或连续 2 次大便培养阴性方可解除隔离。卧床休息可减少患者的消耗，减轻病损器官的负担，特别是预防肠道及心肌的严重并发症。饮食应给高热量、高营养、少渣易消化的流质饮食，随病情好转可逐渐增加饮食。充足的水分可使尿量增加，有利于伤寒杆菌内毒素的排出，从而减轻毒血症状，成人每天入量 2500~3000mL，口服不足可静脉补液。

（二）病情观察

注意观察生命体征，监测体温，每 4 小时测量 1 次；观察神志、面色变化。观察大便颜色、性状，隐血试验是否阳性，有无面色苍白、脉搏减弱、血压下降等肠出血的征象。观察有无肠穿孔的发生，如突发腹部剧痛、腹肌紧张、压痛、反跳痛等腹膜刺激征。观察皮疹性质、数量、部位及发展变化。

（三）对症护理

1. 高热护理 ①保持室内通风换气。②高热患者在严密观察下以物理降温为宜，避免大量使用解热药，以免引起大汗虚脱，给患者带来不良影响。

2. 便秘的护理 ①每天给予足够的液体，调整食谱，恢复期可适当下床活动，促进排便通气。②便秘可用开塞露或低压盐水灌肠，忌用泻药或高压灌肠。

3. 腹泻的护理 腹泻可调整饮食，减少脂肪及乳糖等食物，或给铋剂与颠茄，但不可作为常规给药。细菌感染引起的腹泻可给予抗菌素治疗。

4. 腹胀的护理 腹胀如不及时解除，使肠腔压力增高，可诱发肠道并发症，应停止饮食中的产气食物，注意钾盐的补充，还可用松节油热敷腹部，或肛管排气，也可低压盐水灌肠。

5. 皮肤、口腔的护理 ①保持皮肤清洁，定期更换体位，防止压疮。②患者食欲减退，消化功能低下，再加病久抵抗力减弱，易发口腔炎，应按时清洁口腔。

（四）并发肠出血、肠穿孔的护理

1. 入院时遵医嘱做大便隐血试验，观察有无肠出血现象。
2. 指导患者控制饮食，避免食用产气类食品。进软食，少量多餐，勿暴饮暴食。
3. 指导患者排便时勿过于用力并及时处理便秘。
4. 密切观察有无明显出血及穿孔的先兆表现，如有无突起腹痛、头晕、冷汗，注意血压、脉搏及腹部体征。如有肠出血、肠穿孔发生，应配合医师做好救治工作。

（五）用药护理

遵医嘱用药并观察药物不良反应。喹诺酮类可影响软骨发育，儿童、孕妇、哺乳期妇女应慎用；头孢类应注意有无过敏反应；氯霉素抑制骨髓造血机能，应严格检测血象变化。

【健康教育】

1. 对患者及家属进行指导 讲述疾病过程、常用药物及药物的副作用，强调并发症的观察和合理饮食的重要性。嘱患者有症状时及时就诊，督促恢复期患者按要求定期复查，以减少慢性带菌者。

2. 普及预防知识 对托儿所、食堂、饮食行业、自来水厂、牛奶厂等工作人员应进行定期体检，发现带菌者须彻底治疗并调换工作；管理好水源，注意饮食卫生，处理好粪便，消灭苍蝇，养成良好的个人卫生习惯，坚持饭前便后洗手，不吃生冷变质食物；进行菌苗的预防接种，可有一定的保护作用。

【护理评价】

1. 体温是否降到正常范围。
2. 有无感染传播。

3. 有无并发症发生或并发症能否及时发现和处理。

4. 便秘、腹胀是否减轻或消失。

5. 焦虑、恐惧是否减轻或消除。

6. 患者及家属是否了解营养失调的原因，是否明确饮食管理对本病的重要性。

目标检测

1. 典型伤寒的临床表现有哪些？

2. 如何判断患者发生肠穿孔、肠出血？如何进行护理？

第三节　细菌性痢疾患者的护理

学习目标

　　1. 掌握细菌性痢疾的临床分型和典型的临床表现、流行病学特点及预防措施，能够应用护理程序制定相应的护理措施。

　　2. 熟悉细菌性痢疾的辅助检查及治疗要点。

　　3. 了解细菌性痢疾的病原学及发病机制。

细菌性痢疾简称菌痢，是志贺菌属（痢疾杆菌）引起的肠道传染病。临床表现主要有发热、腹痛、腹泻、里急后重、排黏液脓血便。菌痢常年散发，夏、秋季多见，是我国的常见病、多发病。

【护理评估】

（一）病原学及发病机制

1. 病原学　痢疾杆菌为本病病原体。属肠杆菌科志贺菌属，革兰阴性杆菌。按其抗原结构和生化反应不同，目前本菌分为 4 群和 47 个血清型，即 A 群痢疾志贺菌、B 群福氏志贺菌、C 群鲍氏志贺菌、D 群宋内志贺菌。我国多数地区多年来一直是 B 群福氏志贺菌为主要菌群，其次为 D 群宋内志贺菌。各种痢疾杆菌均可产生内毒素，是主要的致病因素；痢疾志贺菌还产生外毒素，具有神经毒、细胞毒和肠毒素作用，可引起更严重的临床表现。

痢疾杆菌在水果、蔬菜及腌菜中能生存 10 天左右；在牛奶中可生存 24 天之久；在阴暗潮湿及冰冻条件下生存数周。阳光直射有杀灭作用，加热 60℃、10 分钟即可杀灭，一般消毒剂能将其杀灭。

2. 发病机制　痢疾杆菌经口进入消化道后，在抵抗力较强的健康人可被胃酸大部分杀灭，即使有少量未被杀灭的病菌进入肠道，亦可通过正常肠道菌群的拮抗作用将其排斥。当人体全身及局部抵抗力降低时，痢疾杆菌侵入肠黏膜上皮细胞，先在上皮细胞内繁殖,然后通过基底膜侵入黏膜固有层,并在该处进一步繁殖,在其产生的毒素作用下,迅速引起炎症反应,肠上皮细胞坏死,形成溃疡。毒素吸收入血,引起全身毒血症。中毒性菌痢是机体对细菌毒素产生的超敏反应,表现为急性微循环障碍、感染性休克、DIC 等,导致重要脏器功能衰竭。

(二) 流行病学

1. 传染源 患者和带菌者,其中非典型病例和慢性带菌者在流行病学上意义更大。

2. 传播途径 粪 – 口途径、生活接触、苍蝇、蟑螂等间接传播。

3. 易感人群 人群普遍易感,病后可获得一定的免疫力,但短暂而不稳定,且不同菌群及血清型之间无交叉免疫,故易复发和重复感染。

4. 流行特征 本病全年均可发病,但夏、秋季多发。以儿童发病率最高,其次为中青年,可能与活动范围大及接触病原菌机会较多有关。

(三) 临床表现

本病潜伏期一般 1~3 天。根据临床表现和疾病经过不同,将本病分为急性菌痢和慢性菌痢。

1. 急性菌痢 又分普通型 (典型)、轻型、中毒型三种。

(1) 普通型 (典型) 起病急,畏寒发热,体温可达 39℃,全身不适。腹痛在便前加重便后缓解,左下腹明显;腹泻,稀水便或黏液脓血便,每天 10~20 次,有里急后重;伴有肠鸣音亢进,左下腹压痛。

(2) 轻型 类似肠炎,症状轻,多无全身中毒症状,不发热或低热。腹痛较轻,腹泻每天 3~5 次,粪便呈水样或稀糊状,含少量黏液,但无脓血。食欲减退,并有恶心、呕吐。易漏诊、误诊。

(3) 中毒型 2~7 岁儿童多见,起病急、发展快,病情危重,病死率高。全身症状重 (以严重毒血症、休克、中毒性脑病为主)、肠道症状轻。按其临床表现不同分为三型。

①休克型 (周围循环衰竭型):主要表现为感染性休克。由于全身微血管痉挛,出现面色苍白、皮肤紫绀、花斑及四肢肢端厥冷等症状,早期血压可正常,但亦可降低甚至测不出;脉搏细速甚至触不到。可伴有少尿或无尿及轻重不等之意识障碍,此型较常见。

②脑型 (呼吸衰竭型):此型较严重,病死率高,以严重脑症状为主,由于脑血管痉挛引起脑缺血、缺氧、脑水肿及颅内压升高,严重者可发生脑疝。表现为烦躁不安、嗜睡、昏迷及抽搐、瞳孔大小不等,对光反射迟钝或消失,亦可出现呼吸异常及呼吸衰竭。

③混合型:具有以上两型的表现,为最凶险类型,病死率很高。

2. 慢性菌痢 可为急性痢疾治疗不彻底,或迁延未愈,或开始症状较轻而逐渐发展起来,且病情达两个月以上者,包括慢性迁延型、急性发作型及慢性隐匿型三个类型。

(四) 辅助检查

1. 血常规 急性菌痢血白细胞总数增高,多在 (10~20) ×10⁹/L,中性粒细胞亦增高。慢性菌痢患者可有贫血。

2. 粪便检查

（1）常规检查 粪便外观多为黏液脓血便，无粪质。镜检有大量脓细胞或白细胞及分散的红细胞。

（2）病原学检查 确诊依赖于粪便培养出痢疾杆菌，并同时进行药物敏感试验以指导临床合理选用抗菌药物。

（3）志贺菌核酸检测 用基因探针或 PCR 法检测，不仅能够缩短检测时间，而且能检出已用抗菌药物治疗患者标本中死亡的志贺菌 DNA，故尤其适用于细菌培养阴性患者的标本检测，可提高45%志贺菌的检测率。

（五）诊断要点

依据结合流行病学资料，如有不洁饮食史、接触史、当地发现本病流行及到过流行区旅游等；结合典型的临床表现，如畏寒、发热、腹痛、腹泻、黏液脓血便、里急后重感等，以及辅助检查，即可确诊。

（六）治疗要点

1. 急性菌痢 大多数急性菌痢在发病1周左右症状缓解，约两周自愈。

（1）一般治疗 对急性菌痢患者应消化道隔离至临床症状消失，粪便培养2次阴性。保证每天足够的水分，维持电解质及酸碱平衡，如严重吐泻引起脱水、酸中毒及电解质紊乱者，则静脉或口服补充液体给予纠正。

（2）病原治疗 宜参照当前流行菌株的药物敏感情况选择用药，疗程通常5~7天：①氟喹诺酮类：是目前治疗菌痢的较理想的药物，首选环丙沙星。此类药物因可能影响骨骼发育，故孕妇、儿童及哺乳期妇女不宜使用，可选用三代头孢菌素，如头孢曲松、头孢噻肟。②复方磺胺甲噁唑：成人每次2片，每天2次，首剂加倍。儿童剂量酌减。对有过敏者、严重肾病及血白细胞明显减少者忌用。

2. 慢性菌痢 宜去除诱因，采用全身治疗，如适当锻炼、生活规律及避免过度劳累和紧张，同时积极治疗并存的慢性疾病。

（1）病原治疗 对慢性菌痢宜联合应用两种对病原菌有良好抗菌活性的抗菌药物治疗，7~10天为1个疗程。停药后多次大便培养未能阴转，可改换药物进行第2个疗程。通常需要1~3个疗程。

（2）灌肠疗法 肠黏膜病变经久不愈者可采用药物保留灌肠。用0.5%卡那霉素或0.3%黄连素或5%大蒜素液，每次100~200mL，每晚1次，10~14天为1个疗程。灌肠液内加用小剂量肾上腺皮质激素，以增加其渗透作用而提高疗效。如有效可重复应用。

（3）微生态制剂治疗 除一般的对症治疗外，对慢性腹泻尤其是抗菌药物治疗后易出现肠道菌群失调，可给予微生态制剂，如乳酸杆菌或双歧杆菌等制剂进行纠正。

3. 中毒型菌痢 病情凶险，除有效的抗菌治疗外，宜针对危象及时采用综合措施抢救治疗。

（1）病原治疗　应用有效的抗菌药物静脉滴注，如环丙沙星 0.2～0.4g，每天 2 次；或左氧氟沙星，每天 250～500mg。待病情明显好转后改为口服。亦可应用头孢菌素如头孢噻肟，每天 4～6g 静脉滴注。

（2）对症治疗　①降温止惊：争取短时间内将体温降至 36℃～37℃，为此可将患者放置在 20℃ 以下的空调房间，辅以亚冬眠疗法，氯丙嗪及异丙嗪各 1～2mg/kg，肌内注射或静脉注射。②疾病早期可用阿托品，儿童 0.03～0.05mg/kg，成人 2～2.5mg/kg，静脉注射。面色转红、四肢温暖时说明血管痉挛解除，可予停药。如血压仍不回升则用升压药物，如多巴胺、阿拉明、酚妥拉明等治疗，用法参照抗休克治疗的相关章节。③防治脑水肿和 ARDS，应及时给予甘露醇脱水，降低颅内压及采用吸氧和人工呼吸机治疗等。

（七）预防措施

本病采取以切断传播途径为主的综合预防措施。

1. 控制传染源　隔离治疗患者，消化道隔离至临床症状消失后 7 天、粪便培养 3 次阴性。

2. 切断传播途径　加强对饮食、饮水和粪便的管理（三管）及消灭苍蝇（一灭），改善环境和个人卫生，饭前便后要洗手。

3. 保护易感人群　口服痢疾活菌苗，可刺激肠黏膜产生局部保护性抗体——分泌型 IgA，免疫力可维持 6～12 个月。

病案分析

患者，男，37 岁。因"发热、腹痛、脓血便 3 天"来诊。查体：T 38.5℃，P 97 次/分，R 20 次/分，BP 120/80mmHg。急性热病容，肠鸣音 5 次/分。血常规检查：血红蛋白 124g/L，白细胞 $16.5×10^9$/L，中性粒细胞 0.88，淋巴细胞 0.12，血小板 $200×10^9$/L；粪便常规：白细胞 10 个/HP，RBC 3～5 个/HP。病史：患者 3 天前不洁饮食后发热，体温 38.2℃，下腹部阵发性疼痛和腹泻，大便每天十余次至数十次，为少量脓血便，伴里急后重，无恶心和呕吐，自服黄连素和退热药无好转。

试分析：

1. 该患者的临床诊断是什么？诊断依据有哪些？

2. 针对此患者可提出哪些常见的护理诊断？目前最主要的护理措施有哪些？

【常见护理诊断/问题】

1. 体温过高　与痢疾杆菌所致毒血症有关。

2. 有传播感染的可能　与患者排菌有关。

3. 腹痛、腹泻　与志贺菌感染有关。

4. 焦虑　与病情加重或病情迁延不愈有关。

5. 营养失调　与高热、腹泻、肠道功能紊乱、饮食减少有关。

6. 潜在并发症（休克）　与内毒素导致的微循环障碍有关。

【护理目标】

1. 体温降至正常范围。

2. 患者不再为传染源。

3. 腹痛、腹泻减轻或消失。

4. 患者及家属了解细菌性痢疾的有关知识，心理健康，焦虑减轻或消除。

5. 维持正常的营养状态并了解营养失调的原因。

6. 不发生并发症或出现并发症能及时发现和纠正。

【护理措施】

（一）一般护理

1. 按消化道传染病隔离，临床症状消失后 7 天，连续 3 次大便培养阴性方可解除隔离。患者的食具、用物单独使用，要有专用便盆。

2. 急性期嘱患者卧床休息，大便次数频繁者可应用便盆等以保存体力。避免劳累，腹部注意保暖，防止着凉感冒。

3. 饮食与营养　急性期给予低脂易消化的流食，如米汤、藕粉、脱脂奶等，少量多餐。随着病情好转，可逐渐增加稀饭、面条等，切忌过早给予刺激性、多渣、多纤维的食物。大便正常后逐渐恢复正常饮食。

4. 保证充足的水分，脱水轻且不呕吐者可口服补液，吐泻严重引起脱水、酸中毒及电解质紊乱者则需静脉补液。

（二）病情观察

1. 注意观察生命体征，监测体温；观察神志，有无面色苍白、脉搏减弱、血压下降、神志不清等情况，如发现立即报告医生并按休克患者进行护理。

2. 观察有无惊厥发生，记录发作时间、次数、持续时间和惊厥时的体温。

3. 准确记录出入液量；观察排便情况、有无脱水及电解质紊乱；腹泻严重者注意肛门周围皮肤有无破损。

（三）对症护理

1. 高热的护理　①保持室内通风换气。②高热在密切观察下以物理降温为宜，一般避免使用解热药，以免引起大汗虚脱，给患者带来不良影响。

2. 腹泻的护理　由于大便次数增多，尤其是老人和小孩肛门受多次排便的刺激，皮肤容易溃破，因此每次便后用软卫生纸轻轻按擦后用温水清洗，涂上凡士林油膏或抗生素类油膏。遵医嘱应用有效的抗菌药物，并注意观察药物的副作用。

3. 腹痛的护理　腹部放置热水袋，能有效缓解肠痉挛；必要时遵医嘱应用阿托品、颠茄或适量的镇静止痛剂。

4. 休克的护理 ①密切观察心率、呼吸、血压的变化，根据病情 15～30 分钟测量 1 次。②绝对卧床休息，避免不必要的搬动，应取平卧位或头和脚抬高 30°，注意保温，给氧。③保持静脉输液通畅，遵医嘱进行抗休克用药。

(四) 用药护理

遵医嘱用药并观察药物不良反应。氟喹诺酮类可影响软骨发育，儿童、孕妇、哺乳期妇女应慎用；头孢类应注意有无过敏反应。

【健康教育】

1. 做好预防细菌性痢疾的宣传教育

(1) 搞好环境卫生，加强厕所及粪便管理，消灭苍蝇孳生地。

(2) 加强饮食卫生及水源管理，尤其对个体及饮食摊贩做好卫生监督检查工作。

(3) 对集体单位及托幼机构的炊事员、保育员应定期检查大便，做细菌培养。

(4) 加强卫生教育，人人做到饭前便后洗手，不饮生水，不吃变质和腐烂食物，不吃被苍蝇沾过的食物。

(5) 不要暴饮暴食，以免胃肠道抵抗力降低。

(6) 做好消毒隔离工作，食具要煮沸 15 分钟消毒，患者的粪便要用 1% 漂白粉液浸泡后再倒入下水道。

2. 对患者及家属进行健康教育 讲述疾病过程、常用药物及药物的副作用，强调并发症的观察和合理饮食的重要性。嘱患者有症状时及时就诊，督促恢复期患者按要求定期复查，以减少慢性带菌者。

【护理评价】

1. 体温是否降到正常范围。

2. 有无感染传播。

3. 腹泻、腹痛是否减轻或消失。

4. 患者及家属是否了解细菌性痢疾的相关知识，焦虑、恐惧是否减轻或消除。

5. 患者营养状态是否正常，是否了解营养失调的原因。

6. 患者是否发生并发症或出现并发症是否能及时发现和纠正。

目标检测

1. 急性细菌性痢疾的临床表现及临床分型有哪些？

2. 休克型痢疾如何进行护理？

3. 如何预防细菌性痢疾的发生？

第四节 细菌性食物中毒患者的护理

学习目标

1. 掌握细菌性食物中毒临床表现、流行病学特点及预防措施，能够应用护理程序制定相应的护理措施。

2. 熟悉细菌性食物中毒的辅助检查及治疗要点。

3. 了解细菌性食物中毒的病原学及发病机制。

细菌性食物中毒是指由于进食被细菌或细菌毒素所污染的食物而引起的急性感染中毒性疾病。根据临床表现不同，分为胃肠型食物中毒和神经型食物中毒。胃肠型食物中毒多见，以恶心、呕吐、腹痛、腹泻等急性胃肠炎症状为主要特征，常发生于夏秋季节。

【护理评估】

（一）病原学及发病机制

1. 病原学 引起胃肠炎食物中毒的细菌很多，常见的有 6 种。

（1）沙门菌 该菌为革兰阴性杆菌，需氧，不产生芽孢，无荚膜，绝大多数有鞭毛，能运动。对外界的抵抗力较强，在水和土壤中能活数月，粪便中能活 1~2 个月，在冰冻土壤中能越冬。不耐热，55℃、1 小时或 60℃、10~20 分钟死亡，5% 石炭酸或 1：500L 汞 5 分钟内即可将其杀灭。

（2）副溶血性弧菌（嗜盐菌） 为革兰阴性、椭圆形、荚膜球杆菌。菌体一端有鞭毛，运动活泼。本菌广泛存在于海水中，在海水中能存活 47 天以上，淡水中生存 1~2 天。在 37℃、pH 值 7.7、含氯化钠 3%~4% 的环境中生长最好。对酸敏感，食醋 3 分钟即可杀灭。不耐热，56℃、5 分钟即可杀死，90℃、1 分钟灭活。对低温及高浓度氯化钠抵抗力甚强。带鱼、黄鱼、乌贼、梭子蟹等海产品带菌率极高，其他含盐量较高的食物如咸菜、咸肉、咸蛋亦可带菌。

（3）大肠杆菌 革兰阴性短杆菌，多数菌株有周鞭毛，能运动，可有荚膜。体外抵抗力较强，在水和土壤中能存活数月，在阴凉处室内尘埃可存活 1 个月，含余氯 0.2ppm 的水中不能生存。本菌为人和动物肠道正常寄居菌，特殊条件下可致病。在大肠杆菌中，能引起食物中毒的菌种有 16 个血清型，亦称为致病性大肠杆菌。

（4）变形杆菌 该菌为革兰阴性、无芽孢、多形性小杆菌，有鞭毛与动力。本菌广泛存在于水、土壤、腐败的有机物及人和家禽、家禽的肠道中。此菌在食物中能产生肠毒素。

（5）葡萄球菌 该菌为革兰阳性菌，不形成芽孢，无荚膜。在乳类、肉类食物中极易繁殖，在剩饭菜中亦易生长，在30℃经1小时后即可产生耐热性很强的外毒素（肠毒素）。此菌污染食物后，在37℃经6~12小时繁殖而产生肠毒素。肠毒素对热的抵抗力很强，经加热煮沸30分钟仍能致病。

(6) 产气荚膜杆菌　该菌为厌氧革兰阳性芽孢杆菌，无鞭毛，不活动。芽孢体外抵抗力极强，能在110℃存活1~4小时，能分泌强烈的外毒素。本菌在自然界分布较广，污水、垃圾、土壤、人和动物的粪便、昆虫及食品等均可检出。

2. 发病机制　病原菌在污染的食物中大量繁殖，并产生肠毒素类物质或菌体裂解释放内毒素。进入体内的细菌和毒素，可引起人体剧烈的胃肠道反应。

(二) 流行病学

1. 传染源　带菌的动物如家畜、家禽及其蛋品、鱼类、野生动物为本病主要传染源。患者带菌时间较短，作为传染源意义不大。

2. 传播途径　被细菌及其毒素污染的食物经口进入消化道而得病。食品本身带菌，或在加工、贮存过程中污染。苍蝇、蟑螂亦可作为沙门菌、大肠杆菌污染食物的媒介。

3. 易感人群　人群普遍易感，病后无明显免疫力。

4. 流行特征　本病在5~10月份较多，7~9月份尤易发生，此与夏季气温高、细菌易于大量繁殖密切相关。常因食物采购疏忽（食物不新鲜或病死牲畜肉）、存放不当（各类食品混放或存贮条件差）、烹调不当（肉块过大、加热不够或凉拌菜）、生熟菜板不分或剩余物处理不当而引起。节日会餐时、饮食卫生监督不严，尤易发生食物中毒。

(三) 临床表现

本病潜伏期短，超过72小时的病例可基本排除食物中毒。葡萄球菌食物中毒由积蓄在食物中的肠毒素引起，潜伏期1~6小时。产气荚膜杆菌进入人体后产生不耐热肠毒素，潜伏期8~16小时。侵袭性细菌如沙门菌、副溶血性弧菌、变形杆菌等引起的食物中毒，潜伏期一般为16~48小时。

临床表现以急性胃肠炎为主，如恶心、呕吐、腹痛、腹泻等。葡萄球菌食物中毒呕吐较明显，呕吐物含胆汁，有时带血和黏液，腹痛以上腹部及脐周多见，腹泻频繁，多为黄色稀便和水样便。侵袭性细菌引起的食物中毒，可有发热、腹部阵发性绞痛和黏液脓血便。副溶血性弧菌食物中毒的部分病例大便呈血水样。产气荚膜杆菌病情较轻，少数可引起出血性坏死性肠炎。变形杆菌还可发生颜面潮红、头痛、荨麻疹等过敏症状。腹泻严重者可导致脱水、酸中毒，甚至休克、死亡。

(四) 辅助检查

取患者吐泻物及可疑的残存食物进行细菌培养，重症患者血培养，留取早期及病后2周的双份血清与培养分离所得可疑细菌进行血清凝集试验，双份血清凝集效价递增者有诊断价值。

（五）诊断要点

患者有进食变质食物、海产品、腌制食品、未煮熟的肉类、蛋制品等病史。共餐者在短期内集体发病有重要的参考价值。结合实验室检查可确诊。

（六）治疗要点

本病病程较短，以对症治疗为主。

1. 一般治疗　卧床休息，早期饮食应为易消化的流质或半流质饮食，病情好转后可恢复正常饮食。沙门菌食物中毒应床边隔离。

2. 对症治疗　呕吐、腹痛明显者，可口服丙胺太林或皮下注射阿托品，亦可注射山莨菪碱。能进食者应给予口服补液。剧烈呕吐不能进食或腹泻频繁者，给予糖盐水静脉滴注。出现酸中毒酌情补充 5% 碳酸氢钠注射液或 11.2% 乳酸钠溶液。脱水严重甚至休克者，应积极补液，保持电解质平衡及给予抗休克处理。

3. 抗菌治疗　一般可不用抗菌药物。伴有高热的严重患者，可按不同的病原菌选用抗菌药物。如沙门菌、副溶血性弧菌可选用喹诺酮类抗生素。

（七）预防措施

一旦发生可疑食物中毒后，应立即报告当地卫生防疫部门，及时进行调查、分析，制定防疫措施，及早控制疫情。对广大群众进行卫生宣传教育，不吃不洁、腐败、变质食物或未煮熟的肉类食物。为了避免熟食受到生食交叉污染，生食与熟食应该分开处理。

【常见护理诊断/问题】

1. 体温升高　与沙门菌裂解释放内毒素所致毒血症有关。

2. 舒适改变：呕吐、腹泻、腹痛　与细菌产生的肠毒素有关。

3. 知识缺乏　缺乏预防细菌性食物中毒的有关知识。

【护理目标】

1. 体温降至正常范围。

2. 呕吐、腹痛、腹泻减轻或消失。

3. 患者及家属了解预防细菌性食物中毒的有关知识。

【护理措施】

（一）一般护理

1. 急性期嘱患者卧床休息，大便频繁者，应用便盆等，以保存体力。避免劳累，腹部注意保暖，防止着凉感冒。

2. 饮食与营养：急性期给低脂容易消化的流食为主，如米汤、藕粉、脱脂奶等，应少量多餐。病情好转，可逐渐增加稀饭、面条等，切忌过早给予刺激性、多渣、多纤维的食物。大便正常后逐渐恢复正常饮食。

3. 保证充足的水分，脱水轻且不呕吐者可口服补液，吐泻严重引起脱水、酸中毒及电解质紊乱者则需静脉补液。

（二）病情观察

注意观察生命体征，监测体温；准确记录出入液量；观察呕吐、排便情况、有无脱水及电解质紊乱；腹泻严重者注意肛门周围皮肤有无破损。

（三）对症护理

1. 腹泻的护理　由于大便次数增多，尤其是老人和小孩肛门受多次排便的刺激，皮肤容易溃破，因此每次便后用软卫生纸轻轻按擦后用温水清洗，涂上凡士林油膏或抗生素类油膏。遵医嘱应用有效的抗菌药物，并注意观察药物的副作用。

2. 腹痛的护理　腹部放置热水袋，能有效缓解肠痉挛；必要时遵医嘱应用阿托品、颠茄或适量的镇静止痛剂。

（四）用药护理

遵医嘱用药并观察药物不良反应。氟喹诺酮类可影响软骨发育，儿童、孕妇、哺乳期妇女应慎用；头孢类应注意有无过敏反应。

【健康教育】

要预防细菌性食物中毒，首先不吃不新鲜食物。处理任何食物前，先把双手洗干净。生食与熟食应该分开处理。烹调食物时要煮至全熟才吃。冰箱并非保险箱，避免把食物贮存在冰箱内太久。

【护理评价】

1. 体温是否降到正常范围。
2. 呕吐、腹泻、腹痛是否减轻或消失。
3. 患者及家属是否了解细菌性食物中毒的相关知识。

目标检测

1. 细菌性食物中毒常见致病菌有哪些？
2. 如何预防细菌性食物中毒？

第五节　霍乱患者的护理

学习目标

1. 掌握霍乱的临床表现、流行病学特点、护理评估的主要内容，能够应用护理程序制定相应的护理措施。
2. 熟悉霍乱的预防措施和健康教育。
3. 了解霍乱的病原学及发病机制。

霍乱是由霍乱弧菌引起的烈性肠道传染病，属甲类传染病。典型患者有剧烈的腹泻和呕吐，可引起脱水、肌肉痉挛，严重者导致外周循环衰竭和急性肾衰竭等，重症及典型患者治疗不及时可致死亡。

【护理评估】

(一) 病原学及发病机制

霍乱弧菌为革兰阴性菌，菌体弯曲呈弧状或逗点状，菌体一端有单根鞭毛和菌毛，无荚膜与芽孢，细菌运动极为活泼，呈流星穿梭运动。霍乱弧菌对热、干燥、日光、化学消毒剂和酸均很敏感，耐低温、耐碱。加热55℃、15分钟，100℃、1~2分钟，水中加0.5ppm氯15分钟可被杀死。0.1%高锰酸钾浸泡蔬菜、水果可达到消毒目的。在正常胃酸中仅生存4分钟。

人类是霍乱弧菌的唯一易感者，主要通过污染的水源或饮食经口传染。在一定条件下，霍乱弧菌进入小肠后，依靠鞭毛的运动、菌毛的黏附作用，在肠黏膜表面迅速繁殖，经过短暂的潜伏期后便急骤发病。该菌不侵入肠上皮细胞和肠腺，也不侵入血流，仅在局部繁殖和产生霍乱肠毒素，此毒素作用于肠黏膜上皮细胞与肠腺，使肠液过度分泌，从而患者出现上吐下泻，泻出物呈"米泔水样"并含大量弧菌，此为本病的典型特征。由于剧烈泻吐，使电解质丢失、缺钾缺钠、肌肉痉挛、酸中毒等，甚至发生休克及急性肾衰竭。

(二) 流行病学

1. **传染源**　患者和带菌者。
2. **传播途径**　本病主要通过污染的水、食物、苍蝇及日常生活接触而传播。其中经水传播最为重要，易造成暴发或流行。
3. **易感人群**　人群普遍易感，病后产生一定免疫力，但持续时间不长，有可能再次感染。
4. **流行特征**　霍乱具有很强的流行性、地方性和外来性。近年来，随着交通的发达、经济贸易的交流、人口的大量流动，在内陆及开放地区也时有霍乱的发生、暴发和流行。我国绝大多数地区的发病季节一般在夏、秋季。

（三）临床表现

本病潜伏期1~3天，短者数小时。典型霍乱临床表现可分为三期。

1. 泻吐期 多以突然腹泻开始，继而呕吐，无明显腹痛，无里急后重感。每天大便数次甚至难以计数，量多，每天2000~4000mL，严重者8000mL以上，初为黄水样，不久转为米泔水样便，无粪臭味。腹泻后出现呕吐，初为胃内容物，继而水样，米泔样。呕吐多不伴有恶心，喷射样，其内容物与大便性状相似。由于严重泻吐引起体液与电解质的大量丢失，出现循环衰竭，表现为血压下降、脉搏微弱、尿量减少甚至无尿，血液中钠、钾等电解质大量丢失，患者出现全身性电解质紊乱。缺钠可引起肌肉痉挛，特别以腓肠肌和腹直肌为最常见；缺钾可引起低钾综合征，如全身肌肉张力减退、肌腱反射消失、鼓肠、心动过速、心律不齐等。由于碳酸氢根离子的大量丢失，可出现代谢性酸中毒，严重者神志不清、血压下降。

2. 脱水虚脱期 眼窝深陷，声音嘶哑，皮肤干燥皱缩，弹性消失，腹下陷呈舟状，唇舌干燥，口渴欲饮，四肢冰凉，体温常降至正常以下，肌肉痉挛或抽搐。患者生命垂危，但若能及时妥善地抢救，仍可转危为安，逐步恢复健康。

3. 恢复期 脱水纠正后，多数患者症状消失，皮肤湿润，尿量增加。少数患者（以儿童多见）此时可出现发热性反应，体温升高至38℃~39℃，一般持续1~3天后自行消退，故此期又称为反应期。病程平均3~7天。

（四）临床分型

目前霍乱按脱水程度，血压、脉搏及尿量多少分为四型。

1. 轻型 仅有短期腹泻，无典型米泔水样便，无明显脱水表现，血压、脉搏正常，尿量略少。

2. 中型 有典型症状及典型大便性状，脱水明显，脉搏细速，血压下降，尿量甚少，每天500mL以下。

3. 重型 患者极度虚弱或神志不清，严重脱水及休克，脉搏细速或不能触及，血压下降或测不出，尿极少或无尿，可发生典型症状后数小时死亡。

4. 暴发型 又称干性霍乱，起病急骤，不典型的泻吐症状出现，即因循环衰竭而死亡。

（五）辅助检查

1. 血液检查 红细胞和血红蛋白增高，白细胞计数增高，中性粒细胞及大单核细胞增多。血清钾、钠、氯化物和碳酸盐降低，血pH值下降，尿素氮增加。

2. 尿检查 少数患者尿中可有蛋白、红白细胞及管型。

3. 病原学检查

（1）涂片染色 取粪便或早期培养物涂片做革兰染色镜检，可见革兰阴性稍弯曲的弧菌，典型霍乱弧菌互相连接平行排列，犹如"鱼群"。

（2）悬滴检查　将新鲜粪便做悬滴或暗视野显微镜检，可见运动活泼呈穿梭状的霍乱弧菌。

（3）培养和分离　用1%碱性蛋白胨水增菌培养6~8小时，在培养液的表面形成菌膜，取菌膜做涂片染色或悬滴标本检查，有助于快速诊断。

4. 血清凝集抗体测定　在发病第1~3天及第10~15天各取1份血清，若第2份血清的抗体效价比第1份增高4倍或4倍以上，有诊断参考价值。

（六）诊断要点

1. 确定诊断　符合以下三项中一项者可明确诊断：①有泻吐症状，粪便培养有霍乱弧菌生长者。②流行区人群有典型症状，但粪便培养无霍乱弧菌生长者，经血清凝集抗体测定效价呈4倍或4倍以上增长。③虽无症状但粪便培养阳性，且在粪检前后5天内曾有腹泻表现，并有密切接触史者。

2. 疑似诊断　符合以下两项中一项者：①有典型症状，但病原学检查未明确者。②流行期间有明显接触史，且出现泻吐症状，不能以其他原因解释者。

（七）治疗要点

本病的治疗原则是严格隔离，补液为主，抗菌为辅。

1. 一般治疗　按甲类消化道传染病严密隔离，隔离至症状消失6天后，且粪便霍乱弧菌连续3次阴性为止；重型患者绝对卧床休息至症状好转；剧烈泻吐暂停饮食，待呕吐停止、腹泻缓解可给流质饮食，在患者可耐受的情况下缓慢增加饮食。

2. 补液治疗　及时补充液体和电解质是治疗本病的关键。

（1）口服补液　口服补液盐配方为：氯化钠3.5g，碳酸氢钠2.5g，氯化钾1.5g，无水葡萄糖20g，加水1000mL。轻度脱水30~50mL/（kg·d），中、重度脱水80~110mL/（kg·d），于4~6小时内服完或滴完。腹泻停止应立即停服，以防止出现高钠血症。

（2）静脉补液　原则是早期，迅速，适量，先盐后糖，先快后慢，纠酸补钙，见尿补钾：①输液量：按脱水程度补液，一般入院后最初2小时应快速输液以纠正低血容量休克及酸中毒，轻型脱水者补液3000~4000mL，小儿100~500mL/kg，中型脱水者补液4000~8000mL，小儿150~200mL/kg，重型脱水者补液8000~12000mL，小儿200~250mL/kg。②输液内容：在开始纠正休克及酸中毒时，用生理盐水与1/6mol/L的乳酸钠或碳酸氢钠，待休克纠正后可增加葡萄糖注射液，有尿时即刻补钾。③输液速度：所有低血容量休克患者入院30分钟应输入含钠液1000~2000mL，或30~60mL/min，入院最初的输液速度非常重要，如输液不及时可发生休克或肾衰竭，甚至死亡。休克纠正后将每天需要量均输完。

3. 对症治疗　频繁呕吐可给阿托品；剧烈腹泻可酌情使用肾上腺皮质激素；肌肉痉挛可静脉缓注10%葡萄糖酸钙及热敷、按摩；周围循环衰竭者在大量补液纠正酸中毒后，血压仍不回升者，可用间羟胺或多巴胺药物；尿毒症者应严格控制蛋白入量。

（八）预防措施

1. 控制传染源 及时发现隔离患者，做到早诊断、早隔离、早治疗、早报告，对接触者需留观 5 天，待连续 3 次大便培养呈阴性方可解除隔离。

2. 切断传播途径 加强卫生宣传，管理好水源、饮食，处理好粪便，消灭苍蝇，养成良好的卫生习惯。

3. 保护易感人群 积极锻炼身体，提高抗病能力，可进行霍乱疫苗预防接种。

病案分析

张某，男，20 岁。因"腹泻 2 天，尿少 1 天"入院。患者 2 天前出现腹泻，大便水样，每天近 10 次，无腹痛。1 天前出现口渴，声音嘶哑，尿量减少。查体：T 35.8℃，P 90 次/分，R 20 次/分，BP 85/60mmHg。神志清，精神较差，眼窝凹陷，皮肤干燥，弹性差。心肺无异常，腹平软，肝脾未触及。当地有霍乱流行，患者担心得了霍乱被隔离，心情焦虑。

试分析：

1. 为明确诊断患者需做哪些辅助检查？

2. 针对此患者可提出哪些常见的护理诊断？目前最主要的护理措施有哪些？

【常见护理诊断/问题】

1. 腹泻 与霍乱肠毒素导致肠细胞分泌功能增强有关。

2. 体液不足、组织灌流量不足 与剧烈腹泻、呕吐有关。

3. 焦虑、恐惧 与隔离、病死率高有关。

4. 潜在并发症 电解质紊乱、急性肾衰竭。

5. 有传播感染的危险 与排菌有关。

【护理目标】

1. 腹泻、呕吐减轻或消失。

2. 无体液及组织灌流不足。

3. 焦虑、恐惧减轻或消失。

4. 并发症得到及时发现和治疗。

5. 患者不传播感染。

【护理措施】

（一）一般护理

1. 置患者于单人房，限制探视。严密隔离至症状消失后 6 天，并隔天大便培养 1

次，直至连续 3 次阴性。患者生活用具及医疗用具专用，未经消毒处理，不得带出病房。

2. 嘱患者卧床休息，避免精神紧张，必要时遵医嘱应用镇静剂，有利于减轻腹泻症状。腹部注意保暖，保持床单清洁干燥。

3. 吐泻剧烈者应禁食，轻者给予少渣、低脂、高蛋白、高热量、容易消化的流食，应少量多餐。病情好转，可逐渐增加食量，切忌过早给予刺激性、多渣、多纤维的食物。大便正常后逐渐恢复正常饮食。

（二）病情观察

注意观察生命体征；监测有无脱水、电解质紊乱及酸碱失衡情况；观察输液效果，并注意有无输液反应，如心衰、肺水肿等；密切观察大便次数、性状及量，并详细记录，腹泻严重者注意肛门周围皮肤有无破损。

（三）对症护理

1. **腹泻的护理**　由于大便次数增多，皮肤容易溃破，因此每次便后，用软卫生纸轻轻按擦后用温水清洗，涂上凡士林油膏或抗生素类油膏。

2. **低钠、低钙血症的护理**　及时纠正低钠与低钙血症，局部热敷，适当按摩疼痛部位，以降低肌肉张力。

3. **体液不足的护理**　①评估患者体液不足的程度及脱水体征。②测血压、脉搏、呼吸，每 2 小时 1 次。绝对卧床休息。③采取休克体位。④记录 24 小时出入液量。⑤建立静脉通路，必要时采取两路输液。⑥观察输液效果，并注意有无输液反应。⑦补液后血压仍不升者，遵医嘱给予血管活性药物。

（四）用药护理

根据每天吐泻情况，遵医嘱补液及使用抗生素。氟喹诺酮类可影响软骨发育，儿童、孕妇、哺乳期妇女应慎用。

（五）心理护理

关心体贴患者，让其说出自己的感受，及时沟通，向患者讲解疾病的有关知识，使其和医护人员主动配合，解除焦虑、紧张情绪。

【健康教育】

1. 对患者和家属解释腹泻、呕吐可引起脱水，并指导患者如何观察脱水情况，指导患者家属配制简易口服补液盐。

2. 宣传霍乱的预防知识，隔离患者，检疫接触者，消毒排泄物；养成良好的个人生活习惯，饭前便后洗手，防止病从口入；注意饮食和饮水卫生，避免水源传播；居家清洁，防蝇、灭蝇；流行期间，减少外出，避免交通工具传播，可预防性应用诺氟沙星。

【护理评价】

1. 腹泻、呕吐症状是否逐渐减轻或消失。
2. 皮肤弹性是否恢复、尿量有无增加、血压是否恢复正常。
3. 恐惧、焦虑是否得到缓解。
4. 休克是否被及时发现和处理。
5. 是否造成霍乱的传播感染。

目标检测

1. 霍乱的临床表现有哪些？如何纠正由于腹泻造成的脱水？
2. 霍乱的护理诊断及护理措施有哪些？
3. 举例说明霍乱为何会引起暴发，如何预防？

第六节 流行性脑脊髓膜炎患者的护理

学习目标

1. 掌握流脑的临床表现、流行病学特点、护理评估的主要内容，能够应用护理程序制定相应的护理措施。
2. 熟悉流脑的预防措施和健康教育。
3. 了解流脑的病原学及发病机制。

流行性脑脊髓膜炎简称流脑，是由脑膜炎双球菌引起的化脓性脑膜炎。致病菌由鼻咽部侵入血循环，形成败血症，最后局限于脑膜及脊髓膜，形成化脓性脑脊髓膜病变。主要临床表现有发热，剧烈头痛、频繁呕吐、皮肤淤点、淤斑及脑膜刺激征等。脑脊液呈化脓性改变。本病多见于冬春季，儿童发病率高。

【护理评估】

（一）病原学及发病机制

脑膜炎双球菌属奈瑟菌属，根据荚膜多糖抗原的不同，本菌分为 A、B、C 等 13 个亚群。我国流行菌群以 A 群为主。

脑膜炎双球菌自鼻咽部侵入人体后，如果人体健康且免疫力正常，则可迅速将病菌消灭或成为带菌者；如果机体缺乏特异性杀菌抗体，侵入的细菌量多或毒力强，病菌则从鼻咽部侵入血流，再侵入脑脊髓膜形成化脓性脑脊髓膜炎。主要病变为血管内皮损害，血管壁炎症、坏死和血栓形成，同时有血管周围出血，皮肤、皮下组织、黏膜和浆膜等局灶性出血等。

（二）流行病学

1. 传染源　带菌者和患者。患者从潜伏期末开始至发病 10 天内具有传染性。病原菌存在于患者或带菌者的鼻咽分泌物中。

2. 传播途径　病原菌借咳嗽、喷嚏、说话等由飞沫直接从空气中传播。密切接触，如同睡、怀抱、喂乳、接吻等对 2 岁以下婴儿的发病有重要意义。

3. 易感人群　任何年龄均可发病，新生儿从 2~3 个月开始，6 个月至 2 岁发病率最高，以后随年龄增长逐渐下降。

4. 流行特征　发病从前 1 年 11 月份开始，次年 3、4 月份达高峰，5 月份开始下降。其他季节有少数散发病例发生。

（三）临床表现

本病潜伏期为 1~7 天，一般为 2~3 天。其病情复杂多变，轻重不一，一般可表现为三个临床类型，即普通型、暴发型和慢性败血症型。

1. 普通型　约占 90%。病程可分为上呼吸道感染期、败血症期、脑膜炎期和恢复期。

（1）上呼吸道感染期　大多数患者并不产生任何症状。部分患者有咽喉疼痛、鼻咽黏膜充血及分泌物增多。

（2）败血症期　患者常无前驱症状，突起寒战、高热、头痛、全身乏力、肌肉酸痛和神志淡漠等毒血症症状。幼儿则有哭啼吵闹、烦躁不安、皮肤感觉过敏及惊厥等。70% 左右的患者皮肤黏膜可见淤点或淤斑。病情严重者淤点、淤斑可迅速扩大，且因血栓形成发生大片坏死。

（3）脑膜炎期　大多数败血症期患者于 24 小时左右出现脑膜刺激征，此期持续高热，头痛剧烈，呕吐频繁，皮肤感觉过敏，怕光，狂躁及惊厥、昏迷。血压可增高而脉搏减慢。脑膜的炎症刺激，表现为颈后疼痛，颈项强直，角弓反张，克氏征及布氏征阳性。

（4）恢复期　体温逐渐降至正常，皮肤淤点、淤斑消失，症状逐渐好转，神经系统检查正常，患者在 1~3 周内痊愈。

2. 暴发型　少数患者起病急骤，病情凶险，如不及时抢救，短时间内危及生命。临床分三型。

（1）暴发型败血症（休克型）　多见于儿童。突起高热、头痛、呕吐、精神极度萎靡。常在短期内全身出现广泛淤点、淤斑，且迅速融合成大片，皮下出血，或继以大片坏死。随后出现面色苍白，唇周及指端紫绀，四肢厥冷，皮肤呈花纹，脉搏细速，血压下降，甚至不可测出。脑膜刺激征缺如。脑脊液大多清亮，细胞数正常或轻度增加，血培养常为阳性。

（2）暴发型脑膜脑炎　亦多见于儿童。除具有严重的中毒症状外，患者频繁惊厥，迅速陷入昏迷。有锥体束征阳性及两侧反射不等。血压持续升高，部分患者出现脑疝，昏迷加深，瞳孔明显缩小或散大，或忽大忽小，瞳孔边缘也不整齐，对光反射迟钝。双侧肌张力增高或强直，上肢多内旋，下肢呈伸展性强直。呼吸不规则，或快慢、深浅不匀，或暂停，或为抽泣样，或点头样呼吸，或为潮式呼吸，进而出现呼吸衰竭。

（3）混合型　是本病最严重的一型，病死率常高达80%，兼有两种暴发型的临床表现，常同时或先后出现。

3. 慢性败血症型　本型不多见，多发生于成人，病程迁延数周或数月。反复出现寒战、高热，皮肤淤点、淤斑。关节疼痛亦多见，发热时关节疼痛加重呈游走性。

知识链接

发热对机体的影响

发热是机体的一种防御反应。发热可使吞噬细胞活动性增强，抗体生成增多，白细胞内酶的活力及肝脏的解毒功能增强，以抵御疾病的侵袭，促进机体恢复。但发热过久或高热持续不退，对机体有一定的危害性，可使代谢加快，耗氧量增加，脂肪代谢发生紊乱而致酮血症，发生自身蛋白质的破坏而致消瘦，脑皮质兴奋、抑制功能失调，消化液分泌减少，消化酶活力降低，胃肠功能紊乱等一系列严重症状。因此，应尽快查明原因。

（四）辅助检查

1. 血常规　白细胞总数明显增加，一般在（10~30）×10^9/L以上。中性粒细胞0.8~0.9。有DIC者血小板可减少。

2. 脑脊液检查　病程初期脑脊液即有压力升高、外观仍清亮，稍后则浑浊似米汤样。白细胞数常达1000×10^6/L，以中性粒细胞为主。蛋白显著增高，糖含量常低于400mg/L，有时甚或为零。

3. 细菌学检查

（1）涂片检查　包括皮肤淤点和脑脊液沉淀涂片检查。皮肤淤点检查时，用针尖刺破淤点上的皮肤，挤出少量血液和组织液涂于载玻片上染色后镜检，阳性率可达80%左右。脑脊液沉淀涂片阳性率为60%~70%。

（2）细菌培养　①血培养脑膜炎双球菌的阳性率较低，但对慢性脑膜炎双球菌败血症的诊断非常重要。②脑脊液培养：将脑脊液置于无菌试管离心后，取沉淀立即接种于巧克力琼脂培养基，同时注入葡萄糖肉汤，在5%~10%CO_2浓度下培养。

4. 血清学检查　是近年来开展的流脑快速诊断方法。

（1）测定荚膜多糖抗原的免疫学试验　一般在病程1~3天内可出现阳性。较细菌培养阳性率高，方法简便、快速、敏感，特异性强。

（2）测定抗体的免疫学试验　有间接血凝试验、杀菌抗体测定等。如恢复期血清效价大于急性期4倍以上，则有诊断价值。

（五）诊断要点

患儿多在冬、春季发病，突然出现高热，剧烈头痛，频繁呕吐，皮肤黏膜淤点、淤斑及脑膜刺激征；结合典型的实验室检查，如外周血白细胞总数及中性粒细胞明显增高；脑脊液检查显示颅内压升高及化脓性改变；皮肤淤点或脑脊液涂片发现革兰阴性球菌；脑脊液或血培养阳性，可确诊。

（六）治疗要点

1. 普通型的治疗

（1）一般治疗 卧床休息，保持病室安静、空气流通。给予流质饮食，昏迷者宜鼻饲。

（2）对症治疗 高热时可用酒精擦浴。头痛剧烈者可予镇痛或高渗葡萄糖；用脱水剂脱水；惊厥时可用 10% 水合氯醛灌肠，或用冬眠灵、安定等镇静剂。

（3）病原治疗 青霉素 G 为首选药，儿童为 15 万～20 万 U/（kg·d），成人每天 1000 万～1200 万 U，分次静脉滴注或肌内注射，疗程 5～7 天；脑膜炎双球菌对氯霉素很敏感，且其在脑脊液中的浓度为血液浓度的 30%～50%，剂量成人 50mg/（kg·d），儿童 50～75mg/（kg·d），分次口服、肌内注射或静脉滴注，疗程 3～5 天；氨苄青霉素对脑膜炎双球菌、流感杆菌和肺炎球菌均有较强的抗菌作用，故适用于病原菌尚未明确的 5 岁以下患儿，剂量为 200mg/（kg·d），分 4 次口服、肌内注射或静脉推注。

2. 暴发型败血症的治疗

（1）抗菌治疗 大剂量青霉素钠盐静脉滴注，剂量为 20 万～40 万 U/（kg·d），用法同前。借以迅速控制败血症。

（2）抗休克治疗 扩充血容量；休克时常伴有酸中毒，合并高热更为严重，应及时纠正酸中毒；经扩容和纠酸后，如果休克仍未纠正，可应用血管活性药物，山莨菪碱、东莨菪碱、阿托品等；使用以上药物治疗后，动脉痉挛有所缓解，但血压仍维持较低水平或不稳定，可考虑应用阿拉明 20～30mg 静脉滴注或与多巴胺联合应用；心功能不全亦是休克的原因之一，加上大量快速静脉补液，更加重心脏的负荷，可给予快速洋地黄类强心剂如毛花强心苷丙（西地兰）或毒毛花苷 K 等；激素可增强心肌收缩力，减轻血管外周阻力，氢化可的松成人每天 300～500mg，儿童 5～8mg/（kg·d），分次静脉滴注。

（3）抗凝治疗 本病的休克及出血与血栓形成有关，凡疑有 DIC，可用肝素治疗。成人首剂量为 1～2mg/kg，加入 10% 葡萄糖液内静脉推注。用肝素后可输新鲜血液以补充被消耗的凝血因子。

3. 暴发型脑膜炎的治疗 抗菌素的应用同暴发型休克的治疗。此外，应以减轻脑水肿、防止脑疝和呼吸衰竭为重点。

4. 慢性败血症的治疗 抗菌素的应用同普通型。

（七）预防措施

1. 控制传染源　早期发现患者就地进行呼吸道隔离和治疗，隔离至症状消失后 3 天，但不少于发病后 7 天；接触者医学观察 7 天。

2. 切断传播途径　流行期间减少大型集体活动，居室开窗通风，外出戴口罩等。

3. 保护易感人群

（1）**菌苗预防**　我国普遍采用 A 群荚膜多糖菌苗预防接种，保护率达 90% 以上。

（2）**药物预防**　国内仍采取磺胺类药预防。与患者密切接触者，成人每天 2g，儿童 75 ~ 100mg/（kg·d），分 2 次与等量碳酸氢钠同服。

病案分析

　　患儿，男，6 岁。以"发热、头痛 4 天，神志不清、呕吐 1 天"入院。查体：T 40℃，BP 90/60mmHg，神志不清，呈昏睡状态，皮肤出血点及淤斑，颈硬，克氏征（+）。脑脊液检查：白细胞 200000×10^6/L，多核细胞 0.54，单核细胞 0.46。外周血常规：白细胞 14×10^9/L，中性粒细胞 0.86。细菌培养：脑膜炎双球菌（+）。追问病史，近 1 周来同村有十余名儿童先后以同样症状住院。

　　试分析：

　　1. 该患者的临床诊断是什么？诊断依据有哪些？

　　2. 针对此患者可提出哪些常见的护理诊断？目前最主要的护理措施有哪些？

【常见护理诊断/问题】

1. 体温过高　与脑膜炎双球菌感染有关。

2. 有组织灌流量不足的危险　与内毒素导致微循环障碍有关。

3. 焦虑、恐惧　与隔离、遗留后遗症、病死率高有关。

4. 潜在并发症　颅内高压、脑疝。

5. 有皮肤黏膜完整性受损的危险　与皮肤黏膜淤点、淤斑有关。

【护理目标】

1. 体温恢复到正常水平。

2. 血压正常，无体液及组织灌流不足。

3. 焦虑、恐惧减轻或消失。

4. 并发症得到及时发现和治疗。

5. 皮肤无破溃，淤点、淤斑消失。

【护理措施】

（一）一般护理

1. 按呼吸道隔离至体温正常，症状消失后 3 天或不少于发病后 7 天。病室安静、清洁，空气新鲜流通，定期紫外线消毒。

2. 嘱患者卧床休息，避免精神紧张，注意保暖，保持床单清洁、干燥。

3. 饮食给予营养丰富、清淡可口、易消化的食物，鼓励患者多喝水，昏迷者给予鼻饲。

（二）病情观察

1. 注意密切观察生命体征及皮肤淤点、淤斑情况，如发现面色苍白、四肢厥冷、发绀、皮肤呈花斑状、血压下降等情况，应立即报告医生并按休克患者进行护理。如出血情况严重，血小板减少，疑有 DIC 者，备好肝素和鱼精蛋白，及时按医嘱进行抗凝治疗，必要时按医嘱输注全血、血浆等以补充凝血因子。

2. 注意观察意识状态，发现意识障碍加重、瞳孔对光反射迟钝、两侧瞳孔不等大等颅内高压、脑疝征象或中枢性呼吸衰竭等表现，应立即报告医生，遵医嘱使用脱水剂和呼吸兴奋剂。若患者呼吸停止，应配合医生气管切开、气管插管等。

（三）对症护理

1. **高热的护理**　在严密观察下以物理降温为宜，如冷敷头部及大动脉，温水擦浴等；高热反复惊厥者遵医嘱给亚冬眠疗法。

2. **淤点、淤斑的护理**　①评估患者淤点、淤斑的部位、大小及消长情况。②加强皮肤护理，如保持床单清洁、平整，皮肤清洁、干燥；保护淤点、淤斑部位免受压迫、摩擦。③淤斑破溃后，以生理盐水洗净局部，并涂抗生素软膏，防止继发感染。

（四）用药护理

遵医嘱补液及使用抗生素，注意观察疗效及副作用。如使用青霉素治疗，应注意给药次数、剂量、间隔时间及有无过敏史。如用磺胺类药，注意过敏，鼓励患者多喝水，遵医嘱使用碱性药物以碱化尿液，避免出现肾损害。若用氯霉素治疗，注意胃肠道反应、骨髓抑制现象。

（五）心理护理

关心体贴患者，让其说出自己的感受，及时沟通，向患者讲解疾病的有关知识，使其和医护人员主动配合，解除焦虑紧张情绪。指导患者和家属了解本病的基本知识、治疗和预后，进行心理调整，树立战胜疾病的信心。

【健康教育】

1. 开展有关预防流脑的宣传教育，如室内通风，流行季节避免到人群密集的公共场所，6 个月至 15 岁的易感人群接种流脑疫苗。

2. 流脑流行期间，提醒社区群众在冬、春季节发现小儿感冒症状，尤其是高热、头痛、呕吐、颈项强直、皮肤淤点等，及时就诊。密切接触者可服用磺胺嘧啶进行预防。少数患者可留有神经系统后遗症，如耳聋、失明或肢体瘫痪等，应指导家属帮助患者进行功能锻炼和按摩等，以促进早日康复。

【护理评价】

1. 患者体温是否正常。
2. 组织灌流量有无改变或是否恢复。
3. 患者或家属是否清楚本病的相关知识，是否心理健康。
4. 休克是否被及时发现和处理，是否造成流脑的传播感染。
5. 皮肤淤点、淤斑是否消退，有无破溃或感染。

目标检测

1. 流脑的临床表现有哪些? 流脑的护理诊断及护理措施有哪些?
2. 流脑患者出现淤点、淤斑如何护理?

第七节　百日咳患者的护理

学习目标

1. 掌握百日咳的临床表现、流行病学特点、护理评估的主要内容，能够应用护理程序制定相应的护理措施。

2. 熟悉百日咳的预防措施和健康教育。

3. 了解百日咳的病原学及发病机制。

百日咳是小儿常见的急性呼吸道传染病，百日咳杆菌是本病的致病菌。其临床特征为阵发性痉挛性咳嗽，咳嗽末伴有特殊的吸气吼声。本病病程较长，可达数周甚至 3 个月左右，故有"百日咳"之称。本病多发于儿童。

【护理评估】

（一）病原学及发病机制

百日咳杆菌为革兰阴性杆菌，有荚膜，需氧。对外界理化因素抵抗力弱，55℃经30 分钟即被破坏，干燥数小时即可杀灭，对一般消毒剂敏感，对紫外线抵抗力弱，但在0℃~10℃存活较长。

百日咳杆菌侵入易感者呼吸道后，先附着在喉、气管、支气管黏膜上皮细胞的纤毛上，繁殖并释放内毒素，导致柱状纤毛上皮细胞变性，增殖的细菌及产生的毒素使上皮细胞纤毛麻痹，使呼吸道炎症所产生的黏稠分泌物排除障碍，滞留的分泌物不断刺激呼吸道末梢神经，通过咳嗽中枢引起痉挛性咳嗽，直至分泌物排除为止。由于长期咳嗽刺激咳嗽中枢形成持久的兴奋灶，其他刺激（如检查咽部、饮水及进食）亦可反射性引起咳嗽痉挛性发作，当分泌物排除不净，可导致不同程度的呼吸道阻塞引起肺不张、肺气肿、支气管扩张及感染；长期剧烈咳嗽还可使肺泡破裂形成纵隔气肿和皮下气肿；痉咳引起面部浮肿、眼结膜充血等。

（二）流行病学

1. 传染源 患者是唯一的传染源。从潜伏期末1~2天，至发病后6周内都有传染性，以病初1~3周最强。

2. 传播途径 咳嗽时病原菌随飞沫传播，易感者吸入带菌的飞沫而被感染。

3. 易感人群 人群普遍易感。

4. 流行特征 本病分布遍及全世界，多见于寒带及温带，全年均可发病。但以冬、春两季高发。平常为散发，在幼儿园等集体机构、居住条件差的地区可发生局部流行。接种菌苗后一般可获数年免疫力。据统计，接种超过12年者，百日咳发病率可达50%，因此百日咳的发病率向大龄儿童及成年人转移。

（三）临床表现

本病潜伏期为2~20天，一般为7~10天。典型经过分为三期。

1. 卡他期（前驱期） 自起病至痉咳出现7~10天。初期类似一般上呼吸道感染症状，包括低热、咳嗽、流涕、喷嚏等。3~4天后其他症状好转而咳嗽加重。此期传染性最强，治疗效果也最好。

2. 痉咳期 咳嗽由单声咳变为阵咳，连续十余声至数十声短促的咳嗽，继而一次深长的吸气，因声门仍处于收缩状态，故发出鸡鸣样吼声，以后又是一连串阵咳，如此反复，直至咳出黏稠痰液或吐出胃内容物为止。每次阵咳发作可持续数分钟，每天可达十数次至数十次，日轻夜重。阵咳时患儿往往面红耳赤、涕泪交流、面唇发绀、大小便失禁。少数患者痉咳频繁，可出现眼睑浮肿、眼结膜及鼻黏膜出血。婴儿由于声门狭小，痉咳时可发生呼吸暂停，并可因脑缺氧而抽搐，甚至死亡。此期短则1~2周，长则可达2个月。

3. 恢复期 阵发性痉咳逐渐减少至停止，鸡鸣样吼声消失。此期一般为2~3周。若有并发症可长达数月。

（四）辅助检查

1. 血常规 白细胞计数及淋巴细胞分类自发病第1周末开始升高，痉咳期增高最为明显，白细胞总数可达（20～40）×10^9/L 或更高。

2. 细菌学检查 鼻咽拭子培养法阳性率高。在阵咳后，用金属拭子从鼻咽后壁取黏液培养。

（五）诊断要点

本病早期缺乏特征性症状和体征，故对有咳嗽的儿童要注意询问当地百日咳流行情况、百日咳接触史、预防接种史等，有助于百日咳的诊断。典型患者可出现痉咳及回声，若体温下降后咳嗽反而加剧，尤以夜间为甚，又无明显肺部体征者，应考虑百日咳的诊断。

（六）治疗要点

1. 一般和对症治疗： 按呼吸道隔离，保持空气清新，注意营养及良好护理。避免刺激、哭泣而诱发痉咳。婴幼儿痉咳时可采取头低位，轻拍背。咳嗽较重者睡前可用冬眠灵或非那根顿服，有利睡眠，减少阵咳。也可用盐酸普鲁卡因每次 3～5mg/kg，加入 5% 葡萄糖 30～50mL 中静脉滴注，每天 1～2 次，连用 3～5 天，有解痉作用。患儿发生窒息时应及时做人工呼吸、吸痰和给氧。重者可适当加用镇静剂，如苯巴比妥或安定等。痰稠者可给予祛痰剂或雾化吸入。重症婴儿可给予肾上腺皮质激素以减轻炎症。

2. 病原治疗： 卡他期 4 天内应用抗生素可减短咳嗽时间或阻断痉咳的发生。4 天后或痉咳期应用可缩短排菌期，预防继发感染，但不能缩短病程。首选红霉素 30～50mg/（kg·d），连用 7～10 天，也可用氯霉素（剂量同上）、复方新诺明、氨苄青霉素等。

3. 中医药治疗。

（七）预防措施

1. 控制传染源，切断传播途径 发现患者应立即进行疫情报告，并立即对患者进行隔离和治疗，这是防止本病传播的关键，隔离自发病之日起 40 天或痉咳出现后 30 天。有本病接触史的易感儿童应予以隔离检疫 21 天，然后予以预防接种。

2. 保护易感人群

（1）**自动免疫** 目前预防接种百日咳菌苗。常用的疫苗是白喉类毒素、百日咳菌苗、破伤风类毒素（DPT）三联制剂，一般于出生后 3 个月开始初种，每月 1 次，共 3 次。注射量分别为 0.5mL、1mL、1mL。次年再加强注射 1 次。若遇到百日咳流行时可提前至出生后 1 个月接种。

（2）**被动免疫** 未接受过预防注射的体弱婴儿接触百日咳病例后，可注射含抗毒素的免疫球蛋白预防。

3. 药物预防 对没有免疫力而有百日咳接触史的婴幼儿主张进行药物预防，可服用红霉素或复方新诺明 7～10 天。

病案分析

　　患儿，男，4岁。因"咳嗽1个月"入院。患者咳嗽呈阵发性痉咳，逐渐加剧，以夜间为重，咳声不断，伴脸色发绀，呕吐，咳后吸气有吼声。查体：T 37.4℃，P 98次/分，R 26次/分，BP 94/62mmHg。患儿双眼睑水肿，颜面潮红，双肺呼吸音增粗。实验室检查：外周血白细胞20×10^9/L，中性粒细胞0.35，淋巴细胞0.63。X线检查：双肺透亮度轻度增加。患儿既往体健，有百日咳疫苗接种史。1个月前出现咳嗽、流涕，服用感冒药3天后流涕好转。

　　试分析：

　　1. 该患者的临床诊断是什么？诊断依据有哪些？

　　2. 针对此患者可提出哪些常见的护理诊断？目前最主要的护理措施有哪些？

【常见护理诊断/问题】

1. 体温升高　与百日咳杆菌感染有关。

2. 有窒息的危险　与痉挛性咳嗽有关。

3. 焦虑、恐惧　与长时间未见痊愈有关。

4. 潜在并发症　支气管肺炎、肺不张、肺气肿、百日咳脑病。

5. 有传播感染的危险　与呼吸道排菌有关。

【护理目标】

1. 体温恢复到正常水平。

2. 痉挛性咳嗽得到控制，有效预防窒息。

3. 焦虑、恐惧减轻或消失。

4. 并发症得到及时发现和治疗。

5. 患者不传播感染。

【护理措施】

(一) 一般护理

1. 按呼吸道传染病进行隔离。轻症患儿可在家隔离治疗，重症患儿则宜住监护病房隔离治疗。病室安静清洁，空气新鲜流通，定期紫外线消毒。

2. 应避免各种刺激、哭泣，以免诱发痉咳。

3. 给予营养丰富、清淡可口、易消化的食物，少量多餐。

4. 6个月以下的婴幼儿常突然发生窒息，应专人守护。

（二）病情观察

注意密切观察痉挛性咳嗽，发生时报告医生并对患者进行对症护理。如发生窒息及时做人工呼吸、吸痰、给氧。

（三）对症护理

注意保持呼吸道通畅，及时为咳嗽患者拍背及应用镇咳祛痰剂，痰液不易咳出者立即配合医生行气管插管，以预防窒息的发生。

（四）用药护理

遵医嘱使用抗生素，注意观察疗效及副作用。如用红霉素，注意胃肠道反应；用磺胺类药，注意过敏，并鼓励患者多喝水，遵医嘱使用碱性药物以碱化尿液，避免出现肾损害。

（五）心理护理

关心体贴患者，让其说出自己的感受，及时沟通，向患者讲解疾病的有关知识，使其和医护人员主动配合，解除焦虑紧张情绪。指导患者和家属了解本病的基本知识、治疗和预后，进行心理调整，树立战胜疾病的信心。

【健康教育】

开展有关预防百日咳的宣传教育，如室内通风，流行季节避免到人群密集的公共场所。患者的痰、口鼻分泌物应消毒处理，或痰液吐入纸中焚烧。接种百白破疫苗，对没有免疫力而有百日咳接触史的婴幼儿可用药物进行预防。

【护理评价】

1. 患者体温是否正常。
2. 痉挛性咳嗽未再发生。
3. 恐惧、焦虑是否得到缓解，是否清楚本病的相关知识，是否心理健康。
4. 有无并发症发生或并发症能否被及时发现和处理。
5. 患者是否有传播感染的危险。

目标检测
1. 百日咳的临床表现有哪些？百日咳的护理诊断及护理措施有哪些？
2. 如何护理痉挛性咳嗽的患者？

第八节 猩红热患者的护理

📖 学习目标

1. 掌握猩红热的概念、临床表现、流行病学特点及预防措施，能够应用护理程序制定相应的护理措施。
2. 熟悉猩红热的辅助检查及治疗要点。
3. 了解猩红热的病原学及发病机制。

猩红热是由 A 族 β 型溶血性链球菌引起的急性出疹性呼吸道传染病。临床以发热、咽峡炎、全身弥漫性猩红色皮疹和疹褪后皮肤脱屑为特征。少数人可出现变态反应性心、肾并发症。本病一年四季都有发生，尤以冬、春季节发病较多。

【护理评估】

(一) 病原学及发病机制

A 族 β 型溶血性链球菌为革兰阳性菌，呈球形或卵圆形，约有 80 多种血清型。构成菌体成分的 M 蛋白是链球菌有致病能力的重要因素，它可抵抗机体白细胞对它的吞噬作用。A 族链球菌大多数可产生毒素和酶类，红疹毒素可产生猩红热皮疹和发热症状。溶血素 O 和 S 能破坏红细胞、白细胞、血小板，并能引起组织坏死。透明质酸酶，链激酶（溶纤维蛋白酶）可溶解组织间质的透明质酸，使细菌易于在组织中扩散。该菌体外抵抗力强，加热60℃、30 分钟即被杀死，在 0.5% 石炭酸溶液中 15 分钟即死亡。

本病的主要病理变化是皮肤真皮层毛细血管充血、水肿，表皮有炎性渗出，毛囊周围皮肤水肿、上皮细胞增生及炎性细胞浸润，表现为丘疹样鸡皮疹，恢复期表皮角化、坏死，大片脱落。少数可见中毒性心肌炎，肝、脾、淋巴结充血等变化。

(二) 流行病学

1. **传染源** 患者和带菌者是主要传染源。正常人鼻咽部、皮肤可带菌。猩红热患者自发病前 24 小时至疾病高峰时期的传染性最强，脱皮时期的皮屑无传染性。

2. **传播途径** 主要通过空气、飞沫传播。偶可通过污染的牛奶或其他食物传播。个别情况下，病菌可由皮肤伤口或产道侵入，引起"外科猩红热"或"产科猩红热"。

3. **易感人群** 人对本病普遍易感，感染后可产生两种免疫力：①抗菌免疫：感染后产生抗 M 蛋白的抗体。②抗毒免疫：感染后可产生抗红疹毒素的抗体，但不同抗原性的红疹毒素间无交叉免疫。

4. **流行特征** 可发生在任何季节，但以冬、春季多见；多见于小儿，尤以 5 ~ 15 岁居多。

（三）临床表现

本病潜伏期一般为 2 ~ 5 天，也可少至 1 天，多至 7 天。

1. 前驱期 大多骤起畏寒、发热，重者体温可升至 39℃ ~ 40℃，伴头痛、咽痛、食欲减退、全身不适、恶心呕吐。婴儿可有谵妄和惊厥。咽部红肿，扁桃体可见点状或片状分泌物。软腭充血水肿，并有米粒大的红色斑疹或出血点，即黏膜内疹，一般先于皮疹出现。

2. 出疹期 皮疹为猩红热最重要的症状之一。多数自起病第 1 ~ 2 天出现。皮疹从耳后、颈部及上胸部开始，1 天内即蔓延及胸、背、上肢、下肢，少数需经数天才蔓延及全身。典型的皮疹为在全身皮肤充血发红的基础上散布着针帽大小、密集而均匀的点状充血性红疹，手压全部消退，去压后复现。偶呈"鸡皮样"丘疹，中毒重者可有出血疹，患者常感瘙痒。在皮肤皱褶处如腋窝、肘窝、腹股沟部可见皮疹密集呈线状，称为"帕氏线"。面部充血潮红，可有少量点疹，口鼻周围相形之下显得苍白，称"口周苍白圈"。皮疹一般在 48 小时内达到高峰，2 ~ 4 天可完全消失。重症者可持续 5 ~ 7 天甚至更久。

患者舌面覆盖白苔，舌乳头红肿，突出于白苔之上，以舌尖及边缘处为显著，称为"草莓舌"。2 ~ 3 天后白苔开始脱落，舌面光滑呈肉红色，并可有浅表破裂，乳头仍突起，称"杨梅舌"。颌下及颈部淋巴结可肿大，有压痛，一般为非化脓性。

3. 恢复期 此期体温逐渐降低，中毒症状消失，皮疹隐退。退疹后 1 周内开始脱皮，脱皮部位的先后顺序与出疹的顺序一致。躯干多为糠状脱皮，手掌、足底皮厚处多见大片膜状脱皮，甲端鞭裂样脱皮是典型表现。脱皮持续 2 ~ 4 周，严重者可有暂时性脱发。

（四）辅助检查

1. 血常规 白细胞数增高达（10 ~ 20）×10^9/L，中性粒细胞占 80% 以上。红疹毒素试验早期为阳性。

2. 咽拭子或脓液培养 可分离出 A 组 β 型溶血性链球菌。

（五）诊断要点

综合分析流行病学资料、临床表现和辅助检查资料进行诊断。

（六）治疗要点

1. 病原治疗 青霉素是治疗猩红热的常用药物，早期应用可缩短病程、减少并发症。为彻底消除病原菌、减少并发症，疗程至少 10 天。对青霉素过敏者可用红霉素，严重时也可静脉给药。

2. 对症治疗 如患者出现咽部疼痛时可用生理盐水漱口。

（七）预防措施

1. 控制传染源 呼吸道隔离期应至临床症状消失后1周，咽拭子培养连续3次阴性。对猩红热密切接触者应医学观察7天。

2. 切断传播途径 为预防本病的关键性措施。室内保持通风良好，室温维持在18℃~20℃，发热期间应卧床休息。

3. 保护易感人群 对密切接触者，可酌情采用药物治疗。

病案分析

　　患儿，女，5岁。患儿昨天突然发热，体温39.6℃，咽痛明显。今天发现躯干、四肢有密集细小的红色丘疹，伴痒感，面部潮红无疹。心肺（－），腹（－），神经系统检查正常。临床诊断为猩红热。

　　试分析：患儿的主要护理诊断有哪些？应采取哪些护理措施？

【常见护理诊断/问题】

1. 体温过高 与A组β型溶血性链球菌有关。

2. 有传播感染的可能 与患者呼吸道排菌有关。

3. 潜在并发症（急性肾小球肾炎） 与变态反应有关。

4. 皮肤完整性受损 与细菌产生红疹毒素引起皮肤损害有关。

【护理目标】

1. 体温降至正常范围。
2. 患者不再为传染源。
3. 不发生并发症或出现并发症能及时发现和纠正。
4. 保持皮肤完整性。

【护理措施】

（一）一般护理

呼吸道隔离期应至临床症状消失后1周，咽拭子培养连续3次阴性；室内保持通风良好，室温维持在18℃~20℃；发热期间卧床休息；发热期间给予高热量、高蛋白、高维生素及易消化的流质或半流质饮食，并保证有足够的液体摄入量。

（二）病情观察

注意观察体温、咽痛症状、咽部分泌物及皮疹变化。警惕并发症的发生，观察有无其他部位化脓性病灶，注意定时检查尿常规，及时发现肾脏损害。

（三）对症护理

1. 高热护理 ①保持室内通风换气。②高热患者应在严密观察下以物理降温为宜，禁用酒精擦浴，避免对皮肤的刺激。对持续高热物理降温效果不明显者，可遵医嘱予以药物降温。

2. 皮疹的护理 保持皮肤清洁，可用温水清洁皮肤，忌用肥皂水，以减少对皮肤的刺激。出疹期间如有皮肤瘙痒者，可局部涂炉甘石洗剂，忌穿化纤类内衣，应选纯棉、透气良好的衣物。退疹期皮肤脱屑时，应让其自然脱落，嘱患者忌用手剥脱，局部可涂凡士林或液体石蜡。

3. 咽痛的护理 注意口腔卫生，常规口腔护理，咽痛明显者可用氯已定或朵贝液漱口。

（四）用药护理

遵医嘱用药并观察药物不良反应。应用青霉素及其他抗生素治疗时，注意观察有无过敏反应或胃肠道副反应。

【健康教育】

对患者及家属讲述疾病过程、常用药物及药物的副作用，强调并发症的观察和合理饮食的重要性。居室要注意经常通风换气，保持空气新鲜。在病程第 2~3 周易出现并发症，其中以急性肾小球肾炎多见，指导患者每周查 1 次尿常规，以便早发现、早治疗。

【护理评价】

1. 体温是否降到正常范围。
2. 患者是否有传播感染的危险。
3. 有无并发症发生或并发症能否被及时发现和处理。
4. 患者的皮肤、黏膜是否完整。

目标检测

1. 猩红热的临床表现有哪些？
2. 猩红热患者出现皮疹应如何护理？

第四章　性病患者的护理

第一节　获得性免疫缺陷综合征患者的护理

学习目标

1. 掌握获得性免疫缺陷综合征的概念、典型的临床表现、流行病学特点及预防措施，能够应用护理程序制定相应的护理措施。
2. 熟悉获得性免疫缺陷综合征的辅助检查及治疗要点。
3. 了解获得性免疫缺陷综合征的病原学及发病机制。

获得性免疫缺陷综合征（acquired immune deficiency syndrome，AIDS），又称艾滋病，是由人免疫缺陷病毒（human immuno deficiency virus，HIV）引起的致命性慢性传染病。AIDS 主要通过性接触、血液和母婴传播。HIV 特异性侵犯并破坏辅助性 T 淋巴细胞（CD_4^+ T 淋巴细胞），使机体细胞免疫功能受损，最后并发各种严重的机会性感染和恶性肿瘤。该病具有传播快、发病缓慢、病死率高的特点。

【护理评估】

（一）病原学及发病机制

1. 病原学　HIV 为单链 RNA 病毒，属于逆转录病毒科慢病毒亚科，目前已知 HIV 有两个型，即 HIV-1 和 HIV-2，两者均可引起艾滋病，我国以 HIV-1 为主要流行株。成熟的 HIV 为直径 90~120nm 的球形颗粒，由核心和包膜两部分组成。核心呈圆柱状结构，核心中有两条单链 RNA、逆转录酶、整合酶和蛋白酶。

HIV 既有嗜淋巴细胞性，又有嗜神经性。主要感染 CD_4^+ T 淋巴细胞。感染人体后能刺激人体产生抗体，但中和抗体很少，病毒和抗体可同时存在，故仍有传染性。

HIV 对外界的抵抗力不强。对热较为敏感，100℃、20 分钟可将 HIV 完全灭活；75% 以上浓度的乙醇、0.2% 次氯酸钠和漂白粉能灭活病毒；但 0.1% 甲醛、紫外线和 γ 射线均不能灭活 HIV。

2. 发病机制　HIV 可直接侵犯辅助性 T 细胞及吞噬细胞或间接作用于 B 细胞和 NK 细胞等，使多种免疫细胞受损，细胞免疫及体液免疫均受到不同程度的损害而致免疫功能严重缺陷，易发生各种严重的机会性感染和肿瘤。

（二）流行病学

1. 传染源　艾滋病患者和 HIV 感染者是本病唯一的传染源。无症状而血清 HIV 抗体阳性的 HIV 感染者是具有重要意义的传染源，血清病毒阳性而 HIV 抗体阴性的窗口期感染者也是重要的传染源，窗口期通常为 2～6 周。

2. 传播途径　目前公认的传播途径主要是性接触、血液和母婴传播。

（1）**性接触传播**　HIV 存在于血液、精液和阴道分泌物中，唾液、眼泪和乳汁等体液中也含 HIV。性接触为艾滋病的主要传播途径，同性恋、异性恋均可传播，与发病有关的因素包括性伴侣数量、性伴侣的感染阶段、性交方式和性保护措施等。

（2）**经血液和血制品传播**　药瘾者共用针头或输注含病毒的血液及血制品，以及介入性医疗操作等均可感染。

（3）**母婴传播**　感染 HIV 的孕妇可通过胎盘、分娩过程及产后血性分泌物吸入呼吸道，以及哺乳传给婴儿。目前认为 HIV 阳性孕妇 11%～60% 会发生母婴传播。

（4）**其他途径**　接受 HIV 感染者的器官移植或人工授精可传播本病。此外，医护人员被污染的针头刺伤或通过破损皮肤接触有可能意外受污染。

3. 易感人群　人群普遍易感。发病年龄主要是 50 岁以下青壮年，儿童和妇女感染率逐年上升。同性恋者、性乱交者、静脉药瘾者和血制品使用者为本病的高危人群。

4. 流行特征　在新的 HIV 感染人数里面，97% 以上在发展中国家，与艾滋病相关的死亡人数 98% 出现在发展中国家。截至 2013 年 8 月底，我国艾滋病疫情直报提示，我国艾滋病病毒感染者和患者 428867 万例，死亡病例 127758 例。感染人群呈多样化，以性传播途径为主，新增病例中男性性行为者和青少年学生感染率增加迅速。

（三）临床表现

本病潜伏期平均 9 年，可短至数月，长至达 15 年。根据我国有关艾滋病的诊疗标准和指南，将艾滋病分为急性感染期、无症状感染期和艾滋病期。

1. 急性感染期　通常发生在感染 HIV 后 2～4 周，大多数患者临床症状轻微，持续 1～3 周后缓解，部分感染者出现 HIV 病毒血症和免疫系统急性损伤所产生的症状。临床以发热多见，可伴有全身不适、咽痛、头痛、盗汗、恶心、呕吐、肌肉关节疼痛、皮疹、淋巴结肿大及神经系统症状等。

2. 无症状感染期　由原发感染或急性感染症状消失后延伸而来，临床上无任何症状。此期持续时间一般为 6～8 年或更长，其时间长短与感染病毒的数量、病毒类型、感染途径、机体免疫状况、营养卫生条件及生活习惯等因素有关。此期 HIV 在感染者体内不断复制，CD_4^+T 淋巴细胞数量逐渐下降，具有传染性。

3. 艾滋病期　此期为感染 HIV 后的终末阶段，患者 CD_4^+T 淋巴细胞计数明显下降，免疫功能严重缺陷，HIV 血浆病毒载量明显升高，临床表现复杂，可累及全身各个系统及器官，主要表现 HIV 相关症状、各种机会性感染及肿瘤。

HIV 相关症状主要表现为 1 个月以上的发热、乏力不适、盗汗、体重下降 10% 以上、慢性腹泻、肝脾大等。部分患者表现为神经精神症状，如头痛、记忆力减退、表情淡漠、性格改变，甚至癫痫、进行性痴呆等。另外可出现持续性全身淋巴结肿大，可表现为除腹股沟以外有两处或两处以上的淋巴结肿大，淋巴结直径大于 1cm，无压痛，无粘连，持续时间 3 个月以上。艾滋病期患者各种机会性感染及肿瘤主要表现为以下几方面：

（1）呼吸系统表现　肺孢子菌肺炎最为常见，也是本病因机会性感染而死亡的主要原因，其临床表现主要为间质性肺炎，但无特异性。念珠菌、疱疹和巨细胞病毒、结核菌、卡氏肉瘤均可侵犯肺部。

（2）消化系统表现　念珠菌、疱疹和巨细胞病毒引起口腔和食管炎症或溃疡最为常见，表现为吞咽疼痛和胸骨后烧灼感。诊断依靠食管镜。胃肠黏膜常受到疱疹病毒、隐孢子虫、鸟分枝杆菌和卡氏肉瘤的侵犯，引起腹泻和体重减轻。鸟分枝杆菌、隐孢子虫、巨细胞病毒感染肝脏，可出现肝大及肝功能异常。

（3）中枢神经系统表现　①机会性感染：如脑弓形虫病、隐球菌脑膜炎、巨细胞病毒脑炎等。②机会性肿瘤：如原发性脑淋巴瘤和转移性淋巴瘤。③HIV 直接感染中枢神经系统：引起艾滋病痴呆综合征、无菌性脑炎。临床可表现为头晕、头痛、癫痫、进行性痴呆、脑神经炎等。

（4）皮肤和口腔表现　卡氏肉瘤常侵犯下肢皮肤和口腔黏膜，表现为紫红色或深蓝色浸润斑或结节，可融合成大片状，表面出现溃疡并向四周扩散。这是一种恶性组织细胞，能向淋巴结和内脏转移。其他常见的有白色念珠菌或疱疹病毒所致口腔感染等，口腔毛状白斑表现为舌的两侧边缘有粗厚的白色突起。外阴疱疹病毒感染、尖锐湿疣均较常见。

（5）眼部表现　巨细胞病毒、弓形虫引起视网膜炎（眼底棉絮状白斑），眼部卡氏肉瘤常侵犯眼睑、睑板腺、泪腺和结膜、虹膜等。

（四）辅助检查

1. 血常规　不同程度贫血，白细胞计数降低，血小板减少，红细胞沉降率加快。

2. 免疫学检查　HIV 血清抗体阳性是目前确诊 HIV 感染的主要依据。T 淋巴细胞亚群检查 T 细胞绝对值下降，CD_4^+T 淋巴细胞计数下降，CD_4^+/CD_8^+ 比值 ≤1。

3. 血生化检查　可有血清转氨酶升高及肾功能异常。

4. 病毒学检查　血液、脑脊液、精液中可分离出 HIV。

（五）诊断要点

1. 急性感染期　患者近期内有流行病学史和临床表现，结合实验室检查 HIV 抗体由阴性转为阳性即可诊断，或者仅实验室检查 HIV 抗体有阴性转为阳性即可诊断。

2. 无症状感染期 有流行病学史，结合实验室检查，HIV 抗体阳性即可诊断，或者仅实验室检查 HIV 抗体阳性即可诊断。

3. 艾滋病期 有流行病学史，实验室检查 HIV 抗体阳性，加上下列各项中的任何一项皆可诊断：①原因不明的持续 1 个月以上不规则发热，体温高于 38℃。②慢性腹泻 1 个月以上，次数 >3 次/天。③ 6 个月体重下降 10% 以上。④反复发作的口腔白色念珠菌感染。⑤反复发作的单纯疱疹病毒感染或带状疱疹感染。⑥肺孢子菌肺炎。⑦反复发生的细菌性肺炎。⑧活动性肺结核或者非结核分枝杆菌病。⑨深部真菌感染。⑩中枢神经系统占位性病变。⑪中青年人出现痴呆。⑫活动性巨细胞病毒感染。⑬弓形虫脑病。⑭马尔尼菲青霉菌感染。⑮反复发生的败血症。⑯皮肤黏膜或内脏的卡波西肉瘤、淋巴瘤。HIV 抗体阳性，虽无上述表现或症状，但 $CD_4{}^+T$ 淋巴细胞数 <200/mm^3，也可诊断为艾滋病。

(六) 治疗要点

1. 抗反转录病毒治疗 抗反转录病毒是治疗的关键，目标是最大限度地抑制病毒复制，保存和恢复免疫功能，降低病死率和 HIV 相关疾病的罹患率，提高患者生活质量，减少艾滋病的传播。

目前，国际上有四类抗反转录病毒的药物，分别是核苷类反转录酶抑制剂（如齐多夫定），非核苷类反转录酶抑制剂（如奈韦拉平和依非韦伦等）、蛋白酶抑制剂（如沙奎那韦）、进入和融合抑制剂。国内的抗反转录病毒药物目前有三类，主要是核苷类反转录酶抑制剂，非核苷类反转录酶抑制剂和蛋白酶抑制剂。

知识链接

成人及青少年开始抗反转录病毒治疗的时机

艾滋病急性感染期无论 $CD_4{}^+T$ 淋巴细胞计数为多少，均考虑治疗。

艾滋病无症状感染期当 $CD_4{}^+T$ 淋巴细胞计数 >350，无论血浆病毒载量值多少，均予以定期复查，暂不治疗；$CD_4{}^+T$ 淋巴细胞计数 200 ~ 300 之间，定期复查；出现以下情况之一即进行治疗：①$CD_4{}^+$ 细胞计数 1 年内下降大于 30% 。②血浆病毒载量 >100000/mL。③患者迫切要求治疗，且有良好的依从性。

艾滋病期无论 $CD_4{}^+T$ 淋巴细胞计数如何，均应进行治疗。

2. 免疫治疗 采用白细胞介素 -2（IL -2）与抗病毒药物同时应用有助于改善患者的免疫功能。

3. 并发症治疗 肺孢子菌肺炎可用喷他脒或复方磺胺甲噁唑；卡氏肉瘤可用叠氮胸苷（AZT）与干扰素联合治疗；隐孢子虫感染和弓形虫病可用螺旋霉素或克林霉素等。

4. 支持及对症治疗 输血，补充维生素 B_{12} 和叶酸等，加强营养治疗，部分患者可辅以心理治疗。

5. 预防性治疗 $CD_4{}^+T$ 淋巴细胞 $<0.2\times10^9/L$ 者可用 TMP（甲氧苄啶）– SMZ（磺胺甲噁唑）预防肺孢子菌肺炎。针刺或实验室意外感染者，根据职业暴露后预防程序进行评估和用药预防。

病案分析

　　患者王某，男，51 岁。因"间断发热、干咳 5 个月"入院。患者 5 个月前突感发热、头痛、干咳，体温 38℃～39℃，后经胸部 X 线检查诊断肺炎入院。住院期间间断发热，轻微干咳，无痰，无明显胸痛不适，但肺部 CT 检查见右下肺实变、右侧胸腔积液，抽出血性胸水涂片检查及培养细菌阴性。抗生素治疗 3 周后体温降至正常，出院后继续服用抗生素两周余，停药 3 天后再度发热、疲乏，肺 CT 提示左下肺空洞。第二次住院，按原方案治疗，3 天后体温正常，两周后出院。两天前又因低热和干咳住院。查血 $CD_4{}^+T$ 淋巴细胞显著降低，血清 HIV 抗体阳性。

　　试分析：

　　1. 该患者的初步临床诊断是什么？诊断依据有哪些？

　　2. 针对此患者可提出哪些常见的护理诊断？目前最主要的护理措施有哪些？

【常见护理诊断/问题】

1. 营养失调（低于机体需要量）　与艾滋病期并发各种机会性感染和肿瘤有关。

2. 体温升高　与艾滋病期常并发各种机会性感染有关。

3. 恐惧　与艾滋病预后不良、疾病折磨、担心受到歧视有关。

4. 活动无耐力　与 HIV 感染和并发各种机会性感染有关。

5. 社交孤立　与艾滋病实施强制性管理，采取严格血液和体液隔离，被他人歧视有关。

【护理目标】

1. 维持机体的正常营养状态。

2. 体温降至正常范围。

3. 患者对疾病有清楚的认知，能正确面对疾病。

4. 维持机体的正常体力，生活自理。

5. 患者不被歧视，有正常的社交生活。

【护理措施】

（一）一般护理

艾滋病期患者应在执行血液隔离的同时实施保护性隔离。遵医嘱给予预防性治疗，防止各种机会性感染。给予高热量、高蛋白、高维生素、易消化饮食，以保证营养供给，增强机体抗病能力。同时应根据患者的饮食习惯，注意食物的色香味，少量多餐。若有腹泻，应鼓励患者多饮水或给肉汁、果汁等。不能进食、吞咽困难者予鼻饲。必要时静脉补充所需营养和水分。

（二）病情观察

评估营养状况，如监测患者体重、血红蛋白的变化，注意有无肺部、胃肠道、中枢神经系统、皮肤黏膜等感染的相应表现，以便及早发现，及时治疗。

（三）对症处理

加强口腔护理和皮肤清洁，减轻口腔、外阴因真菌、病毒等感染引起的不适；腹泻患者注意肛周皮肤护理；呕吐患者可在饭前 30 分钟给止吐药；发热患者做好降温护理；呼吸困难患者根据病情予以氧疗。

（四）心理护理

了解患者有无焦虑、抑郁、恐惧等心理障碍，部分患者可出现报复、自杀等行为。护士在严格执行血液和体液隔离的前提下多巡视，了解患者的需要、困难，满足合理要求，解除其孤独、恐惧感。同时动员其亲属朋友予以关怀、同情和支持。

（五）药物护理

嘱患者遵医嘱用药，详细讲解药物的使用方法和作用，提高患者的治疗依从性，观察药物疗效，并注意不良反应的观察。

【健康教育】

1. 疾病知识及预防指导　详细向患者介绍疾病的发生、发展过程，指导患者监测自我症状，出现症状及时就诊治疗。向患者及家属介绍预防和减少感染的措施，感染时的症状及体征，常见的危急症状，必要时采取的紧急措施。广泛开展宣传教育和综合管理，使群众了解艾滋病的病因和感染途径，采取自我防护进行预防，尤其应加强性道德的教育，严禁卖淫、嫖娼、吸毒，无症状期患者要定期或不定期的访视及医学观察；严禁献血、献器官、精液，性生活应使用避孕套，出现症状、感染或恶性肿瘤者，要及时治疗；已感染 HIV 的育龄妇女应采用产科干预（如终止妊娠、择期剖宫产及人工喂养措施等）。严格血源管理，合理、安全应用血液制品，控制 HIV 的传播。注射、手术、拔牙等应严格无菌操作，实行"一人一针一管"注射，防止医源性感染。

2. 生活起居指导　指导患者加强休息，避免劳累，预防皮肤黏膜感染，对 HIV 感染者实施管理，适当限制其活动范围，但要保证其工作、生活的权利，不被社会歧视。

3. 情绪调控指导　引导患者正确对待疾病，树立战胜疾病的信心，以乐观心态积极面对疾病，必要时可行心理咨询治疗。

【护理评价】

1. 患者营养状态是否良好。
2. 体温是否降至正常范围。
3. 患者对疾病有无清楚的认知，能否正确面对疾病。
4. 患者生活能否自理。
5. 患者是否被歧视，有无正常的社交生活。

目标检测

1. 什么叫艾滋病？典型的临床表现有哪些？
2. 如何预防艾滋病在人群中的传播？

第二节 梅毒患者的护理

学习目标

1. 掌握梅毒的定义和典型的临床表现、流行病学特点及预防措施，能够应用护理程序制定相应的护理措施。
2. 熟悉梅毒的辅助检查及治疗要点。
3. 了解梅毒的病原学及发病机制。

梅毒（syphilis）是由梅毒螺旋体（Treponema Pallidum，TP）感染引起的一种侵犯多系统、多脏器的慢性传染病。主要通过性接触及血液传播，并可通过胎盘传播引起早产、流产、死产和胎传梅毒。

【护理评估】

（一）病原学及发病机制

梅毒螺旋体为密螺旋体属，为一种细小螺旋状的厌氧微生物。离开人体不易生存，干燥、日光、煮沸和普通消毒剂均可将其杀灭，但耐寒力强。梅毒螺旋体的致病能力与其表面的黏多糖酶有关。黏多糖酶对富含黏多糖的组织有较高的亲和力，可分解黏多糖导致组织血管塌陷、血供受阻，继而引起管腔闭塞性动脉内膜炎，出现坏死、溃疡。

（二）流行病学

1. 传染源 梅毒是人类独有的疾病，显性和隐性梅毒患者均为传染源。

2. 传播途径 主要包括性接触传播、胎盘传播、产道传播、非性接触传播、输血传播以及间接接触传播等。性接触是梅毒的主要传播途径，占95%以上。患有梅毒的孕妇可通过胎盘传染给胎儿，引起胎儿宫内感染，多发生在妊娠4个月以后，导致流产、早产、死胎或分娩胎传梅毒儿。

3. 易感人群 人群普遍易感。

（三）临床表现

梅毒根据传播途径不同分为获得性（后天）和胎传（先天）梅毒，根据病程长短又可分为早期梅毒和晚期梅毒。

1. 获得性梅毒

（1）一期梅毒 表现为硬下疳和硬化性淋巴结炎，一般无全身症状。硬下疳好发于外生殖器，典型硬下疳为红色硬结，后形成无痛性溃疡，直径1~2cm，表面有浆液性分泌物，内含大量梅毒螺旋体，传染性极强。通常持续3~4周后可自行消退。硬下疳出现后1~2周，单侧腹股沟或患处附近可出现淋巴结肿大，常为数个，质硬，不粘连，无红肿破溃，无疼痛，数月后消退。穿刺淋巴结检查有大量梅毒螺旋体。

（2）二期梅毒 系一期梅毒未治疗或治疗不彻底，梅毒螺旋体由淋巴系统进入血液播散全身引起的皮肤黏膜及系统性损害。常发生在硬下疳消退后3~4周，少数与硬下疳同时发生。二期皮损出现之前，由于发生梅毒螺旋体菌血症，可出现前驱症状，如发热、头痛、头晕、全身关节痛、纳差、全身淋巴结肿大等。

二期梅毒皮肤黏膜损害主要有：①梅毒疹：呈泛发性、多形性、对称性分布，为圆形或椭圆形斑丘疹，呈铜红色或褐红色，掌跖部位皮损表现为铜红色鳞屑斑，脓疱型梅毒疹罕见，表面有溃疡。各种皮损内含大量梅毒螺旋体，传染性强。②扁平湿疣：好发于肛周、生殖器、腋窝、腹股沟等处。皮损为湿润的扁平丘疹、斑块，表面糜烂、渗液，内含大量梅毒螺旋体，传染性强。③梅毒性秃发：呈不完全性脱发，还可累及眉毛、睫毛、胡须和阴毛。④黏膜损害：多见于口腔、舌、咽、喉或生殖器黏膜，表现为黏膜炎或黏膜斑。

二期梅毒可引起其他系统损害。梅毒螺旋体侵及骨骼系统可引起骨膜炎、关节炎、骨炎等；侵及眼部表现为虹膜炎、虹膜睫状体炎、脉络膜炎、视网膜炎等，均可引起视力损害；神经受损则表现为无症状神经梅毒、梅毒性脑膜炎、脑血管梅毒等；侵及淋巴系统则发生多发性硬化性淋巴结炎，表现为全身淋巴结无痛性肿大。

（3）三期梅毒 早期梅毒治疗不充分或未经治疗，经过3~4年后可发展成三期梅毒，发生率约40%。主要表现为：①皮肤黏膜损害：主要有结节性梅毒疹和梅毒性树胶肿。前者好发于头面、肩背及四肢伸侧。皮损为簇集排列的浸润性结节，呈铜红色，可形成溃疡。树胶肿是三期梅毒的特征性表现，好发于小腿，初起为皮下结节，后破溃形成穿凿状溃疡，有黏稠树胶状分泌物，愈后留下萎缩性瘢痕。黏膜损害好发于口腔、鼻腔、眼部等，表现为坏死、溃疡。②骨梅毒：以长骨骨膜炎多见，表现为骨骼疼痛、骨膜增生等。③眼梅毒：类似于二期梅毒眼损害。④心血管梅毒：多在感染10~30年后发生，有主动脉炎、主动脉关闭不全、心肌树胶肿及冠状动脉狭窄或阻塞等。⑤神经梅毒：主要表现为无症状神经梅毒、麻痹性痴呆、脊髓痨等，多在感染3~20年后发生。

2. 胎传梅毒 梅毒螺旋体经胎盘及脐静脉进入胎儿体内所致。其特点是不发生硬下疳，早期病变较重，可影响婴儿的生长发育。

3. 潜伏梅毒 指有梅毒感染史，而除梅毒血清学阳性外无任何临床症状或阳性体征，并且脑脊液检查正常者，与机体免疫力强或治疗暂时抑制 TP 有关。

（四）辅助检查

1. 梅毒螺旋体检查 适用于早期梅毒皮损标本检查。

2. 梅毒血清学检查 梅毒螺旋体乳胶凝集试验（TPPA）为诊断梅毒的确诊试验，快速血浆反应素环状卡片试验（RPR）可作为筛选试验或疗效观察。

3. 脑脊液检查 主要用于神经梅毒的诊断，包括白细胞计数、性病研究实验室试验（VDRL）、蛋白定量和胶体金试验等，而 VDRL 试验是神经梅毒的可靠诊断依据。

（五）诊断要点

梅毒的诊断主要根据接触史、典型的临床表现及辅助检查等，因梅毒早期血清试验可呈阴性，故不可凭借一次梅毒血清学试验阴性而排除梅毒。

（六）治疗要点

1. 抗生素的应用 青霉素类抗生素为治疗本病的首选药物，青霉素过敏者可选用头孢曲松钠、四环素类和红霉素类。如苄星青霉素 G 每周 240 万 U，连续 2~3 次治疗早期梅毒，连续 3~4 次治疗晚期梅毒。

2. 心血管梅毒 若并发心衰，则应控制心衰后再进行抗梅毒治疗。在抗梅毒治疗前 1 天开始口服泼尼松（每次 10mg，每天 2 次），连服 3 天，以免因赫氏反应（首剂抗梅毒治疗后出现的发热、寒战、头痛等反应，常见于青霉素治疗后）造成病情加剧和死亡。用水剂青霉素 G 肌内注射，第 1 天 10 万 U，第 2 天 20 万 U，第 3 天 40 万 U，第 4 天起用普鲁卡因青霉素 G 80 万 U/d 肌内注射，连续 15 天为 1 个疗程，间歇 2 周后继续用药，共 2 个疗程。

3. 神经梅毒 需住院治疗，应口服泼尼松（用法同心血管梅毒）。首选青霉素 G 200 万~400 万 U/d，分 4~6 次静脉滴注，连用 10~14 天，再继用苄星青霉素 G 240 万 U 每周 1 次肌内注射，连续 3 次。

病案分析

患者，男，32 岁。患者 1 个月前有不洁性行为史，两天前发现包皮内侧溃疡，无痒感，无痛，无发热。体格检查：包皮内侧见一直径约 2cm、圆形、边缘清楚的溃疡，其周边隆起，基底平坦，有少量分泌物，无触痛，质地如软骨样。

试分析：

1. 该患者最可能的诊断是什么？若需明确诊断最主要的检查是什么？
2. 目前存在的主要护理问题有哪些？主要护理措施有哪些？

【常见护理诊断/问题】

1. 皮肤黏膜完整性受损 与梅毒螺旋体病毒引起皮肤、黏膜破损有关。

2. 知识缺乏 缺乏对本病传播途径和防治知识的了解。

3. 自尊紊乱 与疾病导致的歧视、夫妻不和及遭遗弃感有关。

4. 潜在并发症 赫氏反应、心力衰竭等。

【护理目标】

1. 皮肤黏膜保持完整性恢复。

2. 患者掌握疾病传播途径和防治知识。

3. 维护患者自尊。

4. 无并发症发生或能够及时发现并发症症状并得到缓解。

【护理措施】

（一）一般护理

向患者及家属讲述梅毒的传播途径、临床特征及防治措施。嘱患者一定要接受正规治疗，治疗期间禁止性生活，注意隔离。患者污染的浴盆、浴巾、便具及衣物等应及时清洗消毒。

（二）病情观察

注意观察皮肤黏膜损害的部位、程度等，观察有无各系统临床表现及其动态变化。用药期间注意观察药物的疗效及副作用，有无赫氏反应等。

（三）皮肤护理

评估皮损好发的部位、数量及形态，设置隔离房间，准备消毒设施，严格无菌操作。

（四）饮食护理

宜清淡饮食，忌辛辣、海腥等刺激性食物，少饮酒、咖啡、浓茶等。

（五）心理护理

梅毒患者心理常表现羞愧和痛苦，担心社会的压力及公众的歧视等，害怕自我的丧失，亲人的抛弃。护理人员对于患者的病情要保密，尊重患者人格，以期取得患者及其家属的信任，建立良好的护患关系，这是取得心理护理成效的关键。此外，应取得患者家属的理解和配合，建立家庭支持系统，尤其是配偶的理解和支持。

【健康教育】

1. **疾病知识及预防指导**　告知患者梅毒主要是通过性交、血液和胎传传播，梅毒患者是唯一的传染源。坚持早期、正规、足量驱梅毒治疗，尽可能避免神经、心血管梅毒。病程 1 年以上的患者、复发患者及伴有听力、视力异常者均应做脑脊液检查，以排除神经梅毒。治疗期间禁止性生活，避免再感染及引起他人感染。治疗结束后，应定期随访，进行体格检查、血清学检查及影像学检查，以观察疗效。一般至少观察 2～3 年，第 1 年每 3 个月复查 1 次，第 2 年每 6 个月复查 1 次，第 3 年末再复查 1 次；神经梅毒应同时每 6 个月接受脑脊液检查。妊娠梅毒经治疗后，在分娩前需每月复查 1 次；梅毒孕妇分娩的婴儿，在出生后第 1、2、3、6 和 12 个月进行随访。

2. **生活起居指导**　生活规律，注意个人卫生，妥善处理个人的衣物、洗浴用品，防止间接传播。

3. **情绪调养指导**　加强心理护理，鼓励患者放松精神，减轻心理负担，消除恐惧感，增加对疾病治疗的信心。

4. **饮食调养指导**　多饮水，增加尿量，促进排泄。忌饮酒、咖啡、浓茶及食用辛辣刺激性食物。

【护理评价】

1. 患者局部皮肤黏膜损害是否消除。
2. 患者是否掌握疾病传播途径和防治知识。
3. 患者自尊是否得到维护。
4. 患者有无并发症发生或能否及时发现并发症症状并得到缓解。

目标检测

1. 什么叫梅毒？不同分期梅毒典型的临床表现有哪些？
2. 如何预防梅毒在人群中的传播？

第三节　淋病患者的护理

学习目标

1. 掌握淋病的定义和典型的临床表现及预防措施，能够应用护理程序制定相应的护理措施。
2. 熟悉淋病的流行病学特点、辅助检查及治疗要点。
3. 了解淋病的病原学及发病机制。

淋病是由淋病奈瑟球菌感染引起的泌尿生殖系统化脓性传染性疾病，也包括咽、眼、直肠及播散性感染，主要通过性途径传播，可导致多种并发症和后遗症。

【护理评估】

（一）病原学及发病机制

淋病奈瑟球菌简称淋球菌，革兰染色阴性。人是淋球菌唯一的自然宿主，主要通过性接触传染，偶可通过接触含淋球菌的分泌物或被污染的用具而传染，新生儿可通过淋病产妇的产道被感染。淋球菌内毒素及外膜的脂多糖与补体结合后可产生化学毒素诱导中性粒细胞聚集和吞噬，从而引起局部的急性炎症反应。

（二）临床表现

本病潜伏期为 1～10 天，平均 3～5 天。可发生于任何年龄，多发于性活跃的中青年。

1. 无并发症的淋球菌感染（单纯性淋病）

（1）淋菌性尿道炎　早期为尿频、尿急、尿痛，尿道口红肿，有稀薄分泌物流出，24 小时后分泌物变为黄色脓性，量增多。少数患者有发热、头痛、乏力等全身症状。

（2）淋菌性宫颈炎　常见阴道分泌物增多或异常、子宫出血、尿痛等。可见宫颈口红肿、触痛、较多脓性分泌物。

（3）淋菌性肛门直肠炎　多见于男性同性恋者。轻者肛门瘙痒、烧灼感，排出黏液及脓性分泌物；重者里急后重，排出大量脓性和血性分泌物。

（4）淋菌性咽炎　主要见于口－生殖器接触者，表现为咽炎或扁桃体炎，偶有发热和颈部淋巴结肿大。

（5）淋菌性结膜炎　成人常因接触被污染的物品而感染，多为单侧。新生儿为母亲产道传染，多为双侧。表现为结膜充血水肿，较多脓性分泌物，角膜呈云雾状，严重时发生角膜溃疡，引起穿孔甚至失明。

2. 有并发症的淋球菌感染　淋病不及时治疗或治疗不当时，可发生上行感染，引起多种并发症。男性患者可引起后尿道炎、前列腺炎、精囊炎、附睾炎等；反复发作致瘢痕形成后可引起尿道狭窄、输精管狭窄或梗阻，甚至导致不育。女性患者可并发淋菌性盆腔炎，反复发作可导致输卵管狭窄或闭塞，引起不孕、异位妊娠或慢性下腹痛等。

3. 播散性淋球菌感染　常见于月经期或妊娠妇女。淋球菌通过淋巴管、血管播散全身，病情严重，若不及时治疗可危及生命。表现为发热、寒战、全身不适，皮损为红斑，渐为脓疱、血疱或中心坏死，散在分布。还可发生腱鞘炎、关节炎、心包炎、胸膜炎、心内膜炎等。

（三）辅助检查

常规的方法是分泌物涂片镜检革兰染色阴性双球菌和淋球菌培养，其中淋球菌培养为诊断淋病的金标准。涂片镜检法在男性急性淋菌性尿道炎的阳性率可达 95%，诊断价值较高。女性患者阴道宫颈处杂菌很多，镜检的阳性率较低，以淋球菌培养检查为宜。咽部、直肠等处的感染及无症状的感染者也是以淋球菌培养检查为宜。

（四）诊断要点

本病主要根据可疑的接触史、典型的临床表现和辅助检查结果进行诊断。

（五）治疗要点

及时、足量、规则应用抗生素，性伴侣同时治疗。常用的抗生素有头孢曲松250mg一次性肌内注射，或氧氟沙星400mg一次性口服。对于并发症及特殊部位的淋病，应加大抗生素用量，延长疗程。

病案分析

患者，男，28岁，已婚。发现尿道流脓伴尿痛2天。起病前3天患者有不洁性生活史。体格检查：尿道口轻度红肿，可见中量黄色分泌物，内裤有污秽。

试分析：

1. 该患者最可能的诊断是什么？需明确诊断最主要的检查是什么？
2. 目前存在的主要护理问题有哪些？如何护理患者？

【常见护理诊断/问题】

1. **自尊紊乱** 与疾病导致的歧视、夫妻不和及遭遗弃感有关。
2. **知识缺乏** 对本病传播途径和防治知识的不了解。
3. **潜在并发症** 失明、宫外孕和不孕、不育等。

【护理目标】

1. 维护患者自尊。
2. 患者掌握疾病传播途径和防治知识。
3. 无并发症发生或能够及时发现并发症症状并得到缓解。

【护理措施】

（一）一般护理

向患者及家属讲述淋病的传播途径、临床特征及防治措施。嘱患者一定要接受正规治疗，治疗期间禁止性生活。患者污染的浴盆、浴巾、便具及衣物等应及时清洗消毒。

（二）病情观察

淋菌性眼炎患者密切观察眼部的病情变化，眼部用生理盐水每小时冲洗1次，冲洗后再用0.5%红霉素眼膏。患淋病的育龄妇女应及时、规范治疗，告知患者若停经后突然腹痛，应立即就医，以免宫外孕破裂出血危及生命。

（三）对症护理

尿道疼痛的患者，鼓励适当休息，精神放松。

（四）饮食护理

嘱患者多饮水，增加尿量，促进尿路内细菌及分泌物的排出。忌饮酒、咖啡、浓茶及食用辛辣刺激性食物。

（五）心理护理

提供可谈及隐私的安全环境，使患者克服自责和自卑心理，减少患者恐惧心理，促进和改善患者家庭成员间的信任关系。

【健康教育】

1. 疾病知识及预防指导 淋球菌传染性极强，治疗不彻底易转为慢性，故患者需配合医师，制定治疗计划，按时用药，配偶和性伴侣同时治疗。治疗期间避免性行为，注意隔离。禁止与婴幼儿、儿童同床、同浴。

2. 生活起居指导 生活规律，注意个人卫生；污染衣物分开放置，用具分开放置使用，使用后进行消毒处理。

3. 情绪调养指导 患者多因担忧疾病不能治愈，传染给家人、朋友而焦虑不安，给予讲解病情的发展过程、药物良好的疗效，消除患者疑虑，减轻压力，树立信心，自信面对社会、公众，自爱、自尊，不伤害他人。

4. 药物知识指导 服用多西环素时，日光照射易引起皮肤变黑，故需注意避光；注意孕妇的用药禁忌，如四环素类。

【护理评价】

1. 患者自尊是否得到维护。
2. 患者是否掌握疾病传播途径和防治知识。
3. 患者有无并发症发生或能否及时发现并发症症状并得到缓解。

目标检测
1. 什么叫淋病？
2. 淋病的主要临床表现有哪些？

第四节　尖锐湿疣患者的护理

1. 掌握尖锐湿疣的定义和典型的临床表现，能够应用护理程序制定相应的护理措施。
2. 熟悉尖锐湿疣的辅助检查及治疗要点。
3. 了解尖锐湿疣的病原学及发病机制。

尖锐湿疣（condyloma acuminatum，CA）是由人类乳头瘤病毒（HPV）引起的皮肤黏膜良性赘生物，常发生在外生殖器及肛门的部位。主要通过性接触直接传染，是我国目前常见的性传播疾病之一，与生殖器癌症的发生密切相关。

【护理评估】

（一）病原学及发病机制

人是 HPV 的唯一宿主。HPV 可分为 100 多种亚型，与尖锐湿疣最为相关的是 HPV - 6 型、11 型、16 型及 18 等型。HPV 主要感染上皮组织，文献报道 HPV16 型、18 型、31 型、33 型及 35 型感染与肛门、生殖器的鳞状上皮内瘤（即原位鳞癌）和鳞癌有关。

（二）临床表现

本病潜伏期为 2 周至 8 个月。

本病好发于外生殖器及肛门周围皮肤黏膜湿润区。皮损初为小而柔软淡红色小丘疹，逐渐增多增大，相互融合成不同形态，表面凹凸不平，呈乳头状、菜花状或鸡冠状。多数患者无自觉症状，少数可有异物感、瘙痒、灼痛、白带增多或性交不适。

（三）辅助检查

1. 醋酸白试验　用棉拭子蘸 5% 醋酸溶液涂于待检皮损及附近的皮肤黏膜上，涂药后 5~10 分钟尖锐湿疣皮损及 HPV 感染部位会出现发白，用放大镜观察时结果更为清晰。

2. 细胞学检查　用阴道或宫颈疣组织涂片，巴氏染色，可见空泡化细胞和角化不良细胞同时存在，对尖锐湿疣有诊断价值。

3. 其他检查　免疫组化方法或分子生物学方法检测尖锐湿疣皮损中的 HPV 抗原或 DNA，可证实 HPV 感染的存在。

（四）诊断要点

本病根据病史（性接触史或间接接触史等）、典型的临床表现和辅助检查可诊断。

（五）治疗要点

1. 局部药物治疗 可选用 0.5% 足叶草毒素酊外用，每天 2 次，连用 3 天为 1 个疗程，可用 1～3 个疗程；也可选用 10%～25% 足叶草酯酊外用，每周 1 次；50% 三氯醋酸液也可外涂于疣体。

2. 物理治疗 可酌情选用冷冻、激光、电灼、微波等方法。

3. 全身治疗 可选用干扰素、转移因子等。

病案分析

患者，女，23 岁，未婚，有性生活史。发现外阴赘生物 7 天，无痒感，无痛。体格检查：外阴、阴道及宫颈部可见多数淡红色的菜花状赘生物，触之易出血，阴道中量黄色分泌物。

试分析：

1. 该患者最可能的诊断是什么？需明确诊断最主要的检查是什么？

2. 该患者目前存在的主要护理问题有哪些？护理措施有哪些？

【常见护理诊断/问题】

1. 皮肤黏膜完整性受损 与皮损处的糜烂有关。

2. 知识缺乏 缺乏本病传播途径和防治知识。

3. 自尊紊乱 与疾病的性质及部分人群对患者的歧视有关。

4. 潜在并发症 皮损处出血、感染，肛门生殖器癌。

【护理目标】

1. 保持皮肤黏膜完整或原有病变痊愈。

2. 掌握尖锐湿疣的主要传播途径和防治知识。

3. 维护患者自尊。

4. 无并发症发生或能够及时发现并发症症状并得到缓解。

【护理措施】

（一）一般护理

嘱患者适当休息，少活动，减少局部摩擦，防止出血和感染。患者内裤、浴巾等应单独使用和消毒处理。增加营养，提高机体抵抗力，饮食宜清淡，忌饮酒、辛辣刺激性食物及虾、蟹等海产品。

（二）病情观察

注意观察激光烧灼术后局部创面的清洁情况，有无渗液、渗血等。

（三）皮肤护理

术后注意加强局部处理，防止感染。每天用碘伏消毒创面皮肤，再涂百多邦药膏，直至创面愈合。

（四）心理护理

对待尖锐湿疣患者的态度要与其他患者一视同仁，不可歧视、指责和训斥。要尊重患者的人格和隐私权，进行适当的疏导和劝慰，让患者有信赖感和安全感，以利于疾病的治疗。

【健康教育】

1. 疾病知识及预防指导 宣教尖锐湿疣的知识，讲解治疗过程和传播途径，使患者了解疾病知识，鼓励使用避孕套。避免多个性伴侣，洁身自爱。患者内裤、浴巾等单独使用和消毒处理。正确认识疾病给个人、他人、社会带来的不利影响和危害。

2. 情绪调养指导 加强心理疏导，使其精神放松、压力减轻、恐惧感消除，增加对疾病的耐受力。

3. 饮食调养指导 饮食宜清淡、营养丰富的食物，忌饮酒，忌食辛辣刺激性食物及海腥发物。

【护理评价】

1. 皮肤黏膜是否完整或原有病变是否痊愈。
2. 患者是否掌握尖锐湿疣的主要传播途径和防治知识。
3. 患者自尊是否得到维护。
4. 有无并发症发生或能否及时发现并发症症状并得到缓解。

目标检测
尖锐湿疣的主要临床表现有哪些？

第五章 立克次体传染病患者的护理

第一节 流行性斑疹伤寒患者的护理

学习目标

1. 掌握斑疹伤寒的传染源与传播途径、临床表现、护理诊断和护理措施。
2. 熟悉斑疹伤寒的辅助检查、治疗要点。
3. 了解斑疹伤寒的发病机制、健康教育。

流行性斑疹伤寒（epidemic typhus）又称虱传斑疹伤寒，是由普氏立克次体通过人虱传播引起的急性传染病。临床主要表现为急性发生的持续高热、剧烈头痛、皮疹及明显的中枢神经系统症状。病程 2~3 周。多有较严重的全身感染和衰竭症状。

【护理评估】

（一）病原学及发病机制

1. 病原学 普氏立克次体为 1μm 左右的微小球杆状。革兰染色阴性，吉姆萨染色呈紫蓝色。胞壁由脂多糖蛋白组成，且有内毒素活性，病原体裂解时释出。普氏立克次体含有群特异性抗原、型特异性颗粒抗原，与变裂杆菌 OX_{19} 部分相同抗原，后者可借外斐（Weil-Felix）反应用于辅助诊断。本病原体不耐热，56℃、30 分钟即灭活，对紫外线及一般消毒剂敏感；但耐低温和干燥，在干燥虱粪中可存活数月。

2. 发病机制 普氏立克次体侵入人体后，先在局部小血管内皮细胞中繁殖，致细胞破裂，则侵入血流引起立克次体血症，随后在全身小血管内皮细胞中大量繁殖，引起第 2 次立克次体血症，同时引起血管内皮细胞肿胀，纤维蛋白和血小板沉积，导致管腔狭窄、堵塞，产生血管炎、血管周围炎、组织坏死和毛细血管通透性增加，导致出血，血浆外渗，有效循环血容量减少，危重患者可出现微循环障碍、DIC 及休克等。普氏立克次体释放的内毒素样物质引起全身中毒症状和免疫变态反应亦参与发病。

（二）流行病学

1. 传染源　患者是主要传染源，潜伏末期即有传染性，病程第 1 周传染性最强，一般不超过 3 周。近年发现可能还存在非人类自然宿主。

2. 传播途径　普氏立克次体的生活史，在人和虱中完成。所以，本病以体虱为主要传播媒介，头虱次之。当虱叮咬患者并吸血时，病原体随血吸入，进入虱体，在虱的上皮细胞中繁殖，然后随虱粪排出。当受染虱再叮咬人时，立克次体随粪排于人体皮肤。搔抓被咬处时，虱粪中的立克次体便通过抓痕侵入人体。干虱粪中的立克次体偶可经呼吸道及眼结膜感染。

3. 易感人群　人群普遍易感，病后可获持久免疫。偶有再感染或复发。

4. 流行特征　多发生于寒冷地区，冬、春季节，战争及灾荒时期易于流行。

（三）临床表现

本病潜伏期平均 10 ~ 14 天（5 ~ 23 天）。典型斑疹伤寒主要表现为以下几个方面。

1. 发热　骤起高热，常有寒战，体温 1 ~ 2 天内达 40℃，多为稽留热或弛张热，热程 2 ~ 3 周。伴有乏力、剧烈头痛、肌痛、面部及眼结膜充血等全身中毒症状。

2. 皮疹　90% 以上患者于病程 4 ~ 5 天出现皮疹，为本病重要体征。皮疹初见于腋下、躯干，1 天内迅速波及全身。面部、手掌、足底可无疹。皮疹开始为鲜红色充血性斑丘疹，压之褪色，以后转为暗红色，也可为出血性皮疹。一般持续 1 ~ 2 周后消退，退疹后留有色素沉着。

3. 神经系统症状　病程第 2 周达高峰。表现为剧烈头痛、失眠、耳鸣、听力减退，明显兴奋乃至谵妄，也可出现反应迟钝。偶有脑膜刺激征，双手震颤，甚至昏迷。

4. 心血管系统症状　可有心率加快、心音低钝、心律失常等心肌损害表现，重者可致循环衰竭。

5. 其他　多数患者于病程 3 ~ 4 天出现轻度脾大，部分患者肝大，还可出现呼吸道、消化道症状及急性肾衰竭。

近年来，我国以轻型不典型病例多见，可能与疫苗接种、抗生素广泛应用有关。临床以热度较低（体温多在 39℃ 以下），热程较短（8 ~ 9 天），毒血症较轻（有明显头痛和全身痛，但很少出现意识障碍和其他神经系统症状），充血性皮疹稀少为特征。此外，尚有很少见的复发型流行性斑疹伤寒（Brill – Zinsser 病）。

病程中可有支气管肺炎、心肌炎、中耳炎及腮腺炎等并发症。

（四）辅助检查

1. 血常规　白细胞计数正常，中性粒细胞增高，血小板数下降，嗜酸粒细胞显著减少或消失。

2. 尿常规　蛋白尿常见，偶有红、白细胞及管型。

3. 血清免疫学检查

（1）外斐反应 变形杆菌 OX$_{19}$ 凝集反应，取双份或三份血清标本（初入院、病程第2周和恢复期），效价 1∶160 或病程中 4 倍以上增长者具有诊断价值。

（2）立克次体凝集反应 普氏立克次体颗粒抗原与患者血清做凝集反应，阳性率高，特异性强。

（3）补体结合试验 持续时间长，特异性强，可区分流行性斑疹伤寒和地方性斑疹伤寒。

4. 分子生物学检查 用 DNA 探针或 PCR 方法检测普氏立克次体特异性 DNA，具有快速、特异、敏感等优点。

5. 病原体分离 可做雄性豚鼠、鸡胚卵黄囊动物接种。

6. 其他检查 脑膜刺激征者，应做脑脊液检查，外观大多澄清，白细胞及蛋白稍增多，葡萄糖含量一般正常。心电图可示心肌损害，如低电压、T 波及 S－T 段改变等，少数患者可有肝、肾功能的改变。

（五）诊断要点

根据流行病学资料、当地流行情况、好发季节、疫区旅居史与带虱者接触史及被虱叮咬的可能性等，结合发热及热程特点、发疹日期、皮疹特征、明显的中枢神经系统症状等临床资料，以及辅助检查，可诊断。

（六）治疗要点

1. 一般治疗 患者入院后先更衣、灭虱、卧床休息。保持口腔和皮肤清洁。危重患者要勤翻身，防止并发症。供给富有营养易消化的饮食，补充大量的维生素 B、C 及足够的水分和电解质。

2. 病原治疗 四环素成人每天 2g，小儿 25mg/（kg·d），分 3~4 次口服，体温正常后继续用药 3 天。亦可用多西环素、氯霉素等。

3. 对症治疗 高热以物理降温为主，必要时可给小剂量解热镇痛药。毒血症症状严重者可给予肾上腺皮质激素，有低血容量倾向或休克时按感染性休克处理。对有心功能不全者要注意减轻心脏负荷，可用强心药如毛花苷 C 或毒毛花苷 K 等。头痛者可给止痛镇静药。

（七）预防措施

1. 控制传染源 患者应予灭虱处理，灭虱后可以解除隔离，但仍宜集中病房管理。患者沐浴、更衣，毛发部位需清洗多次，并喷入杀虫剂如 1%~3% 马拉硫磷于衣服及毛发内杀灭虱子。

2. 切断传播途径 加强卫生宣教，鼓励群众勤沐浴、勤更衣。衣、被等可用干热、湿热、煮沸等物理灭虱法，温度需保持在 85℃ 以上 30 分钟；也可用环氧乙烷熏蒸法化学灭虱，熏蒸 6~24 小时。

3. 保护易感人群　灭活疫苗有虱肠疫苗、鸡胚或鸭胚疫苗和鼠肺疫苗3种，国内常用灭活鼠肺疫苗，适用于流行区居民、新进入疫区者、部队指战员、防疫医护人员、实验室工作人员等。第1年皮下注射3次，每次间隔5~10天；15岁以上第1次注射0.5mL，第2、3次各为1mL；14岁以下分别为0.3~0.4mL及0.6（第2次）、0.8mL（第3次）。以后每年加强注射1次，注射剂量与第3次相同。经过6次以上预防接种后即可有较持久的免疫力，对莫氏立克次体感染也有效。减毒E株活疫苗已在某些国家广泛应用，皮下注射1次即可，免疫效果可维持5年之久。

病案分析

患者，男，40岁，农民。因"发热、头痛、全身酸痛5天，出皮疹1天"入院。查体：T 40℃，皮肤散在充血性斑丘疹，分布于胸背、腋窝及上肢，部分呈出血性。肝、脾肋下可触及。实验室检查：白细胞4.6×10^9/L，中性粒细胞0.83，淋巴细胞0.1，外斐反应1:300。

试分析：

1. 该患者可能的医疗诊断是什么？
2. 主要的预防措施有哪些？

【常见护理诊断/问题】

1. 体温过高　与普氏立克次体血症有关。

2. 疼痛　头痛剧烈与小血管炎累及脑膜、脑组织有关。

3. 皮肤完整性受损　与小血管炎累及真皮有关。

【护理目标】

1. 体温降至正常。
2. 疼痛减轻或消失。
3. 皮肤完好，没有合并细菌感染。

【护理措施】

（一）一般护理

1. 休息　嘱患者严格卧床休息至少2周。提供清洁、安静、舒适的病室环境。

2. 加强饮食护理　给以高热量、高蛋白、高维生素的流质或半流质饮食，少食多餐。进食甚少或不能进食者遵医嘱行静脉补液，补充足够的热量及液体。

（二）病情观察

定时监测体温、脉搏、呼吸、血压，高热及超高热患者及时降温，以物理降温为主，忌用酒精擦浴及大剂量退热剂。头痛剧烈者，按医嘱给予镇痛剂或镇静剂。指导患者树立信心、分散注意力。神经精神症状严重者，按医嘱给予镇静剂，并加强患者安全防护。

（三）对症护理

1. 高热　可使用温水擦浴，必要时辅以药物降温。在降温过程中注意观察体温的变化，注意保暖，补充水分，及时更换衣服。

2. 皮疹　应保持皮肤清洁，每天用温水轻轻擦拭皮肤，禁用肥皂水、酒精擦拭。衣着应宽松，内衣裤应勤换洗，床单、被褥应保持清洁、松软、平整、干燥。

（四）用药护理

应用四环素类药物治疗，嘱患者饭后服药，以减轻或避免胃肠道反应。

【健康教育】

宣传疾病预防知识，进行预防流行性斑疹伤寒的卫生宣教，宣教疾病的病因、传播途径、临床表现及防治方法，减少疾病的传播，形成群防、群控。

【护理评价】

1. 体温是否降至正常。
2. 疼痛是否减轻或消失。
3. 皮肤是否完整无受损。

目标检测

1. 简述流行性斑疹伤寒的主要临床表现。
2. 列出本病的常用护理诊断及皮肤护理的措施。
3. 说出灭虱的主要方法。

第二节　恙虫病患者的护理

▓ 学习目标

> 1. 掌握恙虫病的传染源与传播途径、临床表现、护理诊断和护理措施。
> 2. 熟悉恙虫病的辅助检查、治疗要点。
> 3. 了解恙虫病的发病机制、健康教育。

恙虫病（tsutsugamushi disease）又称丛林斑疹伤寒，是由恙虫病立克次体（东方立克次体）所致的急性自然疫源性传染病。临床以发热、焦痂（或溃疡）、淋巴结肿大及皮疹等为特征。

【护理评估】

（一）病原学及发病机制

1. 病原学　恙虫病立克次体，呈双球状（0.2~0.4）μm×（0.3~0.5）μm，革兰染色阴性，吉姆萨染色呈紫蓝色。对幼龄小白鼠的致病力强，故常用小白鼠腹腔内接种法做病原分离和鉴定。发热期，可从患者的血液、淋巴结、焦痂、骨髓等分离出病原体。

恙虫病立克次体各株间的抗原性有较大差异，对人的致病力也不相同。除特异性抗原外，尚具有与变形杆菌相同的多糖抗原。利用病原体的抗原或变形杆菌的抗原做患者血清的抗体检查，有助于临床诊断。恙虫病立克次体抵抗力弱，加热至56℃、10分钟或0.5%石炭酸均可杀灭，对氯霉素、四环素敏感，但能耐受青霉素类、头孢菌素类及氨基糖苷类抗生素，也耐低温。

2. 发病机制　病原体从恙螨叮咬侵入人体，先在局部繁殖，引起局部皮损，形成丘疹、焦痂或溃疡，继而进入血液循环，形成立克次体血症，在血管内皮细胞和吞噬细胞系统内生长繁殖，产生毒素，引起发热、肌肉酸痛等全身毒血症状和肝、心、肺、肾等重要脏器的病变。

（二）流行病学

本病主要流行于亚洲太平洋地区。我国主要见于东南沿海地区，以海南省尤为多发。近年来该病有向北扩张的趋向。

1. 传染源　鼠类是主要传染源。鼠类感染后多无症状，成为本病的储存宿主。在某些地区，家畜、家禽及候鸟等也可成为储存宿主。患者被恙螨叮咬仅属偶然现象，故作为传染源的意义不大。

2. 传播途径　恙螨为本病的传播媒介，主要为红恙螨和地里恙螨。恙螨于叮咬时使恙虫病立克次体进入人体内。恙螨多生活于温度较高、湿度较大的丛林边缘、草莽地带、河湖岸边及农田的土壤中，这些地区常是鼠类活动场所。恙螨因叮咬带病原体的动物（如鼠类）而受感染，病原体在恙螨幼虫体内繁殖，经卵传代。当第二代幼虫叮咬人或动物时，即能传播恙虫病。因此，恙螨既是本病的传播媒介，也是恙虫病立克次体的原始储存宿主。

3. 易感人群　人对本病普遍易感。野外工作者、青壮年等因暴露机会多而发病率较高。病后可获得对同株病原体的持久免疫，故本病可再感染（异株）发病。

4. 流行特征　本病主要流行于亚太地区，我国西南、东南沿海地区较常见。多发于6~7月，一般散发，夏秋季农忙和暴雨、洪水期间可发生流行。

（三）临床表现

本病潜伏期4~21天，一般为10~14天。

1. 临床症状　患者急起发热，体温可在1~2天内迅速上升至39℃~40℃，呈弛张热型，可有畏寒或寒战，常伴头痛、全身酸痛、疲乏、食欲减退等。进入病程第2周后，病情加重，可有表情淡漠、谵妄，甚至昏迷或抽搐、脑膜刺激征等中枢神经系统症状；循环系统可有心率快、心音弱、心律失常等心肌炎表现；呼吸系统可出现咳嗽、胸痛、气促等肺炎症状。第3周后，体温逐渐下降至正常，症状减轻至消失，患者逐渐恢复健康。

2. 体征　下述几种特征性表现对诊断有重要价值。

（1）焦痂与溃疡　焦痂对诊断最具特征性。其外观呈圆形或椭圆形，直径3~15mm，焦黑色，边缘整齐稍隆起，周围有红晕，如无继发感染，则不痛不痒，无渗液。痂皮脱落后，中央凹陷形成溃疡，基底部呈现淡红色肉芽创面。多数患者只有一个焦痂。人体湿润、气味较浓、较隐蔽或受压部位易受恙螨侵袭，故焦痂多见于腹股沟、肛周、会阴、外生殖器、腋窝等处。需细致检查，以免遗漏。

（2）淋巴结肿大　焦痂附近的局部淋巴结明显肿大，可大如核桃，有压痛，可移动，不化脓，消退较慢（可借肿大的淋巴结寻找其附近的焦痂）。全身表浅淋巴结也可有轻度肿大。

（3）皮疹　多于病程第4~6天出现，常为暗红色斑丘疹，多为充血性，少数呈出血性，无瘙痒，直径0.2~0.5cm，多散发于胸、腹、背部及四肢，面部很少，手掌和足底缺如。皮疹持续3~7天后消退，可遗留少许色素沉着。轻症患者可无皮疹。

（4）其他　患者多有颜面潮红，结膜充血。部分患者可出现轻度肝脾大，质软，有轻度触压痛。

3. 并发症　可并发支气管肺炎、心肌炎、心力衰竭等。

（四）辅助检查

1. 血象　白细胞计数减少或正常，有并发症时则增多，分类有核左移现象。

2. 血清学检查　变形杆菌凝集反应（外斐反应），患者最早可于第4病日出现阳性，一般凝集效价在1:160以上才有诊断意义。斑点免疫测定特异性IgM抗体阳性有早期诊断价值。

3. 病原体分离　取高热患者全血0.3~0.5mL做小白鼠腹腔内接种，小白鼠一般于第7~10天发病、死亡。取脾、肝或腹膜涂片或印片，做吉姆萨染色，可找到病原体。

4. 分子生物学检查　DNA探针、PCR技术检测到恙虫病立克次体。

（五）诊断要点

综合分析流行病学资料、临床表现和辅助检查资料进行诊断。对有典型恙虫病临床表现的可行血清学检查和病原体分离检查。

（六）治疗要点

氯霉素对本病有特效，服药后体温大多在1~3天内下降至正常。氯霉素剂量为成人2 g/d，儿童25~40mg/（kg·d），每天4次，退热后剂量减半，再用7~10天。四环素族中以强力霉素或多西环素较好，强力霉素成人剂量为0.2g，每天1次，连服5~7天。罗红霉素亦有较好的疗效。

（七）预防措施

1. 控制传染源　主要是灭鼠。应发动群众，采用各种灭鼠器与药物相结合的综合措施灭鼠。

2. 切断传播途径　铲除杂草、改造环境、消灭恙螨孳生地是最根本措施。流行区野外作业时，应铲除或焚烧住地周围 50m 以内的杂草，然后喷洒 1%～2% 敌敌畏，亦可用 40% 乐果乳剂或 5% 马拉硫磷乳剂配成 1‰ 溶液以 20～25mL/m² 计算渍洒地面。

3. 保护易感人群　禁止在溪边草地上坐卧，禁止在杂草灌丛上晾晒衣服。在流行区野外军事训练、生产劳动、工作活动时，应扎紧袖口、领口及裤脚口，身体外露部位涂擦 5% 的邻苯二甲酸二甲酯（即避蚊剂）、邻苯二甲酸二苯酯、苯甲酸苄酯或硫化钾溶液，以防恙螨幼虫叮咬。回营区后及时沐浴、更衣，如发现恙螨幼虫叮咬，可立即用针挑去，涂以酒精或其他消毒剂。目前尚无可供使用的有效疫苗，进入重疫区的人员，可服强力霉素 0.1～0.2g 或氯霉素 1g，隔天 1 次，连用 4 周。

病案分析

患者，男，42 岁，农民。因"畏寒、发热、头痛、全身酸痛、食欲减退 2 天"入院。查体：T 40℃，P 120 次/分，在患者的腋窝、腹股沟可见到两个小水疱，中央可见黑色痂皮，无痛痒感，焦痂附近淋巴结肿大如蚕豆。

试分析：

1. 该患者的临床诊断是什么？
2. 患者目前最主要的护理诊断及护理措施有哪些？

【常见护理诊断/问题】

1. 体温过高　与恙虫病的立克次体血症有关。

2. 组织完整性受损　与恙螨叮咬后导致焦痂形成、皮疹出现有关。

3. 潜在性并发症　支气管肺炎、心肌炎　与立克次体血症有关。

【护理目标】

1. 体温降至正常范围。
2. 皮肤完好无破损，没有合并细菌感染。
3. 无并发症发生或能够及时发现并发症症状并得到缓解。

【护理措施】

（一）一般护理

1. 休息　高热、超高热患者应绝对卧床休息，减少机体消耗，防止并发症的发生。

2. 饮食　给予易消化、富含多种维生素、足够热量及蛋白质的流质或软食，少量多餐，以补充机体营养需求。嘱患者多饮水。昏迷患者鼻饲饮食。

（二）病情观察

密切观察病情变化，注意体温、脉搏、呼吸、血压及神志的变化，若有心率增快、心律失常、咳嗽频繁伴胸痛、气促、神志改变，以及出现谵妄、抽搐等表现时，可能并发心力衰竭、肺炎、脑膜炎等，应及时通知医生，配合处理。

（三）对症护理

1. 高热 及时进行物理降温，如局部冷敷等。忌用酒精擦浴及大剂量退热剂。

2. 皮疹 观察皮肤受损情况，对疑诊恙虫病的患者应仔细观察，注意焦痂和溃疡的部位、大小，是否继发感染，有无全身浅表淋巴结肿大，皮疹的性质、形态、分布及消退情况。局部处理是焦痂、溃疡护理的关键，保持局部皮肤清洁、干燥，防止继发感染，可用75%酒精涂擦溃疡周围皮肤，用过氧化氢溶液、生理盐水涂擦溃疡面，然后用庆大霉素注射液湿敷创面，每天3次，直至痊愈。

（四）并发症护理

并发症主要有支气管肺炎、心肌炎、心力衰竭、出血等，应早期发现，并及时做好相关护理。

（五）用药护理

遵医嘱使用氯霉素或四环素族药物。注意观察药物的不良反应，如使用氯霉素时应注意观察血象的变化，有无全血细胞减少或出血倾向等。

【健康教育】

1. 疾病预防知识宣教 人群对恙虫病立克次体普遍易感，即使患病后也只获得对同株立克次体的持久免疫，故应告诫群众（包括出院患者）应加强个人防护，注意改善环境卫生，以切断传播途径，消灭传染源。

2. 疾病知识宣教 恙虫病如能早期诊断，及时采用有效的治疗，绝大多数患者可在短期内恢复，老年人、孕妇或有并发症者预后较差。故应尽早就诊就医，以缩短病程，早日康复。

【护理评价】

1. 体温是否降至正常。
2. 皮肤是否完整无受损。
3. 是否有并发症发生或并发症发生后是否及时被发现并得到及时缓解。

目标检测

1. 阐述恙虫病的主要临床表现及流行病学特征。
2. 阐述恙虫病的常用护理诊断及组织完整性受损的护理措施。

第六章　原虫感染患者的护理

第一节　阿米巴病患者的护理

📚学习目标

1. 掌握阿米巴病的流行病学特点、临床表现、预防措施，能够应用护理程序制定相应的护理措施。
2. 熟悉阿米巴病的辅助检查及治疗要点。
3. 了解阿米巴病的病原学及发病机制。

阿米巴病（amebiasis）是由溶组织阿米巴感染人体所致，可分为肠阿米巴病和阿米巴病肝脓肿。

一、肠阿米巴病

肠阿米巴病（intestinal amebiasis）又称阿米巴痢疾，是溶组织阿米巴侵入结肠所引起的肠道传染病。临床上以腹痛、腹泻、排出暗红色带有腥臭味的粪便为特征。本病易于复发，成为慢性肠阿米巴病，也可并发肝脓肿等肠外阿米巴病。

【护理评估】

（一）病原学及发病机制

溶组织阿米巴有滋养体和包囊两期。

1. 滋养体　分为大滋养体和小滋养体两型。

（1）小滋养体（肠腔型滋养体）　直径为 $10 \sim 20\mu m$，伪足不明显，活动力迟缓，无明显侵袭力，不吞噬红细胞，寄生于结肠腔中，以宿主肠内容物、细菌、真菌为食。小滋养体在一般情况下随食物下至横结肠后，由于成形粪便增加，水分被吸收，营养减少，滋养体逐渐停止活动，虫体团缩，并分泌出一层较硬的外壁形成包囊，随粪便排出体外。

（2）大滋养体（组织型滋养体）　当机体抵抗力下降或肠壁受损时，小滋养体凭借机械运动和分泌溶组织酶的水解作用侵入结肠肠壁组织，大量繁殖，体积增大，直径达 20～60μm，有明显伪足，活动力增强，称为大滋养体。大滋养体有致病力，从被破坏的组织中摄取营养，并有吞噬血中红细胞的能力。其抵抗力弱，排出体外后，在室温下数小时内死亡。

2. 包囊　包囊为圆形，直径 5～20μm，碘液染色呈黄色，外周有透明囊壁，内含 1～4 个核，中央有核仁，成熟的包囊有 4 个核，具有感染性。包囊在外界中有较强的抵抗力，在粪便中能存活两周以上，在水中存活 5 周，普通饮水消毒的含氯浓度对其无杀灭作用。不耐热，50℃、数分钟即可杀灭，在干燥的环境中也很快死亡，在 10% 的石炭酸液中 30 分钟可杀灭，在 50% 酒精中即刻死亡。

人摄入被阿米巴包囊污染的水、食物后，未被胃酸杀灭的包囊进入小肠下段，包囊囊壁被肠液消化，脱囊释放出小滋养体，随粪便下行到达盲肠、结肠等部位寄生，以肠腔内的细菌和浅表上皮细胞为食饵。在条件适宜的时候，小滋养体开始侵袭结肠的肠壁组织，转变为大滋养体，黏附于结肠黏膜上皮细胞，借助于伪足及在各种水解酶的溶解破坏性作用下，损害结肠黏膜，并深入黏膜下层及肌层，使组织坏死，形成黏膜下小脓肿，脓肿破溃后形成大小不等的溃疡，临床上出现腹痛、腹泻及脓血便。

病变部位常见于回盲部、升结肠及直肠。典型的急性期病变是形成口小底大的烧瓶样溃疡并排出黏液脓血和阿米巴原虫等内容物，产生痢疾样大便，溃疡间黏膜大多数完好。在慢性病变中，组织破坏与修复并存，溃疡底部形成肉芽组织溃疡，周围增生肥大，形成肠阿米巴瘤。显微镜下可见组织坏死为其主要病变，淋巴细胞及少量中性粒细胞浸润。若细菌感染严重，可成急性弥漫性炎症改变。溶组织阿米巴生活史见图 6 - 1。

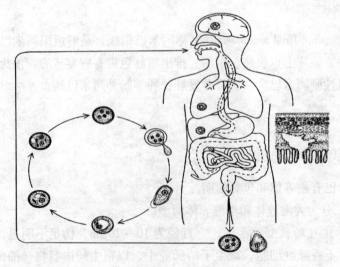

图 6 - 1 溶组织阿米巴生活史

（二）流行病学

1. 传染源 主要传染源为慢性肠阿米巴患者、恢复期患者和无症状包囊携带者。急性期患者和症状明显的患者粪便中仅排出滋养体，滋养体抵抗力很弱，在外环境中可迅速死亡，故不是主要传染源。

2. 传播途径 主要通过被阿米巴四核包囊污染的水、食物、手等经口感染。苍蝇和蟑螂等可携带包囊，故也起到一定的传播作用。

3. 易感人群 人群普遍易感，由于感染后不产生保护性抗体，可重复感染。

4. 流行特征 本病为世界性疾病，多见于热带与亚热带。我国一年四季均可发病，以秋季为多，感染率高低与卫生情况、经济条件、生活习惯有关。农村高于城市，成人多于儿童。

（三）临床表现

本病潜伏期 1~2 周，最短 4 天，长者达 1 年以上。可有 4 种临床类型。

1. 无症状型（原虫携带状态） 临床上无任何表现，但在粪便检查时多数能找到溶组织阿米巴包囊。

2. 普通型 起病缓慢，全身中毒症状轻，常无发热或仅有低热。主要症状有腹痛、腹泻，每天大便 10 次左右，下腹压痛，尤以右下腹明显，大便为黏液血便、呈暗红色或紫红色如果酱样、糊状、有腥臭味、内含大量阿米巴滋养体。如病变累及直肠时可有里急后重。本型持续数天后可自行缓解或转为慢性。

3. 暴发型 本型极少见，以体弱、营养不良或并发肠道细菌感染者多见。本型起病急骤，中毒症状显著，有畏寒、高热、剧烈腹痛。每天大便次数可达十几次至几十次不等，多为血水样便，有奇臭味，伴呕吐、里急后重及腹部明显压痛，并有不同程度的脱水、酸中毒、电解质紊乱。可出现循环衰竭，易并发肠出血、肠穿孔，如不及时抢救可于 1~2 周内因毒血症或并发症而死亡。

4. 慢性型 常因普通型未经彻底治疗迁延所致。腹泻反复发作与便秘交替，每天大便一般为 3~5 次，呈黄糊状，带少量的黏液和血，有腐臭味，常伴脐周及右下腹疼痛。症状可持续或间歇，间歇时间不等。常因疲劳、饮食不当、寒冷及情绪变化而复发。久病者可有贫血和营养不良，极易发生并发症。大便中可找到滋养体或包囊。

（四）并发症

1. 肠外并发症 以阿米巴肝脓肿为最常见，其次在肺、脑等处也可发生阿米巴病。

2. 肠内并发症 可发生肠出血、肠穿孔、结肠肉芽肿等。

（五）辅助检查

1. 血常规 白细胞总数可轻度增高，有细菌继发感染者可有中度增高，慢性患者可有贫血。

2. 粪便检查 为确诊的重要依据。肉眼可见暗红色果酱样便，含血液和黏液，有特殊的臭味，粪质较多。镜下可见大量红细胞，少量白细胞。如找到活动的、吞噬红细胞的阿米巴滋养体有确诊价值。慢性患者粪便镜检可见包囊。

3. 血清学检查 用酶联免疫吸附试验等方法检测其抗体，肠阿米巴病阳性率可达80%～90%，也是特异和灵敏的诊断方法。

4. 乙状结肠镜或纤维结肠镜检查 可见大小不等的散在溃疡，表面覆盖有黄色脓液，边缘整齐、稍充血，溃疡间黏膜大多正常。从溃疡表面刮取的标本镜检发现滋养体的机会较多。

（六）诊断要点

综合分析流行病学资料、典型临床表现和辅助检查资料进行诊断。临床上高度怀疑本病而各种检查又无法确诊时，可用甲硝唑治疗，如效果确切，可作出诊断。

（七）治疗要点

1. 一般治疗 急性期注意休息、饮食及保持水、电解质平衡。

2. 病原治疗

（1）甲硝唑 对各型阿米巴原虫均有很强的杀灭作用，为首选药物。成人每天3次，每次400～800mg，口服，10天为1个疗程。动物实验研究发现本药可致畸形，因而妊娠3个月以内和哺乳期妇女忌用。

（2）糠酯酰胺 是目前最有效的杀包囊药，成人0.5g，每天3次，连服10天。

（3）抗菌药物 主要通过作用于肠道共生菌而影响阿米巴生长，尤其在合并细菌感染时效果好。针对慢性阿米巴病及无症状的包囊携带者，可选用双喹啉，成人每次0.6g，每天3次，疗程15～20天。该药禁用于碘过敏或患有甲状腺疾病、严重肝病、视神经病变者及孕妇。

3. 并发症的治疗 有细菌混合感染时加用敏感的抗生素。肠出血时及时输血、止血。肠穿孔时及时手术治疗，并用甲硝唑和广谱抗生素。

（八）预防措施

彻底治疗患者及排包囊者，应特别注意检查和治疗从事饮食业的慢性患者及排包囊者。实行消化道隔离至症状消失或大便连续3次找不到滋养体或包囊。加强水源和粪便管理，注意饮食、饮水卫生，消灭苍蝇和蟑螂。

【常见护理诊断/问题】

1. 腹痛、腹泻 与阿米巴原虫所致肠道病变有关。

2. 组织完整性受损 与肛门周围皮肤破损及感染有关。

3. 潜在并发症 休克、肠出血、肠穿孔等。

【护理目标】

1. 患者排便次数及大便性状恢复正常，伴随症状消失。
2. 保持皮肤清洁，不发生肛门周围皮肤破损及感染。
3. 无并发症发生或能够及时发现并发症症状并得到缓解。

【护理措施】

（一）一般护理

消化道隔离。腹泻频繁、全身症状明显者应卧床休息，避免精神紧张、烦躁，必要时按医嘱给予镇静剂。腹泻症状不重者可适当活动。频繁腹泻并伴有呕吐者可暂时禁食，静脉补液。能进食者应给予高蛋白、高热量、少纤维素、易消化的流食或半流食，脂肪不宜过多，忌食生冷及刺激性饮食，少食多餐，腹泻好转后应逐渐增加食量。

（二）病情观察

观察大便的性状、次数；有无腹痛症状；暴发型患者应密切观察生命体征及有无水、电解质紊乱表现；观察并发症，如肠出血、肠穿孔等，发现异常及时报告医生。

（三）对症护理

1. 观察每天泻、吐情况，轻度及中度脱水者可采用口服补液，少量、多次给患者喂服。脱水严重者，则应按医嘱给以静脉补液，并注意补充电解质。
2. 对排便频繁者，注意保持肛门周围清洁干燥，便后宜用软纸擦拭。每天用温水坐浴，然后局部涂以消毒凡士林油膏，以保护局部皮肤。有脱肛者可戴橡皮手套轻揉局部，以助肠管还纳。

（四）用药护理

甲硝唑不良反应轻，以胃肠道反应为主，注意观察有无恶心、腹痛、腹泻、皮炎等。

（五）家庭护理

注意休息，防止劳累，避免各种复发的诱因；注意饮食调配及卫生要求；做好家庭内的隔离消毒工作；督促治疗用药，观察药物的副作用；督促定期门诊复诊，追踪疗效，观察有无复发。

粪便标本采集的注意事项

及时采集新鲜大便标本，挑选血液、黏液部分，立即送检。天冷时，让患者便于用温水冲洗过的便盆中，以防滋养体死亡。如遇有镜检阴性时，需反复多次检查。

【健康教育】

进行预防教育，说明加强水源、粪便管理和注意个人卫生及饮食、饮水卫生对预防阿米巴病的重要意义。向患者讲解疾病相关知识，如本病的主要症状、传播途径；药物的用法、疗程及不良反应；腹泻时的休息、饮食、饮水等自我护理知识。告之患者出院后每月复查大便 1 次，连续留检 3 次，以决定是否需要重复治疗。

【护理评价】

1. 患者排便次数及大便性状是否恢复正常，伴随症状是否消失。
2. 是否保持皮肤清洁，是否发生肛门周围皮肤破损及感染。
3. 并发症是否发生或是否能够及时发现并发症症状并得到缓解。

二、阿米巴病肝脓肿

阿米巴肝脓肿又称肝阿米巴病，是肠阿米巴病最常见的重要并发症。阿米巴肝脓肿一般发生在腹泻症状后，短者月余，长则数年。其间由于机体免疫力下降或饮食营养、肝外伤等而诱发。临床主要表现为发热、肝区疼痛和肝脏肿大。大约半数患者自 1 周或数年前曾有肠阿米巴病史。

【护理评估】

（一）发病机制

肠壁上的阿米巴大滋养体借助其侵袭力进入门静脉到达肝脏，但亦可通过肠壁直接侵入肝脏，或经淋巴系统到达肝脏，大部分被消灭，少数存活，并在肝脏内进行繁殖形成微静脉栓塞，使肝组织缺血、坏死；阿米巴的溶组织作用使组织液化而形成肝脓肿。自原虫侵入至脓肿形成，平均需 1 个月以上。脓肿所在部位深浅不一，以肝右叶上部单个多见。

肝脓肿中央有一大片坏死区，脓液为液化的肝组织，呈巧克力酱样，质黏稠或稀薄，有肝腥味，含有溶解和坏死的肝细胞、红细胞、白细胞及残余组织等，有部分病例可找到滋养体。脓肿可因不断扩大而浅表化，以至向邻近组织穿破。

（二）临床表现

肝脓肿临床表现取决于脓肿的位置、大小及是否感染。一般起病多缓慢，以低热、盗汗等症状开始，体温逐渐升高，以间歇热或弛张热多见。肝区痛是主要症状，常呈持续性钝痛，深吸气及变动体位时疼痛加剧。因脓肿多数在右叶顶部，刺激右侧膈肌，还可产生右肩疼痛，或有右下肺炎、胸膜炎征象。查体可见肝脏肿大，有压痛及叩击痛。慢性病例呈现衰竭状态，有消瘦、贫血、水肿等。

（三）并发症

主要并发症有脓胸、肺脓肿、腹膜炎等。

（四）辅助检查

1. 血常规　急性期白细胞总数及中性粒细胞增多。慢性期大多正常，但血红蛋白降低。

2. 粪便检查　粪便找到阿米巴滋养体或包囊，有助于诊断，但阳性率不高。

3. B超检查　可发现肝脓肿部位、大小、数目、与皮肤距离，也可指导穿刺抽脓的方向和深度，是最方便、有效的检查方法，对诊断阿米巴肝脓肿有重要价值。

4. 肝穿刺抽脓　如能抽到棕褐色脓液或脓液中找到阿米巴滋养体或抗原，即可确定诊断。

5. 影像学检查　X线检查可见右侧膈肌抬高，运动受限，有胸膜反应或积液。CT或MRI均可显示肝内占位性病变，有辅助诊断价值。

（五）诊断要点

综合分析流行病学资料、临床表现和辅助检查资料进行诊断。对可疑患者可行B超检查和肝穿刺抽脓，以明确诊断。

（六）治疗要点

1. 病原治疗　选择以杀灭组织内滋养体的药物为主。

（1）甲硝唑　为首选药物，剂量为每次 400～800mg，每天 3 次，连服 10 天。

（2）氯喹　口服后完全吸收，肝内浓度高，对肝阿米巴病有较好的疗效。为根除肠阿米巴慢性感染，应继以一疗程治疗。

2. 肝穿刺引流　脓腔较大或表浅者，可进行肝脏穿刺抽脓。

3. 抗菌药物治疗　有混合感染时，可加用敏感抗生素。

4. 外科治疗　必要时进行手术切开引流。

（七）预防措施

本病的预防在于及时、彻底治疗肠阿米巴病及带包囊者。

病案分析

患者，男，40岁。因"发热伴慢性腹泻40天、右上腹痛两周"入院就诊。查体：T 39.5℃，消瘦，肝肋下2cm，右腋前线第七八肋间有明显压痛，大便每天3~5次，呈暗红色，略带腥臭味。血常规：白细胞总数12×10^9/L，中性粒细胞0.86，血红蛋白100g/L。胸部X线透视：右膈上升伴活动受限。超声波检查：肝右叶外有液平段。肝穿刺抽出灰褐色脓液，细菌培养为革兰阴性杆菌。

试分析：

1. 该患者的临床诊断是什么？诊断依据有哪些？

2. 针对此患者可提出哪些常见的护理诊断？目前最主要的护理措施有哪些？

【常见护理诊断/问题】

1. **体温过高** 与阿米巴原虫引起肝组织坏死、脓肿形成有关。

2. **疼痛** 肝区痛与肝脓肿有关。

【护理目标】

1. 体温降至正常范围。

2. 肝区疼痛逐渐缓解。

【护理措施】

（一）一般护理

消化道隔离。发热及其他症状明显时应卧床休息，给以高碳水化合物、高蛋白、高维生素、易消化饮食，补充营养需要。有贫血者给予含铁丰富的饮食。

（二）病情观察

注意观察体温、肝区疼痛等症状变化；观察营养状态，定时测量体重，注意血红蛋白的变化；观察有无脓肿向周围组织穿破征兆等。

（三）对症护理

1. **高热** 保持病室适宜的温度、湿度，一般室温维持在18℃~20℃，湿度60%左右为宜，注意通风，避免噪声；降温措施主要为物理降温，如温水擦浴、酒精擦浴、冰袋等。对持续高热物理降温效果不明显者可遵医嘱采用药物降温。

2. **肝区痛** 可采取左侧卧位或患者舒适体位以减轻疼痛；如疼痛剧烈可遵医嘱给予止痛剂。

（四）诊疗护理

协助医生进行肝穿刺抽脓，术前应向患者说明手术目的、方法及术中配合的注意事项，以取得患者的合作及减轻其紧张、焦虑。抽脓过程中应注意观察患者反应，并记录脓液性质、颜色、气味及数量。抽取脓液标本后应立即送检。术后 8 小时内应严密观察患者症状及血压、脉搏、呼吸等变化，发现异常及时报告医生；嘱患者术后卧床休息24 小时。

【健康教育】

告知患者应彻底治疗肠阿米巴病可预防肝阿米巴病。讲述肝阿米巴病的疾病过程、检查及治疗措施，特别是肝穿刺抽脓是治疗措施之一，讲解该手术的有关事项，以使患者配合治疗。

【护理评价】

1. 体温是否降到正常范围。
2. 肝区疼痛是否有所缓解。

目标检测

1. 什么叫肠阿米巴病、阿米巴肝脓肿？典型的临床表现有哪些？
2. 肠阿米巴病患者腹泻如何护理？
3. 如何预防阿米巴肝脓肿的发生？

第二节 疟疾患者的护理

学习目标

1. 掌握疟疾的流行病学特点、临床表现及预防措施，能够应用护理程序制定相应的护理措施。
2. 熟悉疟疾的病原学及治疗要点。
3. 了解疟疾的辅助检查及发病机制。

疟疾（malaria）是疟原虫经按蚊叮咬传播的急性传染病，临床特点为周期性发作的寒战、高热、大汗，反复发作者可伴贫血和脾大。因原虫株、感染程度、免疫状况和机体反应性等差异，临床症状和发作规律表现不一。

【护理评估】

（一）病原学及发病机制

寄生于人体的疟原虫有四种，即间日疟原虫、三日疟原虫、恶性疟原虫和卵形疟原虫。疟原虫的发育过程分为两个阶段，即在人体内进行无性增殖和在蚊体内进行有性增殖与孢子增殖。蚊为终宿主，人为中间宿主。四种疟原虫的生活史相似。

1. 病原学

（1）疟原虫在人体内的发育

1）红细胞外期（肝细胞内的发育）：当蚊叮咬人时，子孢子随按蚊唾液注入人体，30分钟后在肝细胞内进行裂体增殖而成为裂殖体，进一步分裂成裂殖子，使被寄生的肝细胞肿胀破裂，释放出大量裂殖子，称红细胞外期。一部分裂殖子被吞噬细胞吞噬而消灭，另一部分进入血流并侵入红细胞内，形成红细胞内期。

2）红细胞内期：①裂殖体形成：裂殖子在红细胞内经裂体增殖后发育为环状体即小滋养体。环状体发育长大，胞浆伸出不规则的伪足并摄入血红蛋白，成为大滋养体。未被利用的血红蛋白分解成正铁血红素颗粒蓄积在原浆内，呈棕褐色，称为疟色素。大滋养体继续发育，形成裂殖体，发育成熟的裂殖体胀破被寄生的红细胞后，裂殖子、疟色素及其代谢产物进入血液引起临床上的典型发作。一部分裂殖子再侵入正常红细胞，重复上述裂体增殖而引起周期性发作；而另一部分裂殖子、疟色素被吞噬细胞吞噬。间日疟和卵形疟的周期为48小时，三日疟为72小时，恶性疟为36~48小时。②配子体形成：裂殖体增殖3~4代后，部分裂殖子分别发育成雌、雄配子体，被雌性按蚊吸入胃内的配子体，则在蚊体内进行有性生殖，发育成雌、雄配子，并结合成"合子"，经"动合子""囊合子"发育形成"子孢子"，子孢子进入蚊唾液腺，当蚊再叮咬人时，子孢子便进入人体。

（2）疟原虫在蚊体内的发育

1）有性生殖雌、雄配子体被雌按蚊吸入胃内，进行交配后，发育成圆形合子，继之成为动合子，动合子穿过蚊胃壁发育成囊合子。

2）孢子增殖囊合子发育成孢子囊，内含成千上万个子孢子，子孢子从孢子囊逸出，进入蚊唾液腺内。当蚊叮咬人时，子孢子随唾液侵入人体。

2. 发病机制 疟原虫在肝细胞和红细胞内增殖时并不引起症状，当红细胞被裂殖体胀破后，大量裂殖子、疟色素和代谢产物进入血流，作用于体温调节中枢引起寒战、高热。一部分裂殖子侵入其他红细胞再进行裂体增殖而引起间歇性疟疾发作。由于裂殖体成熟的时间不同，故各型疟疾发作时间也不同。反复多次的疟疾发作，使红细胞遭到大量破坏，可产生贫血，贫血程度与疟原虫种类、感染程度、被侵犯红细胞类型有关，其中恶性疟原虫繁殖迅速，且侵犯不同发育阶段的红细胞，所以短期内即有10%的红细胞破坏，贫血发生早而显著。反复发作或重复感染使机体获得一定免疫力，故血液中虽仍有疟原虫增殖，但可不出现间歇性疟疾发作而成为带疟原虫者。

间日疟原虫和三日疟原虫的红细胞内期裂体增殖多在周围血中进行，其病变主要在单核－巨噬细胞系统，引起肝、脾大，以脾大为主，在急性期质软，反复发作者，肿大的脾脏质硬、包膜厚，显微镜下可见大量含疟原虫的红细胞及疟色素，网状组织纤维化，因而病愈后脾大不能缩小。肝脏轻度肿大，肝细胞混浊肿胀与变性，Kupffer细胞大量增生，内含疟原虫及疟色素。疟原虫生活史见图6-2。

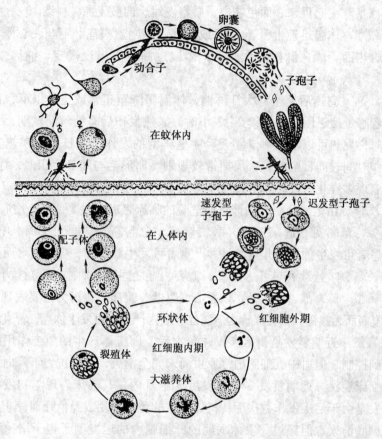

图6-2 疟原虫生活史

（二）流行病学

1. 传染源 疟疾患者和无症状带虫者。

2. 传播途径 疟疾的自然传播媒介是雌性按蚊，我国主要为雌性中华按蚊。少数可因输入带疟原虫的血液而传播。

3. 易感人群 人群普遍易感。感染后虽有一定免疫力，但不持久。各型疟疾之间亦无交叉免疫性，疟原虫抗原性还可连续变异，致宿主不能将疟原虫完全清除，疟原虫持续存在，免疫反应也不断发生，这种情况称伴随免疫。经反复多次感染后，再感染时症状可较轻，甚至无症状。而一般非流行区来的外来人员常较易感染，且症状较重。

4. 流行特征 我国除少数地区外，均有疟疾流行，自北向南渐趋严重。间日疟最多，恶性疟主要见于南方。一般夏、秋季发病较多。

（三）临床表现

间日疟潜伏期为10～20天，三日疟为24～30天，恶性疟为7～12天，卵形疟为13～15天。

1. 典型发作 具有周期性和间歇性发作的特点，典型发作分三期。

（1）寒战期 突起畏寒、面色苍白、唇指发绀、四肢发凉，持续10分钟至2小时。

（2）高热期 体温迅速上升至40℃或更高，伴剧烈头痛、呕吐、心悸、气促、口渴等，皮肤灼热而干燥，脉搏洪大而速；体温过高者可出现谵妄、抽搐，持续2～6小时。

（3）大汗期 高热后期全身大汗淋漓，体温骤降至正常或正常以下，自觉症状明显缓解，患者感觉疲乏困倦，持续2～3小时。寒热发作后有缓解间歇期，一般无明显症状。初发时，发热可以不规则，数天后才呈典型的发作。三日疟为寒热三日发作一次，每次发作时间较间日疟略长，周期常较规则。卵形疟与间日疟相似，症状多较轻。恶性疟临床表现多样化，严重者可致凶险发作。

2. 凶险发作 由疟原虫引起的严重而危险的临床表现，主要见于恶性疟。

（1）脑型 最常见，起病凶险，病情险恶。急起高热、剧烈头痛、呕吐、谵妄、昏迷，半数患者可发生抽搐，儿童常见。严重者可发生脑水肿、呼吸衰竭而死亡。

（2）超高热型 持续高热可达42℃，谵妄，继之昏迷、抽搐，可在数小时内死亡。

（3）胃肠型 除寒战、高热外，以恶心、呕吐、腹痛、腹泻为主要表现，类似胃肠炎或痢疾，腹痛而无腹泻，常被误诊为急腹症。吐泻严重者可发生休克、肾衰竭而死亡。

3. 疟疾复发 近期复发是指疟疾发作数次后，因机体产生的免疫作用或经治疗后临床症状受到控制，但血中红细胞内疟原虫尚未完全消灭，当抵抗力下降时，疟原虫增殖，又出现临床症状。近期复发多在初发后3个月内，其临床表现与初发相似，但较轻。远期复发是由于疟疾发作数次后，机体产生的免疫作用或经治疗而停止发作，血中疟原虫也被彻底消灭，但经过一段休眠期的肝细胞内的迟发型子孢子增殖后侵入红细胞，引起临床发作。其症状与初发相似，复发多在初发的半年以后。

4. 输血疟疾 由输入带疟原虫的血液引起，潜伏期7～10天，长者1个月左右。症状与蚊传疟疾相似，因只有红细胞内期疟原虫，故治疗后一般无复发。

5. 婴儿疟疾 临床表现多不典型，呈低热、弛张热或稽留热；发热前常无寒战，退热也无大汗；脾大显著，贫血出现早而严重；常有呕吐、腹泻、抽搐或感染性休克。病死率较高。血涂片可找到大量疟原虫。

（四）辅助检查

1. 血常规 白细胞正常或减少，单核细胞增多，多次发作后红细胞和血红蛋白可下降。

2. 疟原虫检查

（1）血液涂片 血涂片染色查疟原虫是确诊的最可靠方法。应在寒战或发热初期采血。

（2）骨髓穿刺涂片 阳性率高于外周血涂片。

3. 血清学检查 检测血清特异性抗体，可对疟疾做回顾性诊断、献血员检查、流行病学调查、防治效果考核等有一定的辅助价值。

4. PCR 检测 可检测到疟原虫的存在，对早期诊断具有重要价值。

（五）诊断要点

综合分析流行病学资料、临床表现和辅助检查资料进行诊断。对临床可疑患者可行血涂片和骨髓穿刺涂片查找疟原虫。

（六）治疗要点

1. 对症治疗

（1）一般疟疾高热以物理降温为主；摄入量不足不能进食者给静脉输液；贫血者应给铁剂治疗。

（2）凶险型疟疾：①体温过高者给予物理降温，将体温控制在38℃以下，此外可用肾上腺皮质激素，如地塞米松等。②应用低分子右旋糖酐，可防止血管内红细胞凝聚，有利于 DIC 预防与治疗。③抽搐者用镇静剂。④有脑水肿时，用20%甘露醇250mL快速静脉滴注，每天2~3次。

2. 抗疟原虫治疗

（1）控制临床发作的药物 ①氯喹：是最常用和最有效的首选药物，对红细胞内滋养体和裂殖体有迅速杀灭作用。服药后24~48小时退热，48~72小时血中原虫消失。口服吸收快、排泄慢、作用持久。适用于间日疟、三日疟及无抗药性的恶性疟患者。②青蒿素衍生物：是从中药青蒿中提取，常用的口服抗疟药有双氢青蒿素片，成人60mg/d，首次加倍，每天1次，连用5~7天，儿童按年龄递减。

（2）防止复发、中断传播的药物 常用的为伯氨喹，作用为杀灭肝细胞内速发型和迟发型的疟原虫，有病因预防和防止复发的作用。还能杀灭各种疟原虫的配子体，有防止传播的作用。紧接控制发作药物后口服。

（3）预防药物 乙胺嘧啶，能杀灭各种疟原虫红细胞外期，故有预防作用。

3. 凶险疟疾的治疗 凶险型疟疾需快速、足量应用有效的抗疟药物，尽快给予静脉滴注，如可用二盐酸奎宁静脉滴注或用蒿甲醚。

（七）预防措施

1. 控制传染源

（1）根治疟疾现症患者，间日疟采用氯喹及伯氨喹联合疗法。急性期患者症状消失后可解除隔离。

（2）根治带疟原虫者，对在1~2年内有疟疾史者，常在流行高峰前1~2个月进行抗复发治疗，采用乙胺嘧啶与伯氨喹联合治疗。

2. 切断传播途径 消灭按蚊滋生地及杀灭蚊虫。

3. 保护易感人群

（1）采取防蚊措施。

（2）药物预防：对高疟区、暴发流行区的人群和流行地区的外来人群给予预防性服药，可用氯喹或乙胺嘧啶。

病案分析

　　患者，女，19 岁。患者 1 周前由缅甸返回国内，次日开始出现高热、寒战、头痛，体温时高时低，无规律性，有汗。近 2 天发作 1 次高热，持续数小时伴头痛，热退后精神佳，可以进食，体温 39℃。血常规：白细胞 6.5×10^9/L，中性粒细胞 0.6，淋巴细胞 0.4，红细胞 3.2×10^{12}/L，血红蛋白 100g/L。

　　试分析：

　　1. 该患者初步的临床诊断是什么？

　　2. 患者目前最主要的护理诊断及护理措施有哪些？

【常见护理诊断/问题】

1. 体温过高　与疟原虫感染有关。

2. 疼痛（头痛、全身痛）　与高热有关。

3. 潜在并发症　颅内高压症、惊厥发作、呼吸衰竭。

【护理目标】

1. 体温降至正常范围。

2. 疼痛逐渐缓解。

3. 无并发症发生或能够及时发现并发症症状并得到缓解。

【护理措施】

（一）一般护理

采取虫媒隔离，急性发作期应卧床休息。给予高营养饮食，发作期进流食、半流食，缓解后可进普食。贫血患者应给予高铁、高维生素和高蛋白质饮食。

（二）病情观察

　　1. 对疟疾典型发作患者重点观察体温，记录体温的变化；观察面色及血红蛋白，注意有无贫血表现。

　　2. 对恶性疟患者应注意观察体温、意识状态、头痛、呕吐、抽搐等表现。

（三）对症护理

典型发作寒战期，应注意保温，如加盖棉被、放热水袋等。发热期给予物理降温，温度过高可给阿司匹林类退热药。大汗期后温水擦浴，及时更换衣服及床单，避免着凉，并应多饮水防止虚脱。缓解间歇期应保证患者安静休息，以恢复体力。对凶险发作有惊厥、昏迷时，应注意保持呼吸道通畅，并按惊厥、昏迷等常规护理。

（四）用药护理

1. 氯喹不良反应轻，可有食欲减退、恶心、呕吐、腹痛等。过量可引起心动过缓、心律失常与血压下降。老年人与心脏病者慎用。

2. 服用伯氨喹 3~4 天后可发生发绀或溶血反应，出现上述反应时需及时通知医生并停药。

3. 凶险发作应用静脉点滴药物时，应掌握药物浓度与滴速，并密切观察毒性反应。

【健康教育】

向患者讲述本病的传染过程、主要症状、治疗方法、药物不良反应、疟疾容易复发的原因等，应特别强调除服用控制发作药物外，还应服用抗复发药，以彻底根治疟疾。宣传防蚊、灭蚊的作用，强调抗复发治疗及进行预防性服药的重要性。

【护理评价】

1. 体温是否降至正常。
2. 疼痛是否缓解。
3. 并发症是否发生或是否能够及时发现并发症症状并得到缓解。

目标检测

1. 什么是疟疾？典型临床表现有哪些？
2. 疟疾患者如何进行用药护理？
3. 如何预防疟疾的发生？

第七章　蠕虫感染患者的护理

第一节　日本血吸虫病患者的护理

▦ 学习目标

1. 掌握日本血吸虫病的流行病学特点、临床表现及预防措施，能够应用护理程序制定相应的护理措施。

2. 熟悉日本血吸虫病的辅助检查及治疗要点。

3. 了解日本血吸虫的病原学及发病机制。

日本血吸虫病（schistosomiasis japonica）是由日本血吸虫寄生于门静脉系统所引起的人畜共患寄生虫病。由皮肤接触含尾蚴的疫水而感染，主要病变位是由虫卵引起肝脏与结肠的肉芽肿。急性期患者以发热、腹泻或脓血便、肝大与压痛、嗜酸性粒细胞显著增多为主要表现。慢性期以肝脾大或慢性腹泻为主要表现。晚期则以门静脉周围纤维病变为主，可发展为肝硬化，伴门脉高压、脾脏肿大与腹水。

【护理评估】

（一）病原学及发病机制

日本血吸虫成虫雌雄异体，常合抱在一起，寄生于人体门静脉系统，主要在肠系膜静脉内。存活时间一般 2～5 年，长者可达 20 年以上。雌虫在肠系膜静脉内产卵，一条雌虫每天可产卵 1000 个左右。大部分虫卵滞留于宿主肝及肠壁内，部分虫卵从肠壁穿破血管，进入肠腔，随粪便排出体外。虫卵随粪便入水后，在 25℃～30℃ 时孵化成为毛蚴，毛蚴有趋光性与向上性。毛蚴在水面下做直线运动，钻入中间宿主钉螺，在螺体内发育成长，经母胞蚴和子胞蚴二代发育繁殖，7～8 周后逸出尾蚴，每天数十条至百余条不等。尾蚴尾部分叉随水漂流，当人、畜接触疫水时，尾蚴很快（约 10 秒钟）从皮肤或黏膜钻入体内，尾部脱落，变成童虫，在血管内随血流经心、肺到达肝脏，约 1 个月在肝门静脉内发育为成虫，最后雌雄合抱，逆血流移行至肠系膜静脉内产卵，重复其生活史（图 7 - 1）。

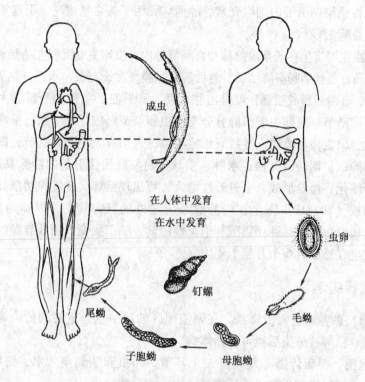

成虫

在人体中发育

在水中发育

虫卵

钉螺

尾蚴

毛蚴

子胞蚴

母胞蚴

图 7 - 1　日本血吸虫生活史

日本血吸虫生活史中，人是终宿主，钉螺是唯一中间宿主。除人外，日本血吸虫病在自然界还有广泛的动物储存宿主，如家畜中的牛、羊、狗、猫、猪等，以及各种野生动物如鼠等，共 40 余种。

血吸虫病的病变可由尾蚴、童虫、成虫、虫卵及其代谢产物所引起，但以虫卵尤其是成熟虫卵引起的肉芽肿最为重要。

1. 尾蚴引起的病变　尾蚴侵入皮肤后，能引起毛细血管扩张、充血和白细胞、嗜酸性粒细胞浸润，该处出现红色丘疹，可伴瘙痒，称为尾蚴性皮炎，持续 1～3 天消退。

2. 童虫引起的病变　童虫移行经肺时，可导致肺组织点状出血、充血和白细胞浸润，而引起患者咳嗽、痰中带血等，在感染后 1～2 周内出现，很快消失。

3. 成虫引起的病变　成虫及其代谢产物仅产生轻微的静脉内膜炎、轻度贫血与嗜酸性粒细胞增多。虫体死后可引起血管壁坏死和肝内门静脉分支栓塞性脉管炎，较轻微，不造成严重病例损害。

4. 虫卵引起的病变　日本血吸虫病早期的病理变化主要由虫卵引起，成熟卵内毛蚴的头腺分泌可溶性物质，通过卵壳缓慢释放，使 T 淋巴细胞致敏，当致敏的 T 淋巴细再遇到这些抗原时，释放出各种淋巴因子，因而吸引大量的嗜酸性粒细胞、巨噬细胞等到虫卵周围，形成以虫卵为中心的肉芽肿。随着虫卵内毛蚴的衰老、死亡及钙化等变化，形成慢性虫卵结节。晚期结节内纤维化加剧，最后为纤维瘢痕组织所取代。由于肝脏广泛纤维化，引起门脉高压和脾功能亢进。

血吸虫急性感染期由于白细胞介素、肿瘤坏死因子等含量增高，引起宿主发热、消瘦等急性血吸虫病表现。

日本血吸虫主要寄生在肠系膜静脉和直肠静脉内，虫卵主要沉积在结肠和肝脏：①结肠：主要在直肠、乙状结肠与降结肠。急性期有黏膜炎症、充血、水肿，黏膜下层有黄褐色的虫卵结节，破溃后形成溃疡，可排出脓血便。②肝脏：急性期肝脏肿大，表面可见粟粒状黄色虫卵结节。晚期由于门静脉分支的虫卵结节形成纤维组织，呈典型的血吸虫干线状纤维化，因血循环障碍，导致肝细胞萎缩，表面有大小不等结节，凹凸不平，形成肝硬化。③脾：早期轻度充血、水肿、质软，晚期肝硬化引起门静脉高压、脾淤血、组织增生、纤维化、血栓形成，呈进行性增大，可出现巨脾，继发脾功能亢进。④异位损害：指虫卵或（和）成虫寄生在门静脉系统之外的器官病变，以肺与脑较为多见。肺部病变为间质性虫卵肉芽肿伴周围肺泡炎性浸润。脑部病变以顶叶与颞叶的虫卵肉芽肿为多，多发生在感染后 6 个月至 1 年内。

（二）流行病学

1. 传染源　患者是主要传染源。在湖沼地区的耕牛也是重要的传染源，其他家畜如羊、猪、狗、猫等被感染后也可传播本病。

2. 传播途径　疾病传播必须具备三个环节，即虫卵随粪便入水、钉螺孳生和人、畜接触疫水。人可以通过生产或生活接触疫水，而导致感染。

3. 易感人群　人对本病普遍易感，感染者以农民、渔民为多，感染后可获得一定免疫力，但免疫力不持久，故可多次重复感染。

4. 流行特征　血吸虫病流行于我国长江流域及其以南地区。发病季节以夏、秋季多发。

（三）临床表现

1. 急性血吸虫病　在接触疫水后数小时至 2～3 天内出现尾蚴性皮炎，即尾蚴侵入处皮肤可出现有痒感的红色点状丘疹，2～3 天内自行消退。从尾蚴侵入至出现临床症状的潜伏期长短不一，以 1 个月左右为最常见。

（1）发热　发热是急性血吸虫病的主要临床表现，也是判断病情轻重的重要依据。体温一般在 38℃～40℃，热型以间歇热最常见，一般无明显毒血症症状。发热期限大多数为 1 个月左右，重型患者可长达数月，并伴有严重贫血、消瘦、水肿等。

（2）消化道症状　患者可有腹痛、腹泻，大便每天 3～5 次，少数患者可有脓血便。粪检易找到虫卵。

（3）过敏反应　荨麻疹较常见，此外可出现血管神经性水肿、全身淋巴结轻度肿大等。血中嗜酸性粒细胞显著增多。

（4）肝脾大　90% 以上患者肝脏肿大，伴有不同程度压痛，尤以肝左叶更显著，肝功能损害不明显，半数以上患者可有轻度脾大。

（5）呼吸系统症状 呼吸系统症状多在感染后两周内出现。半数以上患者有咳嗽、气喘、胸痛。重型患者咳血痰，并有胸闷、气促等。

2. 慢性血吸虫病 流行区居民由于少量多次重复感染后而成。大部分患者无症状，仅在粪便普查或因其他疾病就诊时被发现。部分患者表现为腹痛、腹泻，每天 2～3 次稀便，偶尔带血，重者可有脓血便，伴里急后重。常有肝、脾大，虫卵沉积引起结肠系膜、大网膜和肿大的淋巴结纤维化，粘连导致下腹部肿块。

3. 晚期血吸虫病 主要表现为血吸虫性肝硬化及门脉高压。根据主要临床表现，可分下列 3 种临床类型：

（1）巨脾型 最为常见，占晚期血吸虫病绝大多数。脾脏肿大可超过脐平线或腹中线，表面光滑、质地坚硬、可有压痛，常有脾功能亢进表现。肝因硬化逐渐缩小，有时尚可触及。因门脉高压，可发生上消化道出血，易诱发肝性脑病。

（2）腹水型 腹水是晚期血吸虫病肝功能失代偿的表现。腹水程度轻重不等，常反复发作。可因并发上消化道出血、肝性脑病或感染而死亡。患者常有下肢高度浮肿、呼吸困难、腹壁静脉怒张、脐疝和巨脾。

（3）侏儒型 自幼感染本病引起发育障碍，表现为身材矮小、第二性征缺如、发育正常。本型目前已少见。

（4）结肠肉芽肿型 以结肠病变为突出表现。病程 3～6 年以上，亦有 10 年者。患者经常腹痛、腹泻、便秘或腹泻、便秘二者交替出现，有时水样便、血便、黏液脓血便，有时出现腹胀、肠梗阻。左下腹可触及肿块，有压痛，纤维结肠镜下可见黏膜苍白、增厚、充血水肿、溃疡或息肉、肠狭窄，较易癌变。

（四）并发症

血吸虫病的并发症多见于晚期患者。

1. 肝硬化的并发症 以上消化道出血为常见，也可发生肝性脑病，腹水型患者可并发原发性腹膜炎与 G⁻ 杆菌败血症。

2. 肠道并发症 以急性阑尾炎最常见。由于结肠病变引起肠腔狭窄，可引发肠梗阻，以乙状结肠与直肠为多见。此外由于结肠的慢性炎症，可诱发结肠癌。

（五）辅助检查

1. 血常规 急性期白细胞总数增加，嗜酸性粒细胞显著增加，可达 20%～40%。慢性期嗜酸性粒细胞仍有轻度或中度增加。晚期则因脾功能亢进，白细胞和血小板减少，并有不同程度贫血。

2. 粪便检查 一般采用粪便沉淀后毛蚴孵化法，每天送检 1 次，连续 3 天。从粪便中检出虫卵和毛蚴是确诊血吸虫病的直接依据。

3. 直肠黏膜活组织检查 采用直肠镜检查，自病变处取米粒大小的肠黏膜置于两玻片之间，在显微镜下检查虫卵，此法阳性率高。

4. 肝功能检查 急性期患者血清球蛋白增高，ALT 轻度增高。晚期患者由于肝硬化血清白蛋白减少，可有白蛋白与球蛋白比例倒置。

5. 免疫学检查

（1）特异性抗体检测可采用环卵沉淀试验、间接血凝试验、酶联免疫吸附试验等，测定体内特异性抗体，可作为诊断及判断疗效的依据。

（2）抗原检测：阳性提示有活动性感染，对早期诊断有重要价值。

6. 影像学检查 B 型超声或 CT 检查，可判断肝纤维化程度。

（六）诊断要点

综合分析流行病学资料、临床表现和辅助检查资料进行诊断。粪便检查虫卵在急性血吸虫病患者阳性率较高，而慢性和晚期血吸虫病患者阳性率较低。

（七）治疗要点

1. 一般治疗 补充营养及加强支持疗法，改善全身情况。

2. 病原治疗 吡喹酮对血吸虫有很强的杀灭作用，是治疗血吸虫病理想的药物。

（1）**急性血吸虫病** 成人总剂量 120mg/kg，每天分 3 次口服，疗程 4～6 天。

（2）**慢性血吸虫病** 成人总剂量为 60mg/kg，每天分 3 次口服，疗程 2 天。

（3）**晚期血吸虫病** 应适当减少总剂量，延长疗程，以免引起中毒反应。

3. 对症治疗 急性血吸虫患者高热、中毒症状严重，可应用小剂量激素静脉滴注。晚期血吸虫病巨脾型者，可行手术治疗。上消化道出血、腹水、肝性脑病患者给予相应治疗。

（八）预防措施

1. 控制传染源 在流行区每年对患者及病牛进行普查、普治，是防治工作中重要一环。

2. 切断传播途径 灭螺是预防措施中的关键。应采用物理及化学方法灭螺，反复进行。防止人、畜粪便污染水源，粪便应进行无害化处理。保护好水源，改善用水。

3. 保护易感人群 尽量避免接触疫水，尤其是要严禁儿童在疫水中游泳、洗澡、捕捉鱼虾等，也不要在早晨和雨后赤足在河边草地上行走，防止接触含有尾蚴的露珠或水滴。必须接触疫水时，应采取个人防护措施，如涂擦防护剂或用药物浸渍衣裤，防止尾蚴进入皮肤，避免感染血吸虫病。在流行地区和流行季节，可应用吡喹酮等进行预防性服药。我国动物用血吸虫疫苗已研制成功，对减少疫区动物的感染将发挥作用。

病案分析

患者，男，32 岁，渔民。因"腹泻伴间歇性发热 2 周"入院。查体：四肢可见散在荨麻疹，全身浅表淋巴结轻度肿大。血常规：嗜酸性粒细胞明显增多。

试分析：

1. 该患者的临床诊断是什么？诊断依据有哪些？

2. 针对此患者可提出哪些常见的护理诊断？目前最主要的护理措施有哪些？

【常见护理诊断/问题】

1. 体温过高 与血吸虫感染有关。

2. 腹泻 与虫卵在肠道沉积引起急性结肠炎有关。

3. 潜在并发症 上消化道出血、肝性脑病、感染等。

【护理目标】

1. 体温降至正常。

2. 腹泻次数减少。

3. 无并发症发生或能够及时发现并发症症状并得到缓解。

【护理措施】

（一）一般护理

急性血吸虫病及晚期血吸虫病肝硬化伴有腹水患者均需卧床休息。慢性期患者适当休息。急性血吸虫病患者应给予高热量、高蛋白、高维生素饮食。有腹泻者饮食要求同痢疾患者。晚期血吸虫病肝硬化有腹水者应给予低盐饮食，发生肝性脑病者暂停蛋白质饮食。

（二）病情观察

1. 急性血吸虫病 观察体温变化；每天腹泻次数、大便性状；皮疹形态、部位；肝脾大小等。

2. 晚期血吸虫病 应观察腹围、体重、下肢水肿、肝脾大小、肝功能变化等情况；观察有无上消化道出血、肝性脑病及感染等并发症出现。

（三）对症护理

1. 发热 急性期应嘱患者卧床休息，做好生活护理；观察体温的变化，对于高热多汗者，用温水擦洗，勤换衣被，保持皮肤清洁、床铺干燥平整；发热在 39℃ 以上者给予物理降温，如温水擦浴、酒精擦浴、冰袋、冰帽等；对持续高热物理降温效果不明显者可按医嘱采用药物降温，护理人员应了解解热剂的成分、药理作用、禁忌证等，避免发生不良反应及过敏反应。

2. 腹泻 腹泻频繁、全身症状明显者应卧床休息，静脉补液。轻度及中度脱水者可采用口服补液，少量、多次给患者喂食。对排便频繁者，便后宜用软纸擦拭，每天用温水坐浴，然后局部涂以消毒凡士林油膏，以保护局部皮肤。

3. 皮疹 对皮肤有过敏反应，反复出现皮疹者可遵医嘱口服抗组胺药，局部涂止痒剂。

（四）诊疗护理

吡喹酮毒性小，少数患者服用后有头晕、头痛、腹痛、腹泻、恶心、呕吐等，于服药后 0.5~1 小时出现，不需处理，数小时内便可消失。但晚期血吸虫病患者如服用剂量偏大或过量，也可引起严重心律失常。护理人员应指导患者按时、按量坚持服药，并观察可能出现的不良反应。协助医生进行特殊检查，如直肠镜取肠黏膜做压片检查，检查前应向患者讲述检查的目的、过程及注意事项，术后观察有无出血表现等。

【健康教育】

对疫区群众进行预防教育，讲解血吸虫病感染过程、对人体的危害及预防措施，如消灭钉螺，避免接触疫水，做好个人防护等。对晚期血吸虫病患者，应指导和帮助患者、家属了解肝硬化的有关知识，预防和减少肝硬化并发症的反复发作。

【护理评价】

1. 体温是否降至正常范围。
2. 腹泻次数是否减少，脱水症状是否减轻。
3. 有无并发症发生或并发症症状是否缓解。

目标检测

1. 什么是日本血吸虫病？急性血吸虫病的临床表现有哪些？
2. 急性血吸虫病如何护理？
3. 如何预防日本血吸虫病的发生？

第二节 钩虫病患者的护理

■ 学习目标

　　1. 掌握钩虫病的流行病学特点、临床表现及预防措施，能够应用护理程序制定相应的护理措施。
　　2. 熟悉钩虫病的辅助检查及治疗要点。
　　3. 了解钩虫病的病原学及发病机制。

钩虫病（ancylostomiasis）是由钩虫寄生于人体小肠所致的疾病。临床上以贫血、营养不良、胃肠功能失调为主要表现，严重时致心功能不全或儿童发育障碍。

【护理评估】

（一）病原学及发病机制

1. 病原学　钩虫病的病原体有十二指肠钩虫和美洲钩虫两种，成虫大小如绣花针，呈灰白色，雌虫较雄虫长，十二指肠钩虫呈 C 形，美洲钩虫呈 S 形。俗称"黄肿病""懒黄病"。钩虫成虫寄生于小肠上段，其虫卵随粪便排出，在温暖、潮湿、疏松土壤中1~2天后孵出杆状蚴，再经1周左右经两次脱皮发育为感染性丝状蚴。丝状蚴生命力强，可生存数周，多存在于潮湿泥土中，亦可随雨水或露水爬至植物的茎、叶上，当人体皮肤或黏膜与之接触时，即可侵入人体，经微血管或淋巴管，随血流经右心至肺，穿破肺毛细血管进入肺泡，沿支气管上移至咽喉部，随宿主吞咽活动经食管进入小肠，再经3~4周两次蜕皮发育为成虫，成熟后产卵。从感染至粪便中排出钩虫卵所需的时间为4~7周。成虫的寿命为2~5年，但大多数成虫在1~2年内被排出体外（图7-2）。

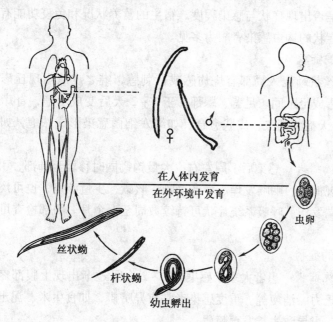

图7-2　钩虫生活史

2. 发病机制

（1）幼虫引起的损害　钩虫幼虫可引起皮肤和肺部损害。丝状蚴侵入皮肤数分钟至1小时内，局部皮肤可出现小的红色丘疹，1~2天内出现水疱。幼虫穿过肺血管达到肺泡时引起肺间质及肺泡出血和炎症，有时诱发过敏性哮喘或发生支气管炎。

（2）成虫引起的损害　钩虫成虫以口囊和切齿吸附在小肠黏膜绒毛上，吸食血液。且不断更换吸附部位，并分泌抗凝血物质，故被钩虫吸附的黏膜不断渗血，渗血量远多于被吸血量，引起慢性失血和血浆蛋白丢失。长期严重贫血和缺氧可引起心肌脂肪变性，心脏扩大，甚至并发心功能不全。组织缺铁与其他营养素的缺乏可引起指甲扁平、反甲、毛发干燥脱落及食管和胃黏膜萎缩。儿童严重感染可引起生长发育障碍。

（二）流行病学

钩虫感染遍及全球。我国华东、华北地区以十二指肠钩虫为主，华南、西南地区以美洲钩虫为主。农村感染率为30%~40%。

1. 传染源 患者与带虫者为传染源。含钩虫卵的人粪便未经处理就当肥料应用，使农田成为重要的感染场所。

2. 传播途径 钩虫的主要感染方式是丝状蚴从皮肤侵入。农民赤足下田，接触污染的土壤时遭受感染。生食污染蔬菜可自口腔黏膜侵入。

3. 易感人群 任何年龄与性别均可感染，但以青壮年农民和儿童感染率为高，而且可多次重复感染，夏、秋季为感染季节。

（三）临床表现

钩虫感染后是否出现症状与感染程度、宿主的营养状况和免疫功能有关。粪便中有钩虫卵而无明显症状的钩虫感染者颇为多见。

1. 幼虫引起的症状

（1）**皮炎** 丝状蚴侵入局部有烧灼感或针刺感，继之皮肤出现丘疹、小出血点或疱疹，常见于手指或足趾间、足背、踝部，于1～2天后变成水疱，奇痒，俗称"粪土痒"。一般4～10天症状消失，皮肤愈合，如继发细菌感染形成脓疱，如无继发感染可于数天内消失。

（2）**呼吸系统症状** 感染后1周左右，大量钩蚴同时移行至肺部，引起广泛性炎性反应，患者可出现低热、咽喉发痒、声音嘶哑、咳嗽、少量咳痰，也可痰中带血丝。部分患者可出现哮喘发作。呼吸系统症状可持续数周至1个月。肺部检查可听到干啰音或哮鸣音。

2. 成虫引起的症状

（1）**消化系统症状** 患者大多于感染后1～2个月逐渐出现上腹部疼痛或不适、食欲减退、腹泻、乏力、消瘦等。重度感染者常有异嗜癖，如食生米、泥土等。婴幼儿期感染者症状较重，可导致生长发育障碍。

（2）**贫血** 是钩虫病的主要症状。在重度感染后3～5个月逐渐出现进行性贫血，表现为头晕、眼花、耳鸣、心悸、气促等，患者表情淡漠、面部呈蜡黄色。长期严重贫血可发生贫血性心脏病，表现为心脏扩大、心率增快、心前区收缩期杂音，甚至发生心功能不全。严重贫血常伴有低蛋白血症，出现下肢或全身水肿。

（四）辅助检查

1. 血常规 血象常有不同程度贫血，属小细胞低色素性贫血。网织红细胞正常或轻度增高，白细胞大多数正常，嗜酸性粒细胞可轻度增多。血清铁浓度显著降低，一般在9μmol/L以下。

2. 骨髓象 红细胞系增生活跃，红细胞发育多停滞于幼红细胞阶段，中幼红细胞显著增多。

3. 粪便检查 采用直接涂片可查见钩虫卵；用钩虫幼虫培养法可孵出丝状蚴，有确诊意义。粪便隐血试验可呈阳性。

（五）诊断要点

综合分析流行病学资料、临床表现和辅助检查资料进行诊断。对可疑患者可采用直接涂片或饱和盐水漂浮法检查，见钩虫卵可明确诊断。

（六）治疗要点

1. 病原治疗　常应用苯咪唑类药物，如阿苯达唑（肠虫清），成人剂量为400mg，1次顿服，隔10天重复1次。该类药物为广谱驱虫药，对多种肠道线虫感染均有效。

2. 局部治疗　钩虫幼虫皮炎在感染后24小时内可采用左旋咪唑涂擦剂或15%噻苯达唑软膏涂擦患处，有止痒、消炎及杀死皮内钩虫幼虫的作用。

3. 对症治疗　补充铁剂可纠正贫血。严重钩虫病贫血患者常伴有营养不良，除补充铁剂外，还应补充蛋白质及维生素等营养物质。

（七）预防措施

1. 控制传染源　在钩虫感染率高的地区开展大规模普查、普治钩虫病患者及钩虫感染者，以控制传染源。

2. 切断传播途径　加强粪便无害化处理，改革施肥与耕作方法，尽量采用机械操作耕种，防止钩虫幼虫从皮肤侵入。

3. 保护易感人群　尽量避免赤足与污染土壤密切接触，如下田劳动尽可能穿鞋或局部涂擦防护药物，防止钩虫幼虫从皮肤侵入。

病案分析

　　　　患儿，男，7岁。因"手指、足趾间皮肤瘙痒，并发现有水疱3天"入院。患儿此前随父母常到农田玩耍。

　　试分析：

　　该患者的初步临床诊断是什么？目前最主要的治疗要点是什么？

【常见护理诊断/问题】

1. 活动无耐力　与钩虫所致贫血有关。

2. 营养失调：低于机体需要量　与钩虫在肠道寄生引起慢性失血有关。

3. 皮肤完整性受损　与钩虫引起皮肤损伤有关。

【护理目标】

1. 活动无耐力逐渐改善。

2. 营养状况逐渐改善。

3. 皮损无继发性感染。

【护理措施】

（一）一般护理

根据贫血程度决定其活动量，严重贫血者需卧床休息。给予高蛋白、高热量、高维生素、易消化及含铁丰富的饮食。驱虫期间给予半流质饮食，忌食油炸及粗纤维食物。

（二）病情观察

观察患者皮疹及皮肤瘙痒情况、呼吸系统症状、消化系统症状、贫血所引起的症状及体征，观察治疗效果如血红蛋白增长情况等。

（三）对症护理

皮肤瘙痒可给予左旋咪唑涂肤剂或阿苯达唑软膏涂擦，有止痒、消炎作用，并应嘱患者避免搔抓，预防继发感染。

（四）诊疗护理

苯咪唑类药物不良反应轻微，少数患者可出现头晕、腹部不适、腹泻等症状，应告知患者上述症状不影响治疗，可自行缓解。

（五）生活护理

重度贫血患者生活不能自理，应加强生活护理，满足患者基本需要。因患者机体抵抗力差，特别应注意口腔、皮肤护理，以防感染。

> **知识链接**
>
> ### 应用铁剂治疗贫血的注意事项
>
> 1. 维生素 C、有机酸、某些单糖、动物肉类（肉、禽、鱼）、核黄酸可促进铁吸收。
>
> 2. 胃酸缺乏或服用抗酸药物，膳食中草酸盐、植酸盐、磷酸盐、鞣酸，茶叶和咖啡中的多酚类物质，卵黄高磷蛋白，以及腹泻或吸收不良综合征则不利于铁吸收。
>
> 3. 口服液体铁剂时应用吸管，防止牙齿变黑。
>
> 4. 注意胃肠道反应，如饭后 30~40 分钟服用可避免铁剂对消化道的刺激，减轻胃肠道反应。
>
> 5. 如在服铁剂期间大便呈黑褐色为正常现象，不必惊慌。
>
> 6. 贫血纠正后，仍需坚持服药 2~3 个月，以彻底治疗贫血。

【健康教育】

1. 进行钩虫感染过程及预防措施的宣教，宣传普查、普治及加强粪便管理的意义，并做好个人防护，防止钩虫幼虫从皮肤侵入。

2. 介绍钩虫病的症状、贫血原因、服用抗钩虫药及铁剂剂量、疗程，嘱患者坚持服药，并请家属监督。如感染较重者应按医嘱进行重复治疗。本病纠正贫血后，患者症状可减轻或消失，预后良好。

3. 驱虫后半个月左右应复查粪便虫卵，以判定疗效。

【护理评价】

1. 活动无耐力是否逐渐改善。

2. 营养状况是否逐渐改善。

3. 皮损是否愈合。

目标检测

1. 什么是钩虫病？典型的临床表现有哪些？

2. 钩虫病患者发生贫血时如何护理？

3. 如何预防钩虫病的发生？

第三节　肠绦虫病患者的护理

学习目标

1. 熟悉绦虫病的流行病学特点、临床表现及预防措施，能够应用护理程序制定相应的护理措施。

2. 了解肠绦虫病的病原学、发病机制、辅助检查及治疗要点。

肠绦虫病（intestinal cestodiasis）是绦虫寄生于人体小肠所引起的肠道寄生虫病。常见者为猪带绦虫病和牛带绦虫病。临床表现以轻微的胃肠症状及大便中排出白色带状节片为特征。

【护理评估】

（一）病原学及发病机制

猪带绦虫和牛带绦虫虫体均呈扁平带状，白色，由头节、颈节和体节（链体）三部分组成，头节细小，猪带绦虫头节呈球形，有顶突与小钩；牛带绦虫头节呈方形，无顶突与小钩；颈节有再生作用；成熟体节内含雌、雄生殖器，尾部为孕节，每节含3万~5万个虫卵。成熟孕节2~3节相连，自动脱落，随粪便排出。其链体的妊娠节片中充满虫卵。猪带绦虫的终宿主是人，中间宿主主要是猪，人也可成为其中间宿主。其成虫寄生于人的小肠，虫卵和妊娠节片可随粪便排出人体。虫卵被猪吞食后，经消化液的作用，在十二指肠内孵出六钩蚴，六钩蚴钻破肠壁，随血液及淋巴循环散布至全身，最后主要在骨骼肌内发育为囊尾蚴。成熟的囊尾蚴约米粒大小，外有乳白色、半透明的囊膜，内含液体及内陷的头节。含囊尾蚴的猪肉俗称"米猪肉"或"豆肉"。当人食入含有活囊尾蚴的猪肉后，经消化液的作用，囊壁被破坏，囊尾蚴伸出头节，吸附于肠壁，经 10～12 周发育为成虫。人不仅是猪带绦虫的终宿主可患猪带绦虫病，而且误食其虫卵也可成为中间宿主，患囊虫病（图 7－3）。但人对牛带绦虫卵有自然免疫力，故人体无牛囊尾蚴感染。

囊尾蚴进入人体小肠后，在消化液的作用下，伸出头节，以其小钩和（或）吸盘钩挂和（或）吸附在小肠黏膜上，引起局部损伤及炎症。虫体可干扰肠管运动，引起腹部不适、腹痛等。虫体扭转或多条绦虫寄生偶可导致不全性肠梗阻。

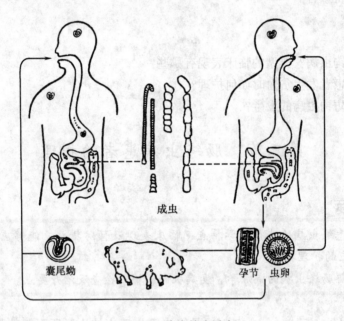

成虫

囊尾蚴　　　　　　　　　　　　　　孕节　虫卵

图 7－3　绦虫的生活史

（二）流行病学

1. **传染源**　患者是猪带绦虫病和牛带绦虫病的唯一传染源。

2. **传播途径**　经口传播。猪带绦虫病和牛带绦虫病主要因食入生或未煮熟的含有囊尾蚴的猪肉或牛肉而感染，亦可经被囊尾蚴污染的食物或手而传播。

3. **易感人群**　人群普遍易感，以青壮年为多，男多于女。

4. **流行特征**　猪带绦虫病主要见于东北、华北等进食猪肉较多的地区，且多为散发。牛带绦虫病主要见于华北、西北、西南等少数民族地区，常可呈地方性流行。

（三）临床表现

1. 绦虫病 潜伏期2~3个月。症状轻微，常因粪便中发现白色节片而就医。部分患者可出现腹痛、腹胀、腹泻、恶心、乏力等症状。牛肉绦虫节片常自动由肛门脱出，引起轻微肛门瘙痒。猪肉绦虫活动力常弱，孕节常数节相连地自链体脱落，随粪便排出体外。猪肉绦虫病患者因自体感染而同时患有囊虫病者可占2.5%~25%。

2. 囊虫病 潜伏期约3个月至数年。临床表现与感染轻重和囊虫寄生部位、数目及人体反应性有关。

（1）脑囊虫病 占囊虫病的69%~90%，轻重不一，可分以下五型：①癫痫型：常见，以反复发作各种类型的癫痫为特征，是唯一首发症状。发作形式有大发作、小发作、精神运动性发作或局限发作等。同一患者可有两种以上发作形式，且极易转换。多样性和易转换性是本型特点。②颅内高压型：较常见，以急性起病或进行性加重的颅内压增高为特征。表现为明显头痛、头晕、呕吐、复视等，重者可突发脑疝。③脑膜炎型：急性或亚急性脑膜刺激征为特点，常伴有发热、头痛、眩晕、耳鸣、听力减退、共济失调等。④痴呆型：表现为进行性加剧的精神失常及痴呆。⑤脊髓型：较少见，表现为截瘫、感觉障碍、大小便潴留等。

（2）眼囊虫病 可寄生于眼的任何部位，以玻璃体及视网膜下多见。早期感到眼前有椭圆形黑影飘动和伸缩变形，可见蠕动的阴影；晚期由于眼内组织受到干扰和炎症形成，视力可显著下降，甚至失明。

（3）皮下组织和肌肉囊虫病 约2/3患者常有皮下或肌肉内囊虫结节，呈圆形或椭圆形，直径0.5~1.5 cm，数目多少不一，从几个到成百上千个，多分布于头和躯干，质如软骨，无粘连与压痛，分批出现，可自行消失。

（四）辅助检查

1. 粪便检查 患者粪便中发现白色节片，对排出的节片进行压片检查可确定绦虫的种类。大便检查虫卵的阳性率低，直肠或肛门拭子与肛门胶纸黏拭的阳性率较高。驱虫治疗后应注意查找头节，并可确定虫种及判断疗效。

2. 免疫学检查 皮内试验及ELISA阳性符合率达73%~95%，但可呈假阳性。

（五）诊断要点

综合分析流行病学资料、临床表现和辅助检查资料进行诊断。对有感染可疑而无虫体节片排出者，采用X线钡餐检查肠道，若显现带状虫体影像有助于诊断。

（六）治疗要点

本病主要为驱虫治疗。

1. 吡喹酮 为广谱驱虫药，驱猪带绦虫或牛带绦虫可按15~20mg/kg，一次空腹顿服即可，疗效可达95%以上。服药后偶有恶心、呕吐、腹痛、头昏、乏力等不适，数天内即可自行消失。

2. 甲苯咪唑　每次 300mg，每天 2 次，口服，疗程 3 天，疗效可达 100%，多能使虫体完整排出。该药肠道吸收少，不良反应少，但有致畸作用，孕妇及幼儿禁用。

（七）预防措施

普查普治患者，加强粪便管理，防止猪与牛感染。加强肉类检疫，禁止出售含囊尾蚴的肉类。加强个人饮食卫生，不吃未煮熟的猪肉和牛肉，生、熟炊具要分开，生吃的蔬菜、水果等要洗净、消毒，饭前、便后要洗手等。

病案分析

患者，男，24 岁。患者 3 个月前食用带鲜血的猪肉，近日来时感脐周隐痛，偶有腹泻，粪便中见白色面条状活动虫体。

试分析：

该患者的初步临床诊断是什么？目前最主要的治疗要点是什么？

【常见护理诊断/问题】

1. **营养失调：低于机体需要量**　与绦虫寄生肠道吸收营养有关。
2. **潜在并发症**　癫痫、颅内高压等。

【护理目标】

1. 营养状况逐渐改善。
2. 无并发症发生或能够及时发现并发症症状并得到缓解。

【护理措施】

（一）一般护理

进行消化道隔离，鼓励患者多进食高热量、高蛋白、营养丰富的饮食，以保证足够的营养摄入。

（二）病情观察

注意观察粪便中有无节片或节片自肛门逸出；有无恶心、呕吐、腹痛、腹泻等消化道症状；有无剧烈头痛、癫痫、视力障碍、皮下结节等不同部位囊虫病的表现；测量身高、体重，注意有无结膜苍白、皮肤弹性下降等营养不良或贫血的表现；观察血常规、粪便检查等检查结果。

（三）诊疗护理

1. 熟悉不同品种驱绦虫药的作用、不良反应、服用方法，以及驱虫过程中的注意事项等，并向患者做好解释工作。

2. 驱虫前，应先给予冬眠灵或吗叮啉，以防止患者恶心、呕吐时将虫卵反流入胃和十二指肠，产生自身感染而导致囊虫病。

3. 驱虫时应保持大便通畅，必要时可用泻药，以利于虫体或虫卵及时排出，当虫体部分排出时切忌拉断，可用温热水坐浴使全部虫体自然排出。

4. 驱虫后应留24小时全部大便，检查有无头节排出。如未找到头节也不一定表示失败，因为头节当天不一定排出，或头节已被破坏不易辨认。若治疗后半年内仍无节片排出，虫卵转阴，可确定已治愈，否则应复治。

【健康教育】

宣传积极根治肠绦虫病患者的重要性，介绍不同囊虫病的治疗原则、有关检查的必要性，以及加强家畜及粪便管理、注意饮食卫生的重要性。

【护理评价】

1. 营养状况是否逐渐改善。

2. 有无并发症发生或能够及时发现并发症症状并得到缓解。

目标检测

1. 什么是肠绦虫病？典型的临床表现有哪些？

2. 如何预防肠绦虫病的发生？

第八章 钩端螺旋体病患者的护理

1. 掌握钩端螺旋体病的流行病学特点、临床表现及预防措施，能够应用护理程序制定相应的护理措施。

2. 熟悉钩端螺旋体病的辅助检查及治疗要点。

3. 了解钩端螺旋体病的病原学及发病机制。

钩端螺旋体病（leptospirosis）简称钩体病，是由一组致病性钩端螺旋体（简称钩体）所引起的一种急性传染病。临床早期以发热、眼结膜充血、腓肠肌压痛、全身淋巴结肿大为特征，继而可有出血尤其是弥漫性肺出血、肾衰竭或脑膜脑炎等内脏损害。若未能及时、正确治疗，常可危及生命。

【护理评估】

（一）病原学及发病机制

钩体为革兰阴性需氧菌，菌体细长，有 12~18 个螺旋，一端或两端弯成钩状，由菌体、轴丝和外透明膜三部分组成，外膜有保护性抗原存在，抗原的结构复杂多样。钩体在水或湿润土壤中可存活 1~3 个月，对寒冷、干燥、日光、加热及常用消毒剂极为敏感，日光直射 2 小时，60℃、10 分钟，余氯 0.3~0.5ppm、3 分钟，均可使其死亡。

钩体经皮肤、黏膜侵入人体后，迅速经淋巴管和毛细血管进入血流而播散至全身，并在血液中繁殖，形成钩体败血症，引起早期的感染中毒症状。多数患者组织脏器损害轻微，而表现为单纯的败血症。仅少数患者有较重的脏器损害，出现肺、心、肝及肾损害等临床表现。在发病后 1 周左右，血中开始出现特异性抗体。随着抗体滴度的增加，钩体数量逐渐减少，最终消失。钩体病的基本病理变化是全身毛细血管的感染中毒性损伤，严重的血管损伤可致相应的组织脏器发生出血、坏死及炎症反应。钩体病的突出特点是功能障碍严重，但组织结构损害轻微，故患者经治疗后均不留后遗症。

（二）流行病学

1. 传染源 野鼠中的黑线姬鼠和家畜中的猪是主要的传染源，也是重要的储存宿主。患者带钩体者少，排出率低，且尿液为酸性而不适于钩体生存，故作为传染源的意义不大。

2. 传播途径　主要是通过间接接触而传播。钩体随带钩体动物的尿排出，污染周围环境。人在生产或生活活动中接触被污染的水、土壤及植物等，钩体可经皮肤（特别是破损的皮肤）和黏膜侵入人体，引起人的感染。

3. 易感人群　人群普遍易感，病后可获得较强的同型免疫力。疫区常住人群常有一定的免疫力，新进入疫区的人员因缺乏免疫力而发病者多。

4. 流行特征　本病分布甚广，我国以长江流域及其以南地区多见。主要流行于夏、秋季。以青壮年农民、渔民与屠宰工人等发病较多，农村地区儿童发病亦不少见。

（三）临床表现

1. 早期（感染毒血症期）　一般在起病3天内，是钩体败血症的早期表现。以畏寒发热起病，体温达39℃～40℃，多呈稽留热，伴全身酸痛、剧烈头痛、全身乏力，肌痛明显，尤以腓肠肌显著。眼结合膜充血不伴畏光流泪，无分泌物。腋下及腹股沟淋巴结肿大有压痛。

2. 中期（内脏损害期）　一般是起病后3～10天，是钩体败血症的极期表现。根据脏器损害不同，可分为五型。

（1）**感染中毒型**　即单纯败血症，仅有感染中毒表现，而无明显器官损害。主要表现有：①发热，起病急骤、畏寒、发热，体温达39℃，伴有明显头痛和全身乏力。②全身肌肉痛，尤以腓肠肌及腰背肌疼痛明显。③结膜明显充血，甚至出血，咽部亦可疼痛、充血，软腭可有出血点。④腓肠肌压痛明显，重者小腿拒按，不能走路。⑤浅表淋巴结肿大、有压痛，以双侧腹股沟淋巴结为主。部分患者可有肝脾大及触痛。本型多见，一般经5～10天后，症状逐渐缓解而自愈。

（2）**肺出血型**　初期表现同感染中毒型，经3～4天后病情加重，出现不同程度的肺出血。轻者仅痰中带血或轻度咯血，肺部听诊有少量湿啰音。重者可致肺弥漫性大出血，表现为心悸、气急，血痰增多，甚至大量咯血，若抢救不及时，可因窒息、呼吸或循环衰竭而迅速死亡，是目前钩体病死亡的主要原因。

（3）**黄疸出血型**　初期表现同感染中毒型，经4～5天后出现肝损害、出血倾向及肾损害，表现为黄疸、食欲减退、厌油、恶心、呕吐、ALT升高等。同时有广泛出血的表现，如皮肤黏膜出血点、淤斑、鼻出血、咯血、便血、尿血等，患者可因消化道大出血或肺大出血而死亡。肾损害轻重不一，轻者仅有少量蛋白尿，重者可有少尿、大量蛋白、管型以致肾衰竭。急性肾衰竭是本型常见的死亡原因，近年较少见。

（4）**脑膜脑炎型**　于起病后2～3天，患者出现头痛加重、呕吐、颈强直等脑膜炎表现，和（或）意识障碍、瘫痪、抽搐等脑炎的表现。严重者可出现脑水肿、脑疝。脑脊液压力增高，白细胞计数在500×10^6/L以下，蛋白质增高、糖正常或稍低、氯化物正常。脑膜炎型病情较轻，预后较好。脑炎型或脑膜脑炎型病情较重，预后较差。

（5）**肾衰竭型**　以肾衰竭为突出表现，多与黄疸出血型同时存在，单独肾衰竭型者少见。

3. 后期（恢复期） 患者一般在病程 10 天以后逐渐好转、痊愈，不留后遗症。少数患者可在发热及其他症状消失后数天或数月再次出现症状，称后发症，如后发热、眼后发症、变态反应性脑膜炎等。

（四）辅助检查

1. 常规检查
（1）血常规 白细胞总数和中性粒细胞轻度增高或正常。
（2）尿常规 可有少量蛋白、红细胞、白细胞及管型。
2. 病原学检查 发病 1 周内可采血液、脑脊液及尿液进行钩体培养。
3. 血清学检查 可采用免疫荧光抗体、ELISA 法等检测特异性抗体。一般病后 1 周开始出现阳性，并逐渐升高。
4. 其他检查 心电图、肝功能、肾功能、脑脊液及 X 线胸片等检查。

（五）诊断要点

综合分析流行病学资料、临床表现和辅助检查资料进行诊断。对有典型钩端螺旋体病临床表现者可行血清学检查和病原学检查。

（六）治疗要点

本病的治疗强调"三早一就地"的原则，即早发现、早诊断、早治疗、就地治疗。
1. 病原治疗 钩端螺旋体对青霉素、庆大霉素等多种抗菌药物均敏感，早期抗生素治疗可以显著缩短病程，减轻内脏器官的损害。青霉素 G 对钩体病疗效很好，有直接杀死病原体的作用，为国内首选药物。常用 40 万 U 肌内注射，每 6~8 小时 1 次，一般疗程为 5~7 天或退热后 3 天。青霉素过敏者可改用庆大霉素，8 万 U 肌内注射，每 8 小时 1 次，疗程同青霉素。部分钩体病患者在青霉素首剂治疗后发生赫氏反应。

知识链接

赫氏反应

一般在首剂青霉素治疗后 0.5~4 小时患者突起寒战、高热（甚至超高热）、头痛、脉速等原有症状加重，或体温骤降，出现低血压或休克等，一般于 0.5~1 小时后消失。其发生原因与抗生素使钩端螺旋体大量裂解，释放毒素有关。少数患者在此反应之后病情加重，可迅速出现肺弥漫性出血，应予高度重视。为避免发生赫氏反应，首剂不宜过大，有人主张将青霉素首剂减为 5 万 U 肌内注射，4 小时后 10 万 U，以后再逐渐增至常量。一旦发生赫氏反应，立即给予氢化可的松静脉注射或静脉滴注，同时给予物理降温、补液、升压、强心等对症处理。

2. 对症治疗 本病临床表现复杂多样，除及早进行病原治疗外，还要注意做好相应的对症治疗。如高热者以物理降温为主；出血者可酌情选用维生素 K、安络血等药物治疗，必要时输新鲜血，若有大出血趋势时应及早应用激素治疗；肾功能障碍者应注意维持水、电解质平衡，避免使用对肾有损害的药物；当出现心音减弱、奔马律等症状，可给予毛花苷 C 等强心治疗；颅压增高者给予甘露醇、高渗葡萄糖等脱水治疗。

（七）预防措施

1. 控制传染源 疫区内应大力灭鼠，加强对猪、犬等家畜的管理，给予活菌菌苗免疫，并应定期检疫。

2. 切断传播途径 消除死水、泥塘，加强疫水管理，做好环境卫生及消毒工作。兴修水利，防止洪水泛滥。减少不必要的疫水接触，流行季节避免在河塘涉水或洗澡。若需进行有水作业时，应加强个人防护，穿橡皮靴、戴橡皮手套等，以避免或减少接触机会。防止皮肤破损，减少感染机会。

3. 保护易感人群

（1）**预防接种** 可选用根据当地流行的主要菌群制备的多价钩端螺旋体菌苗进行预防接种。接种对象主要包括重点疫区人群、一般疫区内与疫水接触较多者、新入疫区者及老疫区的青少年。钩体菌苗接种后 1 个月左右才产生免疫力，免疫力可持续 1 年左右。因此，预防接种宜在流行前 1 个月进行，每年需皮下注射两次，两次间隔 7~10 天。14 岁以上注射普通菌苗，第一次 1mL，第二次 2mL。浓缩菌苗剂量为普通菌苗的一半。

（2）**预防用药** 可口服多西环素预防，0.2g 每周 1 次，或肌内注射青霉素 2~3 天。

病案分析

患者，男，20 岁，农民。因"发热、头痛、咳嗽、全身肌肉酸痛、乏力 3 天"入院。查体：T 40.3℃，P 107 次/分，R 32 次/分，BP 120/80mmHg，神志清楚，呼吸急促，皮肤、黏膜无出血、皮疹，球结膜充血，巩膜已有黄染，颈轻度抵抗，心、肺无特殊，腹平软，肝右肋下 1.5cm，轻压痛，脾未及，肾区无叩痛，腓肠肌压痛明显，巴宾斯基征可疑。

试分析：

1. 该患者的临床诊断是什么？诊断依据有哪些？

2. 针对此患者可提出哪些常见的护理诊断？目前最主要护理措施有哪些？

【常见护理诊断/问题】

1. 体温过高 与钩端螺旋体感染有关。

2. 疼痛 肌肉酸痛与钩端螺旋体感染引起肌肉毛细血管损伤有关。

3. 潜在并发症 出血、窒息、肾衰竭、呼吸衰竭、循环衰竭。

【护理目标】

1. 体温降至正常范围。
2. 肌肉酸痛、全身乏力及呼吸困难有所缓解。
3. 无并发症发生或能够及时发现并发症状并得到缓解。

【护理措施】

（一）一般护理

急性期应严格卧床休息，恢复期逐渐增加活动量。饮食给予高热量、低脂、适量蛋白质、少渣易消化的流食或半流质，保证充足的营养。禁食粗糙及刺激性食物，以防加重胃肠道出血。鼓励多饮水，补充足够的液体。

（二）病情观察

观察生命体征与意识状态；出血的表现：有无皮肤、黏膜出血及其特点；有无鼻出血、咯血、呕血、便血及血尿等出血表现；有无肺大出血先兆，如突发面色苍白、心悸、气急、烦躁不安等；有无食欲减退、黄疸、氮质血症等肝、肾功能受损的表现；记录24小时出入液量；观察血、尿、便常规及出凝血时间、肝功能、肾功能等检查结果。

（三）对症护理

1. 皮肤、黏膜的护理 患者可有呕血、咯血及口腔黏膜出血，应加强口腔护理，及时清理口腔中残留的血液及呕吐物，保持口腔黏膜清洁、湿润。

2. 肺出血的护理 ①确保患者身心得到良好休息，保持病房环境安静，尽量集中操作，避免不必要的检查或搬动；做好患者及家属的心理护理，减轻紧张、焦虑情绪，以利于患者安静休息。②遵医嘱给予镇静剂、止血药及激素等。③给予氧气吸入，并做好相应的护理。④保持呼吸道通畅，防止窒息。当有大量血液或血块阻塞呼吸道时，应配合医生进行抢救。⑤患者可因肺大出血而出现出血性休克、呼吸或循环衰竭，或因大量咯血阻塞呼吸道而窒息，应事先做好急救准备，如备好抢救药品、吸引器、气管切开包及人工呼吸器等。

（四）诊疗护理

在青霉素首剂治疗后有发生赫氏反应的可能，应做好预防与用药后的观察：①首次治疗从小剂量开始，逐渐增加至常规剂量。②同时静脉滴注氢化可的松。③用药后密切观察患者有无突起寒战、高热，心率和呼吸加快等表现。④一旦发生赫氏反应，及时遵医嘱给予大量氢化可的松和足量的镇静剂，同时给予物理降温等。

【健康教育】

本病为急性传染病，主要因人体接触被钩体污染的水、土壤等经皮肤和黏膜而感染。其临床表现复杂、轻重悬殊，严重者病死率较高，故发现后应尽早休息、尽早给予病原治疗及其他对症抢救处理。若能存活，大多不留后遗症。

疫区内应大力灭鼠；加强对各种家畜及疫水的管理；加强个人防护；宣传预防接种的重要性及督促群众按时进行预防接种。

【护理评价】

1. 体温是否降到正常范围。
2. 肌肉酸痛、肢体乏力是否有所缓解。
3. 有无并发症发生或并发症症状是否缓解。

目标检测

1. 什么是钩端螺旋体病？早期临床表现有哪些？
2. 如何护理肺出血型构体病患者？
3. 如何预防钩端螺旋体病的发生？

第九章　技　能　实　训

实训一　传染病区区域划分

【目的】

了解传染病区的区域划分，保护医护人员避免接触感染因子，防止交叉感染。

【用物准备】

传染病区实训室、口罩、手套、护目镜、防护面罩、隔离衣、防护服。

【操作步骤】

1. 传染病区划分为清洁区、潜在污染区和污染区。清洁区蓝色标志，潜在污染区黄色标志，污染区红色标志。

2. 病区设内外三条走廊。进出隔离病区的各类人员及物品，应按规定走专一的通道，按规定的方向流动。

3. 医务人员、清洁的医疗用品应走医护人员专用通道，遵循由清洁区→潜在污染区→污染区的流向，除非经过规定的消毒处理，不得逆流。

4. 设置患者专用通道及污物通道。污衣、污物、患者标本和患者尸体通过污物通道送出，使用专用电梯。

5. 工作人员进入污物通道收集处理污衣、污物、标本前，要穿戴好相应的防护用品，离开隔离区域时脱下外层防护用品，再跨入其他区域。

6. 工作人员进入隔离病区时，从工作人员清洁通道→更衣室，穿戴内层清洁工作帽、防护口罩、衣、裤，换拖鞋→进入潜在污染区前更换工作鞋→进入另一潜在污染区，洗手，戴一次性防护帽子、口罩，穿外层防护服，戴护目镜、手套、鞋套→进入污染区（隔离区）。

7. 离开隔离病区应遵循从污染区→潜在污染区→清洁区的流向，按规范洗手消毒，脱卸隔离防护用品。

8. 在污染区内穿戴的外层防护用品，不能带进半污染区。

9. 患者资料包括病历资料、处方、化验单等不得随便跨区传递，为避免交叉感染，应在半污染区（过渡间）经消毒后方可外送。

【操作考核与评分标准】

传染病区区域划分操作考核内容及标准

项目	操作要点		分值	得分	扣分	扣分原因
素质要求 （12分）	1. 报告考核项目，语言流畅、清晰		3			
	2. 态度和蔼，表情自然、庄重		3			
	3. 仪态大方，举止端庄，轻盈矫健		3			
	4. 取下饰物，指甲符合标准		3			
操作前准备 （12分）	1. 护士准备：穿戴清洁工作帽、防护口罩、衣、裤，拖鞋		4			
	2. 用物准备：用物准备齐全，符合要求		4			
	3. 环境准备：环境清洁，宽敞明亮，符合要求		4			
操作步骤 （66分）	进入污染区 （26分）	1. 从清洁区进入潜在污染区	2			
		2. 洗手	2			
		3. 戴帽子	2			
		4. 戴医用防护口罩	2			
		5. 穿工作衣裤	2			
		6. 换工作鞋	2			
		7. 进入另一潜在污染区	2			
		8. 穿隔离衣或防护服	4			
		9. 戴护目镜或防毒面罩	2			
		10. 戴手套	2			
		11. 穿鞋套	2			
		12. 进入污染区	2			
	离开污染区 （36分）	（操作结束，离开污染区）				
		1. 从污染区进入潜在污染区	2			
		2. 摘手套	2			
		3. 消毒双手	2			
		4. 摘护目镜或防毒面罩	2			
		5. 脱隔离衣或防护服	4			
		6. 脱鞋套	2			
		7. 洗手和手消毒	4			
		8. 整理用物放入污物容器内	4			
		9. 洗手和手消毒	4			
		10. 脱工作服	2			
		11. 摘医用防护口罩	2			
		12. 摘帽子	2			
		13. 洗手和手消毒	2			
		14. 进入清洁区	2			
	离开清洁区 （4分）	1. 沐浴	2			
		2. 更衣	2			
综合评价 （10分）	1. 态度严谨，程序正确，动作规范，操作熟练		5			
	2. 全过程稳、准、轻、快，无污染，符合操作原则		5			
总分			100			

实训二 洗手和卫生手消毒

一、洗手

【目的】

清除手部污垢和微生物，防止经手引起感染和交叉感染。

【适应证】

1. 进入或离开病房前。
2. 在病房中由污染区进入清洁区之前。
3. 处理清洁或无菌物品前。
4. 无菌技术操作前后。
5. 手上有污染物或与微生物污染的物品或体液接触后。
6. 接触患者伤口前后。
7. 手与任何患者接触（诊察、护理患者之间）前后。
8. 戴手套之前，脱手套之后。
9. 在同一患者身上，从污染部位操作转为清洁部位操作之间。
10. 戴脱口罩前后、穿脱隔离衣前后。
11. 入厕前后。

【用物准备】

流动水非手接触式水龙头的洗手设施、肥皂或皂液、一次性消毒纸巾或毛巾或自动干手器、盛装消毒纸巾或毛巾的容器。

【操作步骤】

1. 在流动水下，使双手充分淋湿。
2. 取适量肥皂（皂液），均匀涂抹至整个手掌、手背、手指和指缝。
3. 认真揉搓双手至少15秒钟，应注意清洗双手所有皮肤，包括指背、指尖和指缝，具体揉搓步骤为7步：

第一步（洗手掌）：掌心相对，手指并拢，相互揉搓（图9-1）。

第二步（洗背侧指缝）：手心对手背，双手指交叉，沿指缝相互揉搓，交换进行（图9-2）。

第三步（洗掌侧指缝）：掌心相对，双手交叉，沿指缝相互揉搓（图9-3）。

第四步（洗指背）：弯曲手指使关节在另一手掌心旋转揉搓，交换进行（图9-4）。

第五步（洗拇指）：一手握住另一手大拇指旋转揉搓，交换进行（图9-5）。

第六步（洗指尖）：将五个手指尖并拢放在另一手掌心旋转揉搓，交换进行（图 9－6）。

第七步（洗手腕）：螺旋式揉搓手腕，双手交换进行（图 9－7）。

4. 在流动水下彻底冲净双手，擦干，取适量护手液护肤。

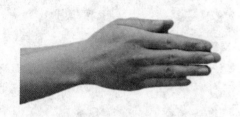
图 9－1 掌心相对揉搓（内）

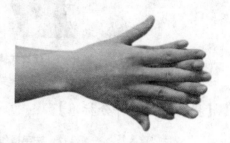
图 9－2 掌心对手背，手指交叉揉搓，
交替进行（外）

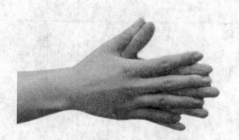
图 9－3 掌心相对，十指交叉揉搓（夹）

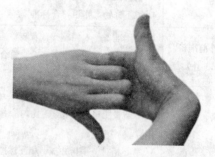
图 9－4 手指关节弯曲在掌心揉搓，
交替进行（弓）

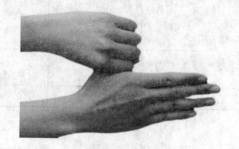
图 9－5 拇指在掌中揉搓，交替进行（大）

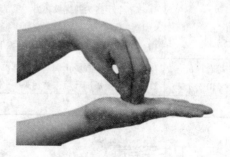
图 9－6 指尖在掌心揉搓，交替进行（立）

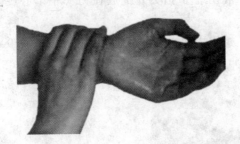

图 9-7　螺旋式揉搓手腕，交替进行（腕）

【操作考核与评分标准】

洗手操作考核内容及标准

项目	操作要点	分值	得分	扣分	扣分原因
素质要求 （20分）	1. 报告考核项目，语言流畅、清晰	5			
	2. 态度和蔼，表情自然、庄重	5			
	3. 仪态大方，举止端庄，轻盈矫健	5			
	4. 取下饰物，指甲符合标准	5			
操作前准备 （15分）	1. 护士准备　衣帽整齐，着装整洁，戴口罩	5			
	2. 用物准备　用物准备齐全，符合要求	5			
	3. 环境准备　环境清洁，宽敞明亮，符合要求	5			
操作步骤 （55分）	1. 在流动水下，使双手充分淋湿	5			
	2. 取适量肥皂（皂液），均匀涂抹至整个手掌手背、手指和指缝	5			
	3. 掌心相对，手指并拢，相互揉搓	5			
	4. 手心对手背，双手指交叉，沿指缝相互揉搓，交换进行	5			
	5. 掌心相对，双手交叉指缝相互揉搓	5			
	6. 弯曲手指使关节在另一手掌心旋转揉搓，交换进行	10			
	7. 一手握住另一手大拇指旋转揉搓，交换进行	5			
	8. 将五个手指尖并拢放在另一手掌心旋转揉搓，交换进行	5			
	9. 揉搓手腕、手臂，双手交换进行	5			
	10. 在流动水下彻底冲净双手，擦干	5			
综合评价 （10分）	1. 态度严谨，程序正确，动作规范，操作熟练	5			
	2. 工作衣及周围环境未被污染	5			
总分		100			

二、卫生手消毒

卫生手消毒是指医护人员用速干消毒剂揉搓双手，以减少手部暂居菌的过程。

【目的】

清除手部污垢和微生物，防止经手引起感染和交叉感染。

【适应证】

1. 接触患者的血液、体液和分泌物及被传染性致病微生物污染的物品后。
2. 直接为传染病患者进行检查、治疗、护理或处理传染病患者污物之后。
3. 实施插入性操作前。
4. 护理免疫力低下的患者或新生儿。

【用物准备】

合格的速干手消毒剂。

【操作考核与评分标准】

卫生手消毒操作考核内容及标准

项目	操作要点	分值	得分	扣分	扣分原因
素质要求 （20分）	1. 报告考核项目，语言流畅、清晰	5			
	2. 态度和蔼，表情自然、庄重	5			
	3. 仪态大方，举止端庄，轻盈矫健	5			
	4. 取下饰物，指甲符合标准	5			
操作前准备 （15分）	1. 护士准备：衣帽整齐，着装整洁，戴口罩	5			
	2. 用物准备：用物准备齐全，符合要求	5			
	3. 环境准备：环境清洁，宽敞明亮，符合要求	5			
操作步骤 （55分）	1. 取适量的速干消毒剂于掌心	5			
	2. 掌心相对，手指并拢，相互揉搓	5			
	3. 手心对手背，双手指交叉，沿指缝相互揉搓，交换进行	10			
	4. 掌心相对，双手交叉指缝相互揉搓	5			
	5. 弯曲手指使关节在另一手掌心旋转揉搓，交换进行	10			
	6. 右手握住左手大拇指旋转揉搓，交换进行	10			
	7. 将五个手指尖并拢放在另一手掌心旋转揉搓，交换进行	10			
综合评价 （10分）	1. 态度严谨，程序正确，动作规范，操作熟练	5			
	2. 工作衣及周围环境未被污染	5			
总分		100			

实训三　穿、脱隔离衣

【目的】

保护工作人员和患者，防止交叉感染。

【适应证】

1. 接触经接触传播的感染性疾病患者，如传染病患者、多重耐药菌感染患者等时。

2. 对患者实行保护性隔离时，如大面积烧伤患者、骨髓移植等患者的诊疗、护理时。

3. 可能受到患者血液、体液、分泌物、排泄物喷溅时。

【用物准备】

隔离衣、夹子、衣架、洗手设施、肥皂或皂液、消毒液、手刷、清洁毛巾。

【操作步骤】

（一）穿隔离衣

1. 戴好口罩和帽子，取下手表，卷袖过肘。

2. 手持衣领取下隔离衣，清洁面朝向自己（图9-8）。

3. 将衣领的两端向外对齐，对齐肩缝，露出袖子内口（图9-9）。

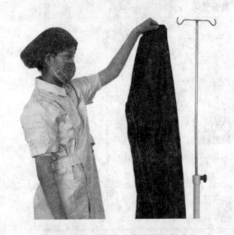
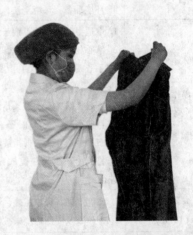

图9-8　手持衣领取隔离衣　　　　　　图9-9　露出袖子内口

4. 右手拉衣领穿上左袖（图9-10）。

5. 左手拉衣领穿上右袖（图9-11）。

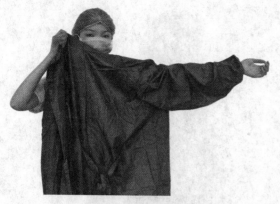

图9-10 拉衣领穿左袖　　　　　　　　图9-11 拉衣领穿右袖

6. 两手持衣领，由领子中央顺着边缘向后将领扣扣好（图9-12）。

7. 扎袖口（图9-13）。

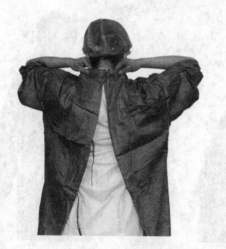
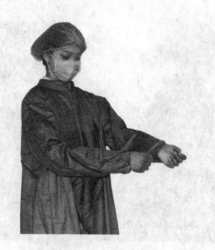

图9-12 系领扣　　　　　　　　　　图9-13 扣袖口

8. 将隔离衣一边（约腰下5cm处）逐渐向前拉，见到衣边则捏住（图9-14）。

9. 同法捏住另一侧边缘（图9-15）。

10. 在背后将两侧衣边对齐（图9-16）。

11. 向一侧折叠，一手在背后按住折叠处，另一手将腰带拉至背后压住折叠（图9-17）。

12. 两手将腰带在背后交叉，回到前面将带子系好（图9-18）。

穿隔离衣操作口诀：挽袖过肘摘手表，帽子口罩要戴好。一左二右三抖袖，四扣领子五扣袖。六拉左来七拉右，两边对齐向后抖，一手压来一手折，带子系在腰前面。

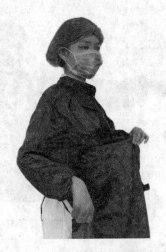
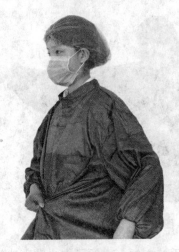

图 9 - 14　将一边捏至前面　　　　图 9 - 15　同法将另一边捏至前面

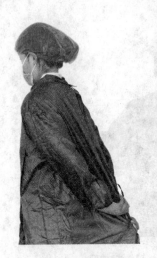
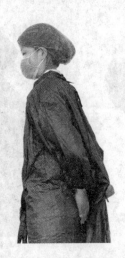
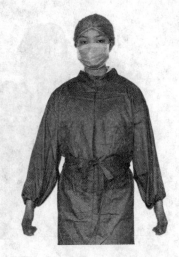

图 9 - 16　将两侧衣边对齐　　　图 9 - 17　向一侧折叠　　　图 9 - 18　扎系腰带

（二）脱隔离衣

1. 解开腰带，在前面打一活结（图 9 - 19）。

2. 解开袖扣（图 9 - 20），将一侧衣袖向上拉，塞到衣袖下（图 9 - 21），同法塞另一侧衣袖（图 9 - 22），充分暴露双手（图 9 - 23），进行刷手消毒。刷手顺序：腕→手掌→手背→手指→指缝→指尖，必要时进行手消毒。

3. 解开领扣（图 9 - 24）。

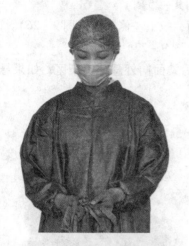

图 9-19 松开腰带，在前面打一活结

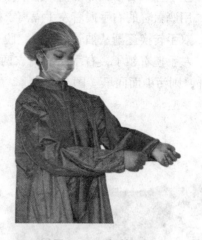

图 9-20 解袖口

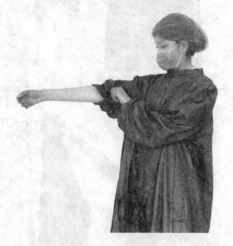

图 9-21 将一侧衣袖向上拉，塞到衣袖下

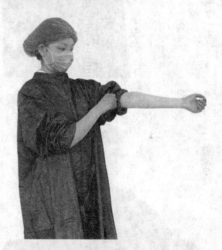

图 9-22 同法塞另一侧衣袖

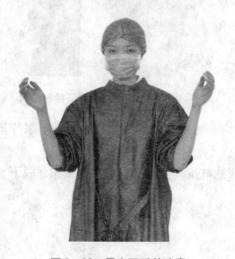

图 9-23 露出双手并消毒

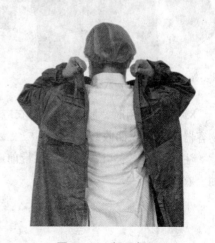

图 9-24 解开领口

4. 左手伸入右手腕部袖内，拉下袖子过手（图9-25）。

5. 用遮盖着的右手握着左手隔离衣袖子的外面，拉下左侧袖子（图9-26）。

6. 双手转换逐渐从袖管中退出，脱下隔离衣（图9-27）。

7. 左手握着领子，右手将隔离衣两边对齐，污染面向外悬挂污染区；如果悬挂污染区外，则污染面向里（图9-28）。

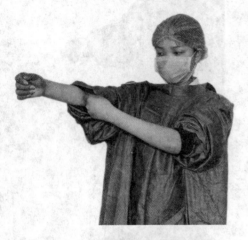

图9-25　用清洁手拉衣袖内的清洁面

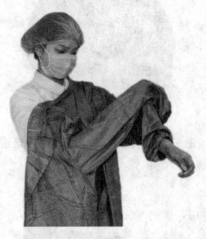

图9-26　用衣袖遮盖的手拉另一侧衣袖的污染面

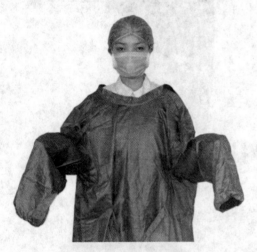

图9-27　双手从袖管退出

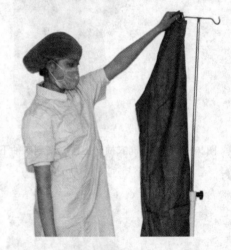

图9-28　两边对齐，挂隔离衣

8. 不再使用时，脱下的隔离衣应污染面向内，将隔离衣卷成包裹状，丢至医疗废物容器内或放入回收袋中。

注：脱隔离衣口诀：先解腰带前面束，松开袖口拉高袖。洗净双手解领扣，脱下衣袖上衣钩。

【操作考核与评分标准】

穿脱隔离衣操作考核内容及标准

项目	操作要点		分值	得分	扣分	扣分原因
素质要求 （12分）	1. 报告考核项目，语言流畅、清晰		3			
	2. 态度和蔼，表情自然、庄重		3			
	3. 仪态大方，举止端庄，轻盈矫健		3			
	4. 取下饰物，指甲符合标准		3			
操作前准备 （12分）	1. 护士准备　衣帽整齐，着装整洁，戴口罩		4			
	2. 用物准备　用物准备齐全，符合要求		4			
	3. 环境准备　环境清洁，宽敞明亮，符合要求		4			
操作步骤 （66分）	穿隔离衣 （36分）	1. 手持衣领取下隔离衣	3			
		2. 将衣领的两端向外对齐，对齐肩缝，露出袖子内口	3			
		3. 右手持衣领，左手伸入衣袖内，右手将衣领向上拉，露出左手	3			
		4. 换左手持衣领穿右手	3			
		5. 两手持衣领，由领子中央顺着边缘向后，系好领扣，注意两袖不要触及面部	3			
		6. 扎袖口	3			
		7. 将隔离衣一边（约腰下5cm处）逐渐向前拉，见到衣边则捏住	3			
		8. 同法捏住另一侧边缘	3			
		9. 在背后将两侧衣边对齐	3			
		10. 向一侧折叠，一手在背后按住折叠处，另一手将腰带拉至背后压住折叠	3			
		11. 两手将腰带在背后交叉，回到前面将带子系好	3			
		12. 双手置胸前	3			
	脱隔离衣 （24分）	（操作结束，离开污染区）				
		1. 解开腰带，在前面打一活结	3			
		2. 解开袖扣，在肘部将衣袖向里塞入工作服袖下，暴露双手	3			
		3. 规范洗手或消毒手	3			
		4. 解开领扣	3			
		5. 一手伸入另一手腕部袖内，拉下袖子过手	3			
		6. 用遮盖着的手握着另一手隔离衣袖子的外面，将袖子拉下	3			
		7. 双手从袖管中退出，脱下隔离衣	3			
		8. 一手自衣内握着肩缝，随即用另一手拉住衣领，按规定两边对齐，挂在衣架上	3			
	整理 （6分）	1. 整理用物	2			
		2. 规范洗手	4			
综合评价 （10分）	1. 态度严谨，程序正确，动作规范，操作熟练		5			
	2. 全过程稳、准、轻、快，无污染，符合操作原则		5			
总分			100			

附 录 一

中华人民共和国传染病防治法

第一章 总 则

第一条 为了预防、控制和消除传染病的发生与流行，保障人体健康和公共卫生，制定本法。

第二条 国家对传染病防治实行预防为主的方针，防治结合、分类管理、依靠科学、依靠群众。

第三条 本法规定的传染病分为甲类、乙类和丙类。

甲类传染病是指：鼠疫、霍乱。

乙类传染病是指：传染性非典型肺炎、艾滋病、病毒性肝炎、脊髓灰质炎、人感染高致病性禽流感、麻疹、流行性出血热、狂犬病、流行性乙型脑炎、登革热、炭疽、细菌性和阿米巴性痢疾、肺结核、伤寒和副伤寒、流行性脑脊髓膜炎、百日咳、白喉、新生儿破伤风、猩红热、布鲁菌病、淋病、梅毒、钩端螺旋体病、血吸虫病、疟疾。

丙类传染病是指：流行性感冒、流行性腮腺炎、风疹、急性出血性结膜炎、麻风病、流行性和地方性斑疹伤寒、黑热病、包虫病、丝虫病，除霍乱、细菌性和阿米巴性痢疾、伤寒和副伤寒以外的感染性腹泻病。

上述规定以外的其他传染病，根据其暴发、流行情况和危害程度，需要列入乙类、丙类传染病的，由国务院卫生行政部门决定并予以公布。

第四条 对乙类传染病中传染性非典型肺炎、炭疽中的肺炭疽和人感染高致病性禽流感，采取本法所称甲类传染病的预防、控制措施。其他乙类传染病和突发原因不明的传染病需要采取本法所称甲类传染病的预防、控制措施的，由国务院卫生行政部门及时报经国务院批准后予以公布、实施。

省、自治区、直辖市人民政府对本行政区域内常见、多发的其他地方性传染病，可以根据情况决定按照乙类或者丙类传染病管理并予以公布，报国务院卫生行政部门备案。

第五条 各级人民政府领导传染病防治工作。

县级以上人民政府制定传染病防治规划并组织实施，建立健全传染病防治的疾病预防控制、医疗救治和监督管理体系。

第六条　国务院卫生行政部门主管全国传染病防治及其监督管理工作。县级以上地方人民政府卫生行政部门负责本行政区域内的传染病防治及其监督管理工作。

县级以上人民政府其他部门在各自的职责范围内负责传染病防治工作。

军队的传染病防治工作，依照本法和国家有关规定办理，由中国人民解放军卫生主管部门实施监督管理。

第七条　各级疾病预防控制机构承担传染病监测、预测、流行病学调查、疫情报告以及其他预防、控制工作。

医疗机构承担与医疗救治有关的传染病防治工作和责任区域内的传染病预防工作。城市社区和农村基层医疗机构在疾病预防控制机构的指导下，承担城市社区、农村基层相应的传染病防治工作。

第八条　国家发展现代医学和中医药等传统医学，支持和鼓励开展传染病防治的科学研究，提高传染病防治的科学技术水平。

国家支持和鼓励开展传染病防治的国际合作。

第九条　国家支持和鼓励单位和个人参与传染病防治工作。

各级人民政府应当完善有关制度，方便单位和个人参与防治传染病的宣传教育、疫情报告、志愿服务和捐赠活动。

居民委员会、村民委员会应当组织居民、村民参与社区、农村的传染病预防与控制活动。

第十条　国家开展预防传染病的健康教育。新闻媒体应当无偿开展传染病防治和公共卫生教育的公益宣传。

各级各类学校应当对学生进行健康知识和传染病预防知识的教育。

医学院校应当加强预防医学教育和科学研究，对在校学生以及其他与传染病防治相关人员进行预防医学教育和培训，为传染病防治工作提供技术支持。

疾病预防控制机构、医疗机构应当定期对其工作人员进行传染病防治知识、技能的培训。

第十一条　对在传染病防治工作中做出显著成绩和贡献的单位和个人，给予表彰和奖励。

对因参与传染病防治工作致病、致残、死亡的人员，按照有关规定给予补助、抚恤。

第十二条　在中华人民共和国领域内的一切单位和个人，必须接受疾病预防控制机构、医疗机构有关传染病的调查、检验、采集样本、隔离治疗等预防、控制措施，如实提供有关情况。疾病预防控制机构、医疗机构不得泄露涉及个人隐私的有关信息、资料。

卫生行政部门以及其他有关部门、疾病预防控制机构和医疗机构因违法实施行政管理或者预防、控制措施，侵犯单位和个人合法权益的，有关单位和个人可以依法申请行政复议或者提起诉讼。

第二章　传染病预防

第十三条　各级人民政府组织开展群众性卫生活动，进行预防传染病的健康教育，倡导文明健康的生活方式，提高公众对传染病的防治意识和应对能力，加强环境卫生建设，消除鼠害和蚊、蝇等病媒生物的危害。

各级人民政府农业、水利、林业行政部门按照职责分工负责指导和组织消除农田、湖区、河流、牧场、林区的鼠害与血吸虫危害，以及其他传播传染病的动物和病媒生物的危害。铁路、交通、民用航空行政部门负责组织消除交通工具以及相关场所的鼠害和蚊、蝇等病媒生物的危害。

第十四条　地方各级人民政府应当有计划地建设和改造公共卫生设施，改善饮用水卫生条件，对污水、污物、粪便进行无害化处置。

第十五条　国家实行有计划的预防接种制度。国务院卫生行政部门和省、自治区、直辖市人民政府卫生行政部门，根据传染病预防、控制的需要，制定传染病预防接种规划并组织实施。用于预防接种的疫苗必须符合国家质量标准。

国家对儿童实行预防接种证制度。国家免疫规划项目的预防接种实行免费。医疗机构、疾病预防控制机构与儿童的监护人应当相互配合，保证儿童及时接受预防接种。具体办法由国务院制定。

第十六条　国家和社会应当关心、帮助传染病患者、病原携带者和疑似传染病患者，使其得到及时救治。任何单位和个人不得歧视传染病患者、病原携带者和疑似传染病患者。

传染病患者、病原携带者和疑似传染病患者，在治愈前或者在排除传染病嫌疑前，不得从事法律、行政法规和国务院卫生行政部门规定禁止从事的易使该传染病扩散的工作。

第十七条　国家建立传染病监测制度。

国务院卫生行政部门制定国家传染病监测规划和方案。省、自治区、直辖市人民政府卫生行政部门根据国家传染病监测规划和方案，制定本行政区域的传染病监测计划和工作方案。

各级疾病预防控制机构对传染病的发生、流行以及影响其发生、流行的因素，进行监测；对国外发生、国内尚未发生的传染病或者国内新发生的传染病，进行监测。

第十八条　各级疾病预防控制机构在传染病预防控制中履行下列职责：

（一）实施传染病预防控制规划、计划和方案；

（二）收集、分析和报告传染病监测信息，预测传染病的发生、流行趋势；

（三）开展对传染病疫情和突发公共卫生事件的流行病学调查、现场处理及其效果评价；

（四）开展传染病实验室检测、诊断、病原学鉴定；

（五）实施免疫规划，负责预防性生物制品的使用管理；

（六）开展健康教育、咨询，普及传染病防治知识；

（七）指导、培训下级疾病预防控制机构及其工作人员开展传染病监测工作；

（八）开展传染病防治应用性研究和卫生评价，提供技术咨询。

国家、省级疾病预防控制机构负责对传染病发生、流行以及分布进行监测，对重大传染病流行趋势进行预测，提出预防控制对策，参与并指导对暴发的疫情进行调查处理，开展传染病病原学鉴定，建立检测质量控制体系，开展应用性研究和卫生评价。

设区的市和县级疾病预防控制机构负责传染病预防控制规划、方案的落实，组织实施免疫、消毒、控制病媒生物的危害，普及传染病防治知识，负责本地区疫情和突发公共卫生事件监测、报告，开展流行病学调查和常见病原微生物检测。

第十九条　国家建立传染病预警制度。

国务院卫生行政部门和省、自治区、直辖市人民政府根据传染病发生、流行趋势的预测，及时发出传染病预警，根据情况予以公布。

第二十条　县级以上地方人民政府应当制定传染病预防、控制预案，报上一级人民政府备案。

传染病预防、控制预案应当包括以下主要内容：

（一）传染病预防控制指挥部的组成和相关部门的职责；

（二）传染病的监测、信息收集、分析、报告、通报制度；

（三）疾病预防控制机构、医疗机构在发生传染病疫情时的任务与职责；

（四）传染病暴发、流行情况的分级以及相应的应急工作方案；

（五）传染病预防、疫点疫区现场控制，应急设施、设备、救治药品和医疗器械以及其他物资和技术的储备与调用。

地方人民政府和疾病预防控制机构接到国务院卫生行政部门或者省、自治区、直辖市人民政府发出的传染病预警后，应当按照传染病预防、控制预案，采取相应的预防、控制措施。

第二十一条　医疗机构必须严格执行国务院卫生行政部门规定的管理制度、操作规范，防止传染病的医源性感染和医院感染。

医疗机构应当确定专门的部门或者人员，承担传染病疫情报告、本单位的传染病预防、控制以及责任区域内的传染病预防工作；承担医疗活动中与医院感染有关的危险因素监测、安全防护、消毒、隔离和医疗废物处置工作。

疾病预防控制机构应当指定专门人员负责对医疗机构内传染病预防工作进行指导、考核，开展流行病学调查。

第二十二条　疾病预防控制机构、医疗机构的实验室和从事病原微生物实验的单位，应当符合国家规定的条件和技术标准，建立严格的监督管理制度，对传染病病原体样本按照规定的措施实行严格监督管理，严防传染病病原体的实验室感染和病原微生物的扩散。

第二十三条　采供血机构、生物制品生产单位必须严格执行国家有关规定，保证血液、血液制品的质量。禁止非法采集血液或者组织他人出卖血液。

疾病预防控制机构、医疗机构使用血液和血液制品，必须遵守国家有关规定，防止因输入血液、使用血液制品引起经血液传播疾病的发生。

第二十四条　各级人民政府应当加强艾滋病的防治工作，采取预防、控制措施，防止艾滋病的传播。具体办法由国务院制定。

第二十五条　县级以上人民政府农业、林业行政部门以及其他有关部门，依据各自的职责负责与人畜共患传染病有关的动物传染病的防治管理工作。

与人畜共患传染病有关的野生动物、家畜家禽，经检疫合格后，方可出售、运输。

第二十六条　国家建立传染病菌种、毒种库。

对传染病菌种、毒种和传染病检测样本的采集、保藏、携带、运输和使用实行分类管理，建立健全严格的管理制度。

对可能导致甲类传染病传播的以及国务院卫生行政部门规定的菌种、毒种和传染病检测样本，确需采集、保藏、携带、运输和使用的，须经省级以上人民政府卫生行政部门批准。具体办法由国务院制定。

第二十七条　对被传染病病原体污染的污水、污物、场所和物品，有关单位和个人必须在疾病预防控制机构的指导下或者按照其提出的卫生要求，进行严格消毒处理；拒绝消毒处理的，由当地卫生行政部门或者疾病预防控制机构进行强制消毒处理。

第二十八条　在国家确认的自然疫源地计划兴建水利、交通、旅游、能源等大型建设项目的，应当事先由省级以上疾病预防控制机构对施工环境进行卫生调查。建设单位应当根据疾病预防控制机构的意见，采取必要的传染病预防、控制措施。施工期间，建设单位应当设专人负责工地上的卫生防疫工作。工程竣工后，疾病预防控制机构应当对可能发生的传染病进行监测。

第二十九条　用于传染病防治的消毒产品、饮用水供水单位供应的饮用水和涉及饮用水卫生安全的产品，应当符合国家卫生标准和卫生规范。

饮用水供水单位从事生产或者供应活动，应当依法取得卫生许可证。

生产用于传染病防治的消毒产品的单位和生产用于传染病防治的消毒产品，应当经省级以上人民政府卫生行政部门审批。具体办法由国务院制定。

第三章　疫情报告、通报和公布

第三十条　疾病预防控制机构、医疗机构和采供血机构及其执行职务的人员发现本法规定的传染病疫情或者发现其他传染病暴发、流行以及突发原因不明的传染病时，应当遵循疫情报告属地管理原则，按照国务院规定的或者国务院卫生行政部门规定的内容、程序、方式和时限报告。

军队医疗机构向社会公众提供医疗服务，发现前款规定的传染病疫情时，应当按照国务院卫生行政部门的规定报告。

第三十一条　任何单位和个人发现传染病患者或者疑似传染病患者时，应当及时向附近的疾病预防控制机构或者医疗机构报告。

第三十二条　港口、机场、铁路疾病预防控制机构以及国境卫生检疫机关发现甲类传染病患者、病原携带者、疑似传染病患者时，应当按照国家有关规定立即向国境口岸所在地的疾病预防控制机构或者所在地县级以上地方人民政府卫生行政部门报告并互相通报。

第三十三条　疾病预防控制机构应当主动收集、分析、调查、核实传染病疫情信息。接到甲类、乙类传染病疫情报告或者发现传染病暴发、流行时，应当立即报告当地卫生行政部门，由当地卫生行政部门立即报告当地人民政府，同时报告上级卫生行政部门和国务院卫生行政部门。

疾病预防控制机构应当设立或者指定专门的部门、人员负责传染病疫情信息管理工作，及时对疫情报告进行核实、分析。

第三十四条　县级以上地方人民政府卫生行政部门应当及时向本行政区域内的疾病预防控制机构和医疗机构通报传染病疫情以及监测、预警的相关信息。接到通报的疾病预防控制机构和医疗机构应当及时告知本单位的有关人员。

第三十五条　国务院卫生行政部门应当及时向国务院其他有关部门和各省、自治区、直辖市人民政府卫生行政部门通报全国传染病疫情以及监测、预警的相关信息。

毗邻的以及相关的地方人民政府卫生行政部门，应当及时互相通报本行政区域的传染病疫情以及监测、预警的相关信息。

县级以上人民政府有关部门发现传染病疫情时，应当及时向同级人民政府卫生行政部门通报。

中国人民解放军卫生主管部门发现传染病疫情时，应当向国务院卫生行政部门通报。

第三十六条　动物防疫机构和疾病预防控制机构，应当及时互相通报动物间和人间发生的人畜共患传染病疫情以及相关信息。

第三十七条　依照本法的规定负有传染病疫情报告职责的人民政府有关部门、疾病预防控制机构、医疗机构、采供血机构及其工作人员，不得隐瞒、谎报、缓报传染病疫情。

第三十八条　国家建立传染病疫情信息公布制度。

国务院卫生行政部门定期公布全国传染病疫情信息。省、自治区、直辖市人民政府卫生行政部门定期公布本行政区域的传染病疫情信息。

传染病暴发、流行时，国务院卫生行政部门负责向社会公布传染病疫情信息，并可以授权省、自治区、直辖市人民政府卫生行政部门向社会公布本行政区域的传染病疫情信息。

公布传染病疫情信息应当及时、准确。

第四章　疫情控制

第三十九条　医疗机构发现甲类传染病时，应当及时采取下列措施：

（一）对患者、病原携带者，予以隔离治疗，隔离期限根据医学检查结果确定；

（二）对疑似患者，确诊前在指定场所单独隔离治疗；

（三）对医疗机构内的患者、病原携带者、疑似患者的密切接触者，在指定场所进行医学观察和采取其他必要的预防措施。

拒绝隔离治疗或者隔离期未满擅自脱离隔离治疗的，可以由公安机关协助医疗机构采取强制隔离治疗措施。

医疗机构发现乙类或者丙类传染病患者，应当根据病情采取必要的治疗和控制传播措施。

医疗机构对本单位内被传染病病原体污染的场所、物品以及医疗废物，必须依照法律、法规的规定实施消毒和无害化处置。

第四十条　疾病预防控制机构发现传染病疫情或者接到传染病疫情报告时，应当及时采取下列措施：

（一）对传染病疫情进行流行病学调查，根据调查情况提出划定疫点、疫区的建议，对被污染的场所进行卫生处理，对密切接触者，在指定场所进行医学观察和采取其他必要的预防措施，并向卫生行政部门提出疫情控制方案；

（二）传染病暴发、流行时，对疫点、疫区进行卫生处理，向卫生行政部门提出疫情控制方案，并按照卫生行政部门的要求采取措施；

（三）指导下级疾病预防控制机构实施传染病预防、控制措施，组织、指导有关单位对传染病疫情的处理。

第四十一条　对已经发生甲类传染病病例的场所或者该场所内的特定区域的人员，所在地的县级以上地方人民政府可以实施隔离措施，并同时向上一级人民政府报告；接到报告的上级人民政府应当即时作出是否批准的决定。上级人民政府作出不予批准决定的，实施隔离措施的人民政府应当立即解除隔离措施。

在隔离期间，实施隔离措施的人民政府应当对被隔离人员提供生活保障；被隔离人员有工作单位的，所在单位不得停止支付其隔离期间的工作报酬。

隔离措施的解除，由原决定机关决定并宣布。

第四十二条　传染病暴发、流行时，县级以上地方人民政府应当立即组织力量，按照预防、控制预案进行防治，切断传染病的传播途径，必要时，报经上一级人民政府决定，可以采取下列紧急措施并予以公告：

（一）限制或者停止集市、影剧院演出或者其他人群聚集的活动；

（二）停工、停业、停课；

（三）封闭或者封存被传染病病原体污染的公共饮用水源、食品以及相关物品；

（四）控制或者扑杀染疫野生动物、家畜家禽；

（五）封闭可能造成传染病扩散的场所。

上级人民政府接到下级人民政府关于采取前款所列紧急措施的报告时，应当即时作出决定。

紧急措施的解除，由原决定机关决定并宣布。

第四十三条　甲类、乙类传染病暴发、流行时，县级以上地方人民政府报经上一级人民政府决定，可以宣布本行政区域部分或者全部为疫区；国务院可以决定并宣布跨省、自治区、直辖市的疫区。县级以上地方人民政府可以在疫区内采取本法第四十二条规定的紧急措施，并可以对出入疫区的人员、物资和交通工具实施卫生检疫。

省、自治区、直辖市人民政府可以决定对本行政区域内的甲类传染病疫区实施封锁；但是，封锁大、中城市的疫区或者封锁跨省、自治区、直辖市的疫区，以及封锁疫区导致中断干线交通或者封锁国境的，由国务院决定。

疫区封锁的解除，由原决定机关决定并宣布。

第四十四条　发生甲类传染病时，为了防止该传染病通过交通工具及其乘运的人员、物资传播，可以实施交通卫生检疫。具体办法由国务院制定。

第四十五条　传染病暴发、流行时，根据传染病疫情控制的需要，国务院有权在全国范围或者跨省、自治区、直辖市范围内，县级以上地方人民政府有权在本行政区域内紧急调集人员或者调用储备物资，临时征用房屋、交通工具以及相关设施、设备。

紧急调集人员的，应当按照规定给予合理报酬。临时征用房屋、交通工具以及相关设施、设备的，应当依法给予补偿；能返还的，应当及时返还。

第四十六条　患甲类传染病、炭疽死亡的，应当将尸体立即进行卫生处理，就近火化。患其他传染病死亡的，必要时，应当将尸体进行卫生处理后火化或者按照规定深埋。

为了查找传染病病因，医疗机构在必要时可以按照国务院卫生行政部门的规定，对传染病患者尸体或者疑似传染病患者尸体进行解剖查验，并应当告知死者家属。

第四十七条　疫区中被传染病病原体污染或者可能被传染病病原体污染的物品，经消毒可以使用的，应当在当地疾病预防控制机构的指导下，进行消毒处理后，方可使用、出售和运输。

第四十八条　发生传染病疫情时，疾病预防控制机构和省级以上人民政府卫生行政部门指派的其他与传染病有关的专业技术机构，可以进入传染病疫点、疫区进行调查、采集样本、技术分析和检验。

第四十九条　传染病暴发、流行时，药品和医疗器械生产、供应单位应当及时生产、供应防治传染病的药品和医疗器械。铁路、交通、民用航空经营单位必须优先运送处理传染病疫情的人员以及防治传染病的药品和医疗器械。县级以上人民政府有关部门应当做好组织协调工作。

第五章　医疗救治

第五十条　县级以上人民政府应当加强和完善传染病医疗救治服务网络的建设，指定具备传染病救治条件和能力的医疗机构承担传染病救治任务，或者根据传染病救治需要设置传染病医院。

第五十一条　医疗机构的基本标准、建筑设计和服务流程，应当符合预防传染病医院感染的要求。

医疗机构应当按照规定对使用的医疗器械进行消毒；对按照规定一次使用的医疗器具，应当在使用后予以销毁。

医疗机构应当按照国务院卫生行政部门规定的传染病诊断标准和治疗要求，采取相应措施，提高传染病医疗救治能力。

第五十二条　医疗机构应当对传染病患者或者疑似传染病患者提供医疗救护、现场救援和接诊治疗，书写病历记录以及其他有关资料，并妥善保管。

医疗机构应当实行传染病预检、分诊制度；对传染病患者、疑似传染病患者，应当引导至相对隔离的分诊点进行初诊。医疗机构不具备相应救治能力的，应当将患者及其病历记录复印件一并转至具备相应救治能力的医疗机构。具体办法由国务院卫生行政部门规定。

第六章　监督管理

第五十三条　县级以上人民政府卫生行政部门对传染病防治工作履行下列监督检查职责：

（一）对下级人民政府卫生行政部门履行本法规定的传染病防治职责进行监督检查；

（二）对疾病预防控制机构、医疗机构的传染病防治工作进行监督检查；

（三）对采供血机构的采供血活动进行监督检查；

（四）对用于传染病防治的消毒产品及其生产单位进行监督检查，并对饮用水供水单位从事生产或者供应活动以及涉及饮用水卫生安全的产品进行监督检查；

（五）对传染病菌种、毒种和传染病检测样本的采集、保藏、携带、运输、使用进行监督检查；

（六）对公共场所和有关单位的卫生条件和传染病预防、控制措施进行监督检查。

省级以上人民政府卫生行政部门负责组织对传染病防治重大事项的处理。

第五十四条　县级以上人民政府卫生行政部门在履行监督检查职责时，有权进入被检查单位和传染病疫情发生现场调查取证，查阅或者复制有关的资料和采集样本。被检查单位应当予以配合，不得拒绝、阻挠。

第五十五条　县级以上地方人民政府卫生行政部门在履行监督检查职责时，发现被传染病病原体污染的公共饮用水源、食品以及相关物品，如不及时采取控制措施可能导致传染病传播、流行的，可以采取封闭公共饮用水源、封存食品以及相关物品或者暂停销售的临时控制措施，并予以检验或者进行消毒。经检验，属于被污染的食品，应当予以销毁；对未被污染的食品或者经消毒后可以使用的物品，应当解除控制措施。

第五十六条　卫生行政部门工作人员依法执行职务时，应当不少于两人，并出示执法证件，填写卫生执法文书。

卫生执法文书经核对无误后，应当由卫生执法人员和当事人签名。当事人拒绝签名的，卫生执法人员应当注明情况。

第五十七条　卫生行政部门应当依法建立健全内部监督制度，对其工作人员依据法定职权和程序履行职责的情况进行监督。

上级卫生行政部门发现下级卫生行政部门不及时处理职责范围内的事项或者不履行职责的，应当责令纠正或者直接予以处理。

　　第五十八条　卫生行政部门及其工作人员履行职责，应当自觉接受社会和公民的监督。单位和个人有权向上级人民政府及其卫生行政部门举报违反本法的行为。接到举报的有关人民政府或者其卫生行政部门，应当及时调查处理。

第七章　保障措施

　　第五十九条　国家将传染病防治工作纳入国民经济和社会发展计划，县级以上地方人民政府将传染病防治工作纳入本行政区域的国民经济和社会发展计划。

　　第六十条　县级以上地方人民政府按照本级政府职责负责本行政区域内传染病预防、控制、监督工作的日常经费。

　　国务院卫生行政部门会同国务院有关部门，根据传染病流行趋势，确定全国传染病预防、控制、救治、监测、预测、预警、监督检查等项目。中央财政对困难地区实施重大传染病防治项目给予补助。

　　省、自治区、直辖市人民政府根据本行政区域内传染病流行趋势，在国务院卫生行政部门确定的项目范围内，确定传染病预防、控制、监督等项目，并保障项目的实施经费。

　　第六十一条　国家加强基层传染病防治体系建设，扶持贫困地区和少数民族地区的传染病防治工作。

　　地方各级人民政府应当保障城市社区、农村基层传染病预防工作的经费。

　　第六十二条　国家对患有特定传染病的困难人群实行医疗救助，减免医疗费用。具体办法由国务院卫生行政部门会同国务院财政部门等部门制定。

　　第六十三条　县级以上人民政府负责储备防治传染病的药品、医疗器械和其他物资，以备调用。

　　第六十四条　对从事传染病预防、医疗、科研、教学、现场处理疫情的人员，以及在生产、工作中接触传染病病原体的其他人员，有关单位应当按照国家规定，采取有效的卫生防护措施和医疗保健措施，并给予适当的津贴。

第八章　法律责任

　　第六十五条　地方各级人民政府未依照本法的规定履行报告职责，或者隐瞒、谎报、缓报传染病疫情，或者在传染病暴发、流行时，未及时组织救治、采取控制措施的，由上级人民政府责令改正，通报批评；造成传染病传播、流行或者其他严重后果的，对负有责任的主管人员，依法给予行政处分；构成犯罪的，依法追究刑事责任。

　　第六十六条　县级以上人民政府卫生行政部门违反本法规定，有下列情形之一的，由本级人民政府、上级人民政府卫生行政部门责令改正，通报批评；造成传染病传播、流行或者其他严重后果的，对负有责任的主管人员和其他直接责任人员，依法给予行政处分；构成犯罪的，依法追究刑事责任：

　　（一）未依法履行传染病疫情通报、报告或者公布职责，或者隐瞒、谎报、缓报传染病疫情的；

（二）发生或者可能发生传染病传播时未及时采取预防、控制措施的；

（三）未依法履行监督检查职责，或者发现违法行为不及时查处的；

（四）未及时调查、处理单位和个人对下级卫生行政部门不履行传染病防治职责的举报的；

（五）违反本法的其他失职、渎职行为。

第六十七条　县级以上人民政府有关部门未依照本法的规定履行传染病防治和保障职责的，由本级人民政府或者上级人民政府有关部门责令改正，通报批评；造成传染病传播、流行或者其他严重后果的，对负有责任的主管人员和其他直接责任人员，依法给予行政处分；构成犯罪的，依法追究刑事责任。

第六十八条　疾病预防控制机构违反本法规定，有下列情形之一的，由县级以上人民政府卫生行政部门责令限期改正，通报批评，给予警告；对负有责任的主管人员和其他直接责任人员，依法给予降级、撤职、开除的处分，并可以依法吊销有关责任人员的执业证书；构成犯罪的，依法追究刑事责任：

（一）未依法履行传染病监测职责的；

（二）未依法履行传染病疫情报告、通报职责，或者隐瞒、谎报、缓报传染病疫情的；

（三）未主动收集传染病疫情信息，或者对传染病疫情信息和疫情报告未及时进行分析、调查、核实的；

（四）发现传染病疫情时，未依据职责及时采取本法规定的措施的；

（五）故意泄露传染病患者、病原携带者、疑似传染病患者、密切接触者涉及个人隐私的有关信息、资料的。

第六十九条　医疗机构违反本法规定，有下列情形之一的，由县级以上人民政府卫生行政部门责令改正，通报批评，给予警告；造成传染病传播、流行或者其他严重后果的，对负有责任的主管人员和其他直接责任人员，依法给予降级、撤职、开除的处分，并可以依法吊销有关责任人员的执业证书；构成犯罪的，依法追究刑事责任：

（一）未按照规定承担本单位的传染病预防、控制工作、医院感染控制任务和责任区域内的传染病预防工作的；

（二）未按照规定报告传染病疫情，或者隐瞒、谎报、缓报传染病疫情的；

（三）发现传染病疫情时，未按照规定对传染病患者、疑似传染病患者提供医疗救护、现场救援、接诊、转诊的，或者拒绝接受转诊的；

（四）未按照规定对本单位内被传染病病原体污染的场所、物品以及医疗废物实施消毒或者无害化处置的；

（五）未按照规定对医疗器械进行消毒，或者对按照规定一次使用的医疗器具未予销毁，再次使用的；

（六）在医疗救治过程中未按照规定保管医学记录资料的；

（七）故意泄露传染病患者、病原携带者、疑似传染病患者、密切接触者涉及个人隐私的有关信息、资料的。

第七十条　采供血机构未按照规定报告传染病疫情，或者隐瞒、谎报、缓报传染病疫情，或者未执行国家有关规定，导致因输入血液引起经血液传播疾病发生的，由县级以上人民政府卫生行政部门责令改正，通报批评，给予警告；造成传染病传播、流行或者其他严重后果的，对负有责任的主管人员和其他直接责任人员，依法给予降级、撤职、开除的处分，并可以依法吊销采供血机构的执业许可证；构成犯罪的，依法追究刑事责任。

非法采集血液或者组织他人出卖血液的，由县级以上人民政府卫生行政部门予以取缔，没收违法所得，可以并处十万元以下的罚款；构成犯罪的，依法追究刑事责任。

第七十一条　国境卫生检疫机关、动物防疫机构未依法履行传染病疫情通报职责的，由有关部门在各自职责范围内责令改正，通报批评；造成传染病传播、流行或者其他严重后果的，对负有责任的主管人员和其他直接责任人员，依法给予降级、撤职、开除的处分；构成犯罪的，依法追究刑事责任。

第七十二条　铁路、交通、民用航空经营单位未依照本法的规定优先运送处理传染病疫情的人员以及防治传染病的药品和医疗器械的，由有关部门责令限期改正，给予警告；造成严重后果的，对负有责任的主管人员和其他直接责任人员，依法给予降级、撤职、开除的处分。

第七十三条　违反本法规定，有下列情形之一，导致或者可能导致传染病传播、流行的，由县级以上人民政府卫生行政部门责令限期改正，没收违法所得，可以并处五万元以下的罚款；已取得许可证的，原发证部门可以依法暂扣或者吊销许可证；构成犯罪的，依法追究刑事责任：

（一）饮用水供水单位供应的饮用水不符合国家卫生标准和卫生规范的；

（二）涉及饮用水卫生安全的产品不符合国家卫生标准和卫生规范的；

（三）用于传染病防治的消毒产品不符合国家卫生标准和卫生规范的；

（四）出售、运输疫区中被传染病病原体污染或者可能被传染病病原体污染的物品，未进行消毒处理的；

（五）生物制品生产单位生产的血液制品不符合国家质量标准的。

第七十四条　违反本法规定，有下列情形之一的，由县级以上地方人民政府卫生行政部门责令改正，通报批评，给予警告，已取得许可证的，可以依法暂扣或者吊销许可证；造成传染病传播、流行以及其他严重后果的，对负有责任的主管人员和其他直接责任人员，依法给予降级、撤职、开除的处分，并可以依法吊销有关责任人员的执业证书；构成犯罪的，依法追究刑事责任：

（一）疾病预防控制机构、医疗机构和从事病原微生物实验的单位，不符合国家规定的条件和技术标准，对传染病病原体样本未按照规定进行严格管理，造成实验室感染和病原微生物扩散的；

（二）违反国家有关规定，采集、保藏、携带、运输和使用传染病菌种、毒种和传染病检测样本的；

（三）疾病预防控制机构、医疗机构未执行国家有关规定，导致因输入血液、使用血液制品引起经血液传播疾病发生的。

第七十五条 未经检疫出售、运输与人畜共患传染病有关的野生动物、家畜家禽的，由县级以上地方人民政府畜牧兽医行政部门责令停止违法行为，并依法给予行政处罚。

第七十六条 在国家确认的自然疫源地兴建水利、交通、旅游、能源等大型建设项目，未经卫生调查进行施工的，或者未按照疾病预防控制机构的意见采取必要的传染病预防、控制措施的，由县级以上人民政府卫生行政部门责令限期改正，给予警告，处五千元以上三万元以下的罚款；逾期不改正的，处三万元以上十万元以下的罚款，并可以提请有关人民政府依据职责权限，责令停建、关闭。

第七十七条 单位和个人违反本法规定，导致传染病传播、流行，给他人人身、财产造成损害的，应当依法承担民事责任。

第九章 附则

第七十八条 本法中下列用语的含义：

（一）传染病患者、疑似传染病患者：指根据国务院卫生行政部门发布的《中华人民共和国传染病防治法规定管理的传染病诊断标准》，符合传染病患者和疑似传染病患者诊断标准的人。

（二）病原携带者：指感染病原体无临床症状但能排出病原体的人。

（三）流行病学调查：指对人群中疾病或者健康状况的分布及其决定因素进行调查研究，提出疾病预防控制措施及保健对策。

（四）疫点：指病原体从传染源向周围播散的范围较小或者单个疫源地。

（五）疫区：指传染病在人群中暴发、流行，其病原体向周围播散时所能波及的地区。

（六）人畜共患传染病：指人与脊椎动物共同罹患的传染病，如鼠疫、狂犬病、血吸虫病等。

（七）自然疫源地：指某些可引起人类传染病的病原体在自然界的野生动物中长期存在和循环的地区。

（八）病媒生物：指能够将病原体从人或者其他动物传播给人的生物，如蚊、蝇、蚤类等。

（九）医源性感染：指在医学服务中，因病原体传播引起的感染。

（十）医院感染：指住院患者在医院内获得的感染，包括在住院期间发生的感染和在医院内获得出院后发生的感染，但不包括入院前已开始或者入院时已处于潜伏期的感染。医院工作人员在医院内获得的感染也属医院感染。

（十一）实验室感染：指从事实验室工作时，因接触病原体所致的感染。

（十二）菌种、毒种：指可能引起本法规定的传染病发生的细菌菌种、病毒毒种。

（.十三）消毒：指用化学、物理、生物的方法杀灭或者消除环境中的病原微生物。

（十四）疾病预防控制机构：指从事疾病预防控制活动的疾病预防控制中心以及与

上述机构业务活动相同的单位。

（十五）医疗机构：指按照《医疗机构管理条例》取得医疗机构执业许可证，从事疾病诊断、治疗活动的机构。

第七十九条　传染病防治中有关食品、药品、血液、水、医疗废物和病原微生物的管理以及动物防疫和国境卫生检疫，本法未规定的，分别适用其他有关法律、行政法规的规定。

第八十条　本法自 2004 年 12 月 1 日起施行。

附 录 二

常见传染病的潜伏期、传染期、隔离期、检疫期

疾病名称		潜伏期		传染期	隔离期	接触者检疫期及处理
		一般	最短~最长			
鼠疫	腺鼠疫	2~8 天	3~6 天	自发病起直至痊愈为止的整个病程	腺鼠疫隔离至淋巴结痊愈；肺鼠疫应在临床症状消失后，痰连续培养 6 次阴性方能出院	留验 9 天同时接种鼠疫菌苗
	肺鼠疫	数小时~3 天	1~3 天			
霍乱		1~3 天	4 小时~6 天	潜伏期末即可排菌，临床症状期传染性最大，病后带菌自数天至 4 周不等，少数可数月至 1 年以上	症状消失后，隔天大便培养 1 次，3 次阴性或症状消失后 14 天	留观 5 天，便培养连续 3 次阴性后解除隔离，阳性者按患者隔离
病毒性肝炎	甲型	3~4 周	15~45 天	潜伏期末至发病 2 周内传染性最大，少数在病后某段时期仍可排病毒	临床症状消失，肝功能恢复正常，但不少于病后 30 天，幼托机构要隔离 40 天	密切接触者检疫 45 天，每周查 ALT，观察期间可注射丙种球蛋白防止发病或减轻症状
	乙型	100 天左右	30~180 天	潜伏期末即有传染性，长者可达 1 年以上	急性期隔离至 HBsAg 阴转，恢复期不转阴者按病原携带者处理	检疫期 45 天，做 HBsAg、抗－HBc、抗－HBs、HBeAg、抗－HBe 检测，均阴性者接种乙肝疫苗
	丙型	8 周左右	2~26 周	潜伏期末即有传染性，临床症状期传染性最大，慢性患者亦有传染性	急性期隔离至病情稳定（ALT 恢复正常），慢性病例按病原携带者处理	检疫期 45 天，目前无法定措施
	丁型	6~12 周	3~12 周	急性感染后 HDAg 血症可持续 25 天，慢性感染者在 HDAg 与抗－HDAg 消失前均有传染性	至血清 HDV RNA 及 HDAg 与抗－HDAg 转阴	检疫期 45 天，目前无法定措施

续表

疾病名称	潜伏期		传染期	隔离期	接触者检疫期及处理
	一般	最短~最长			
病毒性肝炎	戊型 6 周左右	2~9 周	发病前 2 周至发病后 2 周	自发病起隔离 3 周	检疫期 35 天，措施同甲型肝炎
流行性乙型脑炎	10~14 天	4~21 天	病毒血症时间短，一般在发病后 5 天内	隔离至体温正常为止，室内做好防蚊、灭蚊	不检疫
伤寒	8~14 天	3~60 天	潜伏期末即可排菌；相当一部分患者在恢复期仍可继续排菌 2~3 周，少数在 1 年以上，甚至终身	症状消失后 5 天起，大便培养 2 次阴性或症状消失后 15 天	医学观察 23 天，饮食行业人员观察期间应送大便培养 1 次，阴性者方可工作
副伤寒	6~10 天	2~15 天	潜伏期末至恢复期 2~3 周可排菌	症状消失后连续 2~3 次大便培养阴性可解除隔离	医学观察 15 天
流行性脑脊髓膜炎	2~3 天	1~10 天	潜伏期末即有传染性，普通型患者之传染性可持续 6~7 周	临床症消失后 3 天，但不少于病后 7 天	医学观察 7 天，可服利福平预防发病
流行性感冒	1~2 天	数小时~3 天	潜伏期末出现退热时止，传染期约 1 周	退热后 2 天	在大流行时，集体单位应进行检疫，出现发热等症状者，应早期隔离
麻疹	10~11 天	6~21 天，被动免疫后可延至 28 天	潜伏期末至出疹后 5 天	隔离至出疹后 5 天	医学观察 21 天，如接受过被动免疫者应延至 28 天
百日咳	7~10 天	2~21 天	潜伏期的最后 1~2 天至发病 2~3 周内传染性最大，一般在病后 4 周即无传染性	发病起 40 天或自痉咳后 30 天	医学观察 21 天
白喉	2~4 天	1~7 天	潜伏期末至整个病程均有传染性，部分患者在恢复期仍继续排菌	症状消失后鼻咽分泌物 2 次（间隔 2 天）培养阴性或症状消失后 30 天可解除隔离	医学观察 7 天

疾病名称	潜伏期		传染期	隔离期	接触者检疫期及处理
	一般	最短~最长			
猩红热	2~5天	1~12天	潜伏期末至整个病程均有传染性，至皮肤脱屑阶段则无传染性	症状消失后咽拭子培养3次阴性，可解除隔离，一般不少于病后1周	医学观察7~12天
水痘	15天左右	10~21天	潜伏期末至皮肤发疹和水疱时传染性最强	隔离至脱痂为止，但不得少于发病后2周	医学观察21天
风疹	18天	14~21天	潜伏期末至出疹后5天	至出疹后5天解除隔离	一般不检疫，对孕妇尤其孕3个月内，可肌内注射丙种球蛋白
流行性腮腺炎	14~21天	8~30天	腮腺肿大前7天至肿大后9天	从发病起至腮腺肿大完全消退	成人一般不检疫，托幼机构儿童医学观察21天
细菌性痢疾	1~3天	数小时~7天	潜伏期末至症状期传染性最大，病后多为间歇排菌，绝大部分在病后1~2周停止，少数可长达数年	至症状消失后7天或大便培养2~3次阴性	医学观察7天，饮食行业人员大便培养1次阴性解除隔离
疟疾 间日 三日 恶性	14天 30天 10天	10天~数月 10~45天 5~12天	疟疾现症患者和无症状带虫者，当其周围血液中有成熟配子体时就有传染性	不需隔离，但患者应给予系统治疗，居室内应做好防蚊、灭蚊	不检疫
登革热	5~7天	3~15天	潜伏期末至病后3天，少数至病后6天	起病后7天	不检疫
布鲁氏菌病	7~14天	3天~1年	发病后第2周可在尿中发现病原体，可保持2~3个月	临床症状消失后解除隔离	不检疫
流行性出血热	7~14天	5~46天	急性期血液、尿液中有病原体具有传染性，可经破损皮肤感染	隔离至急性症状消失止	不检疫
钩端螺旋体病	7~13天	1~30天	发病后第2周可在尿中发现病原体，可保持2~4个月，个别1年以上，但作为传染源意义不大	隔离至症状消失，应注意尿的消毒处理，防止接触传播	疫水接触者检疫2周

疾病名称	潜伏期		传染期	隔离期	接触者检疫期及处理
	一般	最短~最长			
狂犬病	7~60天	7天~1年或长至5年	可从唾液中分离到病毒	患者须住院隔离	不检疫，被可疑狂犬咬伤者，并注射疫苗及免疫血清
炭疽病	1~3天	2小时~12天	主要为动物病，人经动物感染，人与人之间亦可经分泌物而受感染，但较少见，肺炭疽可经呼吸道传染	皮肤炭疽隔离至创伤口痊愈、痂皮脱落为止，其他类型患者在症状消失后细菌培养2次阴性后取消隔离	医学观察12天，与患者和病者接触之物品应进行消毒，肺炭疽密切接触者可用青霉素、四环素、氧氟沙星等预防
阿米巴痢疾	10~18天	4天~数月或更长	从发病早期排出滋养体到晚期粪便中含有大量包囊都有传染性	隔离至症状消失，大便连续3次检查滋养体及包囊阴性解除隔离	对饮食行业从业人员进行包囊检查，阳性者停止工作进行治疗
脊髓灰质炎	7~14天	3~35天	发病前10天至病后4周均有传染性，少数可达4个月	隔离期不少于病后40天	医学观察20天，对5岁以下儿童注射胎盘球蛋白或丙种球蛋白，可防止发病或减轻症状
流行性斑疹伤寒	10~14天	5~23天	潜伏期至退热后12天	彻底灭虱，隔离至退热后12天	彻底灭虱后医学观察14天
地方性斑疹伤寒	7~14天	4~18天	潜伏期至疾病全过程	隔离至症状消失	不需要检疫，进入疫区被蜱咬伤者可服多西环素预防
恙虫病	10~14天	4~20天		不需隔离	不需检疫
森林脑炎	10~15天	7~30天		不需隔离	不需检疫
艾滋病	9~10年	6个月~10年	血中检出HIV抗体起即有传染性	应立即采取隔离措施，并送卫生行政部门指定单位治疗	严密观察，长期追踪，在观察的6个月及1年时采血检测

续表

疾病名称	潜伏期		传染期	隔离期	接触者检疫期及处理
	一般	最短～最长			
梅毒	2～4周	9～90天	感染后的2年内传染性最强，以后逐渐减弱	感染后2年内性接触传播性最强；2年后仍胎盘传播	严密观察，长期追踪，对性伴侣检查，阳性者应治疗
淋病	7天左右	2～10天	潜伏期至疾病全过程	隔离至疾病痊愈	对性伴侣检查，阳性者应治疗
尖锐湿疣	平均3个月	3周～8个月	潜伏期至疾病全过程	隔离至疾病痊愈	对性伴侣检查，阳性者应治疗

附 录 三

常用预防接种表

品名	性质	接种对象	剂量和用法	免疫期及复种	保存和有效期
乙型肝炎疫苗	自/抗原	新生儿及易感者	全程免疫：10～30μg 按 0、1、6 个月各肌内注射 1 次；新生儿出生后 24 小时内注射，HBsAg 阳性母亲的婴儿出生后 12 小时内注射 HBIG ≥100U，同时在不同部位注射乙肝疫苗每次 10μg，共 3 次，间隔时间同上	注射后抗体产生不佳者可加强免疫 1 次。有抗体应答者免疫期一般可达 5 年，每 5 年加强 1 次	2℃～10℃暗处保存，严防冻结，有效期 2 年
甲型肝炎减毒活疫苗	活/自/病毒	1 岁以上儿童及成人	三角肌处皮下注射 1mL	免疫期 4 年以上	2℃～10℃暗处保存，有效期：液体疫苗 3 个月；冻干疫苗 1 年
脊髓灰质炎糖丸活疫苗	活/自/病毒	2 月龄婴儿至 4 岁儿童	出生后冬春季服三价混合疫苗（白色糖丸），每隔 1 个月服 1 剂，共 3 剂。每年服 1 全程，连续 2 年，7 岁时再服 1 全程，凉开水送服	免疫期 3～5 年，4 岁时加强 1 次	−20℃保存 2 年，2℃～10℃保存 5 个月，20℃～22℃保存 12 天，30℃～32℃保存 2 天
麻疹疫苗	活/自/病毒	8 月龄以上的易感儿童	三角肌处皮下注射 0.2mL	免疫期 4～6 年，7 岁时复种 1 次	2℃～10℃暗处保存，有效期：液体疫苗 2 个月，冻干疫苗 1 年，开封后 1 小时内用完
麻疹、腮腺炎、风疹减毒疫苗	活/自/病毒	8 月龄以上的易感儿童	三角肌处皮下注射 0.5mL	免疫期 11 年，11～12 岁时复种 1 次	2℃～8℃避光保存
流行性乙型脑炎疫苗	死/自/病毒	6 月龄至 10 岁儿童	皮下注射 2 次，间隔 7～10 天，6～12 月龄每次 0.25mL；1～6 岁 0.5mL；7～15 岁 1mL；16 岁以上 2mL	免疫期 1 年，以后每年加强 1 次，剂量同左	2℃～10℃暗处保存，有效期：冻干疫苗 1 年，液体疫苗 3 个月

品名	性质	接种对象	剂量和用法	免疫期及复种	保存和有效期
甲型流感疫苗	活/自/病毒	健康成人	疫苗 1mL 加生理盐水 4mL，混匀喷入鼻内，每侧鼻孔 0.25mL，稀释后 4 小时内用完	免疫期 6 ~ 10 个月	2℃ ~ 10℃暗处保存，有效期：液体疫苗 3 个月，冻干疫苗 1 年
人用狂犬病疫苗（地鼠肾组织培养疫苗）	死/自/病毒	被狂犬或可疑动物咬伤或抓伤；被患者唾液污染伤口者	接触后预防：先处理伤口，继之 0、3、7、14、30 天各肌内注射2mL，2 ~ 5 岁1mL，2 岁以下 0.5mL。伤重者注射疫苗前先注射抗狂犬病免疫球蛋白	免疫期 3 个月；全程免疫后 3 ~ 6 个月再被咬伤，需加强注射 2 针，间隔 1 周；6 个月以后再被咬伤，全程注射	2℃ ~ 10℃暗处保存，有效期：液体疫苗 6 个月，冻干疫苗 1 年
森林脑炎疫苗	死/自/病毒	流行区居民及进入该区的来自非流行区者	皮下注射 2 次，间隔 7 ~ 10天，2 ~ 6 岁每次 0.5 mL；7 ~ 9 岁1mL；10 ~ 15 岁1.5mL；16 岁以上2mL	免疫期 1 年，每年加强注射 1 年，剂量同初种	2℃ ~ 10℃暗处保存，有效期 8 个月，25℃以下保存 1 个月
黄热病冻干疫苗	活/自/病毒	出国进入流行区或从事黄热病研究者	用灭菌生理盐水 5mL，溶解后皮下注射 0.5mL，水溶液保持低温，1 小时内用完	免疫期 10 年	− 20℃ 保存有效期 1.5 年；2℃ ~ 10℃有效期 6 个月
腮腺炎疫苗	活/自/病毒	8 月龄以上的易感者	三角肌处皮下注射 0.5mL	免疫期 10 年	2℃ ~ 8℃ 或 0℃以下保存，有效期 1.5 年
流行性斑疹伤寒疫苗	死/自/立克次体	流行区人群	皮下注射 3 次，相隔 5 ~ 10天，1 ~ 6 岁分别注射 0.3 ~ 0.4mL、0.6 ~ 0.8mL、0.6 ~ 0.8mL，15 岁以上分别注射 0.5mL、1mL 及 1mL	免疫期 1 年，每年加强注射 1 年，剂量同第 3 针	2℃ ~ 10℃暗处保存，有效期 1 年，不得冻结
钩端螺旋体菌苗	死/自/螺旋体	流行区 7 岁以上人群及进入该区者	皮下注射 2 次，相隔 7 ~ 10天分别注射 1.0mL 及 2.0mL，7 ~ 13 岁减半	接种后 1 个月产生免疫力，维持期 1 年	2℃ ~ 8℃暗处保存，有效期 1.5 年
卡介苗	活/自/细菌	新生儿及结核菌素试验阴性儿童	于出生后 24 ~ 48 小时皮内注射 0.1mL	免疫期 5 ~ 10 年，城市 7 岁，农村 7 岁、12 岁加强注射	2℃ ~ 10℃液体菌苗有效期 6 个月，冻干菌苗 1 年

续表

品名	性质	接种对象	剂量和用法	免疫期及复种	保存和有效期
伤寒、副伤寒甲、乙三联菌苗	死/自/细菌	重点为军队、水陆口岸及沿线人员、环卫及饮食行业人员	皮下注射3次,间隔7~10天,1~6岁分别注射0.2mL、0.3mL、0.3mL;7~14岁0.3mL、0.5mL、0.5mL;15岁以上0.5mL、1mL、1mL	免疫期1年,每年加强注射1次,剂量同第3针	2℃~8℃暗处保存,有效期1年
霍乱、伤寒、副伤寒甲、乙四联菌苗	死/自/细菌	重点为军队、水陆口岸及沿线人员、环卫及饮食行业人员	皮下注射3次,间隔7~10天,1~6岁分别注射0.2mL、0.3 mL、0.3mL;7~14岁0.3 mL、0.5 mL、0.5mL;15岁以上0.5 mL、1 mL、1mL	免疫期1年,每年加强注射1次,剂量同第3针	2℃~8℃暗处保存,有效期1年
霍乱菌苗	死/自/细菌	重点为水陆、口岸、环境卫生、饮食服务行业及医务人员	皮下注射2次,间隔7~10天,6岁以下分别注射0.2mL、0.4mL;7~14岁0.3mL、0.6mL;15岁以上0.5 mL、1mL、1mL	免疫期3~6个月,每年加强注射1次,剂量同第2针	2℃~10℃暗处保存,有效期1年
布氏菌苗	活/自/细菌	疫区牧民,屠宰、皮毛加工人员、兽医、防疫及实验室人员	皮上划痕法,每人0.05mL,儿童划1个"#"字,长1~1.5cm,相距2~3cm,划破表皮即可。严禁注射	免疫期1年,每年复种	2℃~10℃暗处保存,有效期1年
鼠疫菌苗	活/自/细菌	用于流行区人群,非流行区人员接种10天才可进入疫区	皮肤划痕法:每人0.05mL。2~6岁划1个"#"字,7~12岁划2个"#",14岁以上划3个"#",长1~1.5cm,相距2~3cm	免疫期1年,每年复种	2℃~10℃暗处保存,有效期1年
炭疽菌苗	活/自/细菌	流行区人群,牧民、屠宰、皮毛、制革人员及兽医	皮上划痕法,滴2滴菌苗于上臂外侧,相距3~4cm,每滴划"#"字,长1~1.5cm,严禁注射	免疫期1年,每年复种	2℃~10℃暗处保存,有效期1年;25℃以下有效期1年

品名	性质	接种对象	剂量和用法	免疫期及复种	保存和有效期
冻干 A 群流脑多糖菌苗	死/自/细菌	15 岁以下儿童及少年，流行区成人	三角区肌皮下注射 1 次，25 ~ 50μg	免疫期 0.5 ~ 1 年	2℃ ~ 10℃ 暗处保存，有效期 1 年
百、白、破混合制剂（百日咳菌苗及白喉、破风类毒素）	死/自/细菌和毒素	3 月龄 ~ 7 岁	全程免疫，第 1 年间隔 4 ~ 8 周肌内注射 2 次。第 2 年 1 次。剂量均为 0.5mL	7 岁时用白、破或百、白二联制剂加强免疫，全程免疫后不再用百白破混合制剂	2℃ ~ 10℃ 保存，有效期 1.5 年
吸附精制白喉类毒素	自/类毒素	6 月龄至 12 岁儿童	皮下注射 2 次，每次 0.5mL；相隔 4 ~ 8 周	免疫期 3 ~ 5 年，第 2 年加强 1 次 0.5mL，以后每 3 ~ 5 年复种 1 次 0.5mL	25℃ 以下暗处保存，有效期 3 年，不可冻结
吸附精制破伤风类毒素	自/类毒素	发生创伤机会较多的人群	全程免疫：第 1 年相距 4 ~ 8 周肌内注射 2 次，第 2 年 1 次，剂量均为 0.5mL	免疫期 5 ~ 10 年，每 10 年加强注射 1 次 0.5mL	25℃ 以下暗处保存，有效期 3 年，不可冻结
精制白喉抗毒素	被/抗毒素	白喉患者，为预防接种的密切接触者	治疗：根据病情，肌内或静脉注射 3 万 ~ 10 万 U；预防：接触者皮下或肌内注射 1000 ~ 2000U	免疫期 3 周	2℃ ~ 10℃ 保存，液状品保存 2 年，冻干品 3 ~ 5 年
精制破伤风抗毒素	被/抗毒素	破伤风患者及创伤后有发生本病可能者	治疗：肌内或静脉注射 5 万 ~ 20 万 U。儿童剂量相同。新生儿 24 小时内用半量预防：皮下或肌内注射 1500 ~ 3000U，伤势严重者加倍	免疫期 3 周	2℃ ~ 10℃ 保存，有效期：液状品 3 ~ 4 年，冻干品 5 年
多价精制气性坏疽抗毒素	被/抗毒素	受伤后有发生本病可能者及气性坏疽患者	治疗：首次静脉注射 3 万 ~ 5 万 U，可同时适量注射于伤口周围组织。预防：皮下或肌内注射 1 万 U	免疫期 3 周	2℃ ~ 10℃ 保存，有效期：液状品 3 ~ 4 年，冻干品 5 年
精制肉毒抗毒素	被/抗毒素	肉毒素中毒患者及可疑中毒者	治疗：首次肌内注射或静脉滴注 1 万 ~ 2 万 U，以后视情况预防，皮下或肌内注射 1000 ~ 2000U	免疫期 3 周	2℃ ~ 10℃ 保存，有效期：液状品 3 ~ 4 年，冻干品 5 年

续表

品名	性质	接种对象	剂量和用法	免疫期及复种	保存和有效期
人丙种球蛋白	被/球蛋白	丙种球蛋白缺乏症、甲型肝炎、麻疹密切接触者等	治疗：每次肌内注射 0.5mL/kg。预防甲肝：儿童每次肌内注射 0.05 ~ 0.1mL/kg，成人 3mL。预防麻疹：肌内注射 0.05 ~ 0.15mL/kg。儿童最多 6mL	免疫期 3 周	2℃ ~ 10℃ 保存，有效期 2 年
精制抗狂犬病血清	被/免疫血清	被可疑动物严重咬伤者	成人 0.5 ~ 1mL/kg，总量 1/2 伤口周围肌内注射，咬伤当天或 3 天内与狂犬病疫苗和用；儿童量为 1.5mL/kg	免疫期 3 周	2℃ ~ 10℃ 保存，液状品有效期 3 ~ 4 年，冻干品 5 年
乙型肝炎免疫球蛋白	被/免疫球蛋白	HBsAg（尤其 HBeAg）阳性母亲的新生婴儿及意外受 HBeAg 阳性血清污染者	新生儿出生 24 小时内注射 ≥100U；3 月龄及 6 月龄各注射 1 次；或与乙肝疫苗合用（如前述）；意外污染者肌内注射 200 ~ 400U	免疫期 2 个月	2℃ ~ 10℃ 保存，有效期 2 年

注：活：活疫（菌）苗；死：死疫（菌）；自：自动免疫；被：被动免疫。

附 录 四

常用物品的消毒方法

消毒对象		消毒剂	浓度	用法及用量	消毒时间	备注
患者排泄物	尿	漂白粉干粉	5~10g/1000mL	搅匀、加盖	2 小时	痰也可直接吐纸上包好或吐入纸盒内盖好直接焚烧
	脓液、痰	漂白粉干粉	1:5 比例	搅匀、加盖	2 小时	
		过氧乙酸	1:1 比例		30 分钟	
	呕吐物、粪便	过氧乙酸	0.1%~0.2%	比例均为1:2	2 小时	肝炎及真菌感染者粪便消毒时间6小时
		漂白粉乳剂	10%~20%	搅匀、加盖		
日常用物	便器	过氧乙酸	0.2%~0.5%	加等量充分搅拌，淹没	2 小时	专人专用，用后冲洗，出院终末消毒
		石灰	20% 乳剂			
		含氯石灰	1%~2%	澄清液浸泡	30~60 分钟	
	痰盂、痰杯	过氧乙酸	0.2%~0.5%	浸泡	1 小时	
		甲酚皂	1%~2%			
	食具、药杯、茶壶、漱口杯	过氧乙酸	0.2%~0.5%	浸泡	30~60 分钟	1. 食具均要洗净后消毒，消毒后清水洗净后使用
		含氯石灰	0.3%		30~60 分钟	2. 煮沸时可放2%苏打或肥皂液，增强消毒效果
		苯扎溴铵	0.5%		30~60 分钟	
		煮沸			15~30 分钟	3. 煮沸从水沸腾时计时
		高压消毒	121℃	压力15 磅	10 分钟	
	书籍、钱币、饭票	环氧乙烷	1.5g/L	熏蒸	3 小时	消毒物应分散堆放，不能扎紧，无保存价值的焚烧
		过氧乙酸	0.2%~0.3%	熏蒸（1g/m³）	2 小时	
		太阳照射			6 小时	
医疗用物	体温计	含氯消毒剂	500mg/L	浸泡	15~30 分钟	炭疽患者用过的体温表先用2%碘酒消毒 1~5 分钟后用70%乙醇浸泡
		乙醇	75%	浸泡		
	呼吸机的螺纹管等	酸性氧化电位水		擦洗或浸泡	15~30 分钟	1. 呼吸机螺纹管、雾化器送供应室集中处理
		含氯消毒剂	500mg/L	浸泡	30 分钟	2. 一次性使用螺纹管不得重复使用
		环氧乙烷	1.5g/L	熏蒸	3 小时	

续表

消毒对象		消毒剂	浓度	用法及用量	消毒时间	备注
医疗用物	引流瓶	湿热消毒 含氯消毒剂	500mg/L	浸泡	30分钟	尽可能使用一次性吸引、引流装置
	氧气湿化瓶	清洗消毒机 含氯消毒剂	90℃或93℃ 500mg/L	清洗消毒 浸泡	5分钟或3分钟 30分钟	湿化瓶每周消毒更换1次，湿化液用无菌水每天更换
	血压计、袖带、听诊器	乙醇 含氯消毒剂	75% 250~500mg/L	擦拭 血压计、听诊器擦拭；袖带浸泡	浸泡30分钟	1. 血压计袖带每周清洗、晾干备用 2. 有污染时消毒剂浸泡消毒处理
	其他医疗器械	过氧乙酸 戊二醛 氯己定 煮沸法 乙醇 过氧乙酸	0.5% 2% 0.1%~0.2% 70% 0.04%	浸泡 浸泡	10~20分钟 10~20分钟	1. 金属类不用过氧乙酸 2. 器械应擦去黏液及血渍清洁后消毒 3. 氯己定对炭疽、结核菌、真菌消毒2~10小时
	残余食物			煮沸	30分钟	
病室地面墙壁		甲醛 过氧乙酸 甲酚皂 含氯石灰 苯扎溴铵 乳酸	1%~3% 0.2%~0.3% 2% 上清液10% 0.5% 12mL/100m³	熏蒸 熏蒸（1g/m³） 擦洗或喷雾 擦洗或喷雾 擦洗或喷雾 加等量水熏蒸	12~24小时 90分钟 30~60分钟 30~60分钟 60分钟 30~60分钟	1. 甲醛消毒肠道病室用量80mL/m³ 2. 病室家具洗擦法消毒（金属或油漆家具不用含氯石灰）
运输家具		过氧乙酸 甲酚皂 苯扎溴铵 含氯石灰	0.2%~0.3% 1%~3% 0.5% 1%~2%	擦洗或喷雾 擦拭 擦拭	30~60分钟 30~60分钟	1. 炭疽、结核者1%过氧乙酸喷雾或擦拭 2. 病毒性肝炎用0.5%过氧乙酸

消毒对象		消毒剂	浓度	用法及用量	消毒时间	备注
布类	床上用品	洗衣机热力清洗	70℃或80℃	清洗	30分钟	1. 一人一用一消毒 2. 污染随时更换 3. 感染患者的被服单独清洗（洗衣机80℃、30分钟并加相关消毒剂洗涤） 4. 感染患者使用过的用品，用有色标识袋送指定地点清洗消毒
	工作服、病员服	洗衣机热力清洗	70℃	清洗	30分钟	
	枕心、棉絮、床垫	床单元消毒器 阳光 紫外线		消毒 暴晒 照射	30分钟 6小时 30~60分钟	
化粪池		含氯石灰	3%澄清液	浸泡	2小时	化粪池沉底粪便出粪时用20%含氯石灰充分搅拌2小时后排放
垃圾		含氯石灰 甲酚皂 焚烧法	1%~3% 3%~5%	喷雾 喷雾 焚烧		
生吃瓜菜		高锰酸钾	1:5000	浸泡	15分钟	
床、床头柜、椅子、热水瓶、储存柜		清水 含氯消毒液	每天 250mg/L	擦拭 擦拭	 终末消毒	1. 抹布一人一巾 2. 对床单元实行终末消毒处理 3. 有污染时随时消毒剂擦拭
电脑、电话等表面		乙醇	75%	擦拭	每周	
病历夹		含氯消毒液	500mg/L	擦拭	每周	病历夹不能带入病房
水龙头、水池、门窗、桌椅、楼梯扶手、开饭车、拖把等		含氯消毒液	500mg/L	擦拭或浸泡	30分钟	1. 每个拖布清洁面积不超过20m² 2. 拖把要有明显标识，专区专用 3. 开饭车可用流动蒸汽消毒20分钟

附　录　五

甲型 H1N1 流感医院感染控制技术指南

（2009 年修订版）

为进一步指导医疗机构做好甲型 H1N1 流感医院感染的预防与控制工作，减少和避免甲型 H1N1 流感在医疗机构内的交叉感染，规范医务人员的防护行为，根据甲型 H1N1 流感流行病学的特点和疫情进展情况，特制定本技术指南。

一、基本要求

（一）医疗机构应当加强对医务人员甲型 H1N1 流感防治知识的培训，提高早发现、早诊断、早报告、早隔离、早治疗的能力。

（二）指定医疗机构应在易于隔离的地方设立相对独立的发热门（急）诊、隔离留观室，定点收治甲型 H1N1 流感患者的医疗机构应当设立专门病区，环境布局符合隔离要求。

（三）医疗机构应当根据甲型 H1N1 流感的流行病学特点，针对传染源、传播途径和易感人群这三个环节，制定相应的工作制度，建立并落实岗位责任制。

（四）医疗机构应当重视和加强消毒隔离和防护工作，采取切实可行的措施，确保消毒隔离和个人防护等措施落实到位，保证工作效果。

二、隔离技术

（一）隔离的原则

1. 对甲型 H1N1 流感疑似患者和确诊患者应当及时采取隔离措施，甲型 H1N1 流感疑似患者和确诊患者应当分开安置，疑似患者进行单间隔离；确诊患者可以同时置于多人房间，床间距 >1m。患者的活动应尽量限制在隔离病房内，原则上不设陪护。与患者相关的诊疗活动尽量在病区内进行。

2. 根据甲型 H1N1 流感的传播途径，在实施标准预防的基础上，采取飞沫隔离与接触隔离措施。具体措施包括：

（1）应将患者安置在具备有效通风条件的隔离病房内。

（2）隔离病房的门必须随时保持关闭。

（3）隔离病房应设有专用的卫生间、洗手池。

（4）用于疑似患者的听诊器、温度计、血压计等医疗器具实行专人专用。非专人专用的医疗器具在用于其他患者前，应当进行彻底清洁和消毒。

（5）隔离病房配置消毒剂。

（6）隔离病房应当设立明确的标识。

3. 对患者应当进行培训和指导。具体内容包括：

（1）病情允许时，患者应当佩戴外科口罩。

（2）在咳嗽或者打喷嚏时用卫生纸遮掩口鼻，然后将卫生纸丢入医疗废物容器。

（3）在接触呼吸道分泌物后应当使用清洁剂洗手或者使用消毒剂消毒双手。

4. 指定医疗机构根据实际工作条件设置隔离病区。具体要求包括：

（1）将整个病区分为清洁区、潜在污染区和污染区。清洁区包括医务人员的值班室、卫生间、男女更衣室、浴室以及储物间、配餐间等，潜在污染区包括医务人员的办公室、治疗室、护士站、内走廊等，污染区包括病室、处置室、污物间等。

（2）在清洁区和潜在污染区、潜在污染区和污染区之间应当分别设立缓冲间，并有实际的隔离屏障（如隔离门）。

（3）分别设立医务人员和患者的专用通道。

（4）个人防护用品置于不同区域，医务人员在不同区域穿戴和脱摘相应的防护用品。

（5）整个病区应当通风良好，保证空气流向从清洁区→潜在污染区→污染区，不能逆流。

（二）不同部门的隔离措施

1. 发热门（急）诊

医疗机构应当按规定设立发热门（急）诊，建立预检分诊制度，及时引导相关患者到发热门（急）诊就诊。发热门（急）诊应采取如下措施：

（1）独立设区，出入口与普通门（急）诊分开，标识明显。

（2）候诊区应当通风，其空间应能够满足患者候诊需要。

（3）有备用诊室。

（4）设隔离卫生间。

（5）设独立挂号、就诊、药房等部门。

（6）发热和急性呼吸道症状患者应当戴外科口罩，在咳嗽或打喷嚏时用卫生纸遮掩口鼻，然后将卫生纸丢入医疗废物容器。

（7）医务人员近距离接触（距离<1m）发热和急性呼吸道症状患者，应采用"标准预防＋飞沫传播预防"的措施；患者应当戴外科口罩。

2. 隔离留观室

（1）独立设区，标识明显。

（2）疑似患者单间隔离，房间内设卫生间。

（3）患者病情允许时，戴外科口罩，并限制在留观室内活动。

（三）收治甲型 H1N1 流感患者定点医院的隔离措施

1. 通风良好，独立设区，与其他病区相隔离，有明显标识。

2. 分清洁区、潜在污染区、污染区，三区无交叉。

3. 分别设置医务人员和患者专用通道。

4. 疑似患者单间隔离，房间内设卫生间。

5. 患者戴外科口罩，原则上患者的活动限制在病房内。

6. 严格探视制度，不设陪护。若必须探视时，探视者应严格按照规定做好个人防护。

三、防护技术

医务人员防护原则、常用防护用品及医务人员的防护措施基本同第一章第七节"传染病医护人员的职业防护"中的相关内容。

四、医务人员的健康管理

1. 医务人员在接诊、救治和护理甲型 H1N1 流感疑似病例或确诊病例时，应做好个人防护。

2. 可根据实际需要，为医务人员接种季节性流感疫苗和甲型 H1N1 流感疫苗。

3. 在发热门诊和隔离病房工作的医务人员要每日接受体温监测和流感样症状排查。

4. 医务人员出现发热或流感样症状时，要及时报告医院感染管理部门并接受排查，被诊断为甲型 H1N1 流感疑似病例或确诊病例的医务人员，应立即接受隔离治疗。

5. 医疗机构应当合理安排医务人员的工作，避免过度劳累，并及时对其健康情况进行监测。

附 录 六

人感染 H7N9 禽流感防控方案
(2014 年版)

根据《关于调整部分法定传染病病种管理工作的通知》（国卫疾控发〔2013〕28号）要求，为进一步指导各地规范开展人感染 H7N9 禽流感病例的发现、报告、流行病学调查、实验室检测、病毒变异监测和密切接触者管理等防控工作，保障人民群众身体健康和生命安全，特制定本方案。

一、适用范围

此方案适用于现阶段医疗卫生机构开展人感染 H7N9 禽流感疫情防控工作，并将根据对该疾病认识的深入和疫情形势变化适时更新。

二、病例的发现、报告

（一）病例定义

1. 人感染 H7N9 禽流感疑似病例与确诊病例定义参照《人感染 H7N9 禽流感诊疗方案（2014 年版）》（国卫办医发〔2014〕6 号）。

2. 疑似聚集性病例是指 7 天内在小范围（如一个家庭、一个社区等）发现 1 例确诊病例，并同时发现 1 例及以上疑似病例，提示可能存在人际传播或因共同暴露而感染。在上述条件下，发现 2 例确诊病例的，判定为聚集性病例。

（二）发现与报告

各级各类医疗机构对就诊的流感样病例，要询问其禽类或活禽市场的暴露史，重点关注从事活禽养殖、屠宰、贩卖、运输等行业的人群。在发现人感染 H7N9 禽流感病例后，应当于 24 小时内填写传染病报告卡并进行网络直报。报告疾病类别选择"乙类传染病"中"人感染 H7N9 禽流感"。尚不具备网络直报条件的医疗机构，应当于诊断后 24 小时内填写并寄出传染病报告卡，县级疾控中心在接到报告后立即进行网络直报。

三、病例的流行病学调查、采样与检测

（一）流行病学调查

县级疾控中心接到辖区内医疗机构报告的人感染 H7N9 禽流感确诊病例后，应当按照中国疾控中心制定的《人感染 H7N9 禽流感流行病学调查方案》进行调查。

对于单例病例，调查内容主要包括病例基本情况、发病就诊经过、临床表现、实验室检查、诊断和转归情况、病例家庭及家居环境情况、暴露史、密切接触者情况等。对病例可能暴露的禽类饲养或交易等场所，应当采集禽类粪便、笼具涂拭标本等环境标本开展病原学检测。必要时根据调查情况组织开展病例主动搜索。

对于疑似聚集性病例和聚集性病例，在上述工作基础上，要立即排查疑似病例，并重点调查病例的暴露史及病例之间的流行病学关联，对从病例和环境标本中分离到的病毒进行同源性分析，明确是否存在人际传播或因共同暴露而感染。

（二）标本采集、运送与实验室检测

当医务人员怀疑患者感染 H7N9 禽流感病毒时，应当尽早采集其上、下呼吸道标本（尤其是下呼吸道标本）和发病 7 天内急性期血清以及与急性期血清采集时间间隔 2～4 周的血清等。

有条件开展核酸检测的医疗机构要对呼吸道标本开展 H7N9 禽流感病毒核酸检测，进行病例诊断；没有条件开展核酸检测的医疗机构应当尽快利用快速抗原检测试剂进行甲型流感病毒抗原检测，并将甲型流感病毒抗原检测阳性的标本送当地流感监测网络实验室进一步开展 H7N9 禽流感病毒核酸检测。标本采集、包装、运送等应当严格按照《可感染人类的高致病性病原微生物菌（毒）种或样本运输管理规定》（原卫生部令第 45 号）等生物安全相关规定执行。

具备 BSL－3 级生物安全条件的省级疾控中心应当在 2 周内完成病毒分离工作，具备序列测定能力的实验室应当在病毒分离后 72 小时内完成全基因组序列测定工作，并将序列提交国家流感中心流感病毒序列数据库。未能进行序列测定的病毒 48 小时内按要求送国家流感中心；未能开展病毒分离的网络实验室需将 H7 核酸检测阳性病例的原始标本 48 小时内送国家流感中心，国家流感中心在 2 周内完成病毒分离和序列测定工作，并将序列提交流感病毒序列数据库进行反馈。

各医疗机构采集的血清标本送当地流感监测网络实验室，由当地网络实验室将血清标本分别送省级疾控中心和国家流感中心开展相关抗体检测。

各级疾控中心要加强对活禽市场和家禽养殖场等重点地区环境标本的采集与检测工作。

具体操作要点参见中国疾控中心制定的《人感染 H7N9 禽流感病毒标本采集及实验室检测策略》。

四、信息管理

（一）信息报告

对于确诊病例，报告病例的医疗机构要通过人感染 H7N9 禽流感信息管理系统及时填报病例的病情转归信息，并在其出院或死亡后 24 小时内网上填报《人感染 H7N9 禽流感病例调查表——临床部分》（详见《人感染 H7N9 禽流感流行病学调查方案》）。对于死亡病例，要认真填写死亡医学证明书的相关内容，通过死因登记报告信息系统进行网络直报。所在辖区的县级疾控中心完成初步调查后，要网上填报《人感染 H7N9 禽流感病例调查表——流行病学部分》（详见《人感染 H7N9 禽流感流行病学调查方案》），并根据调查进展，及时补充完善调查表信息，每天更新其中的密切接触者医学观察情况。

如已经网络直报的病例转院治疗，转出病例的医疗机构要通过人感染 H7N9 禽流感信息管理系统录入病例的转出情况。接收病例的医疗机构要通过上述系统对该病例信息进行查询核实，并录入病例的收治情况。

聚集性病例一经确认后，应当于 2 小时内通过突发公共卫生事件报告管理信息系统进行网络直报，并根据事件进展及时进行进程报告和结案报告。

开展实验室检测的疾控中心要及时将标本信息和检测结果录入到中国流感监测信息系统中。

对未按要求进行信息报告和标本（毒株）报送的省份，国家卫生计生委将予以通报批评。

（二）信息发布与通报

国家卫生计生委每月定期公布全国人感染 H7N9 禽流感发病数和死亡数，各省级卫生计生行政部门及时发布本行政区域的个案信息。

外环境标本检测阳性结果由各地疾控中心报告同级卫生计生行政部门和上级疾控中心，由卫生计生行政部门通报同级农业部门。

病毒发生变异、出现人传人疫情等重要信息，要经国家级联防联控机制专家组审核评估后发布。

五、病例管理和感染防护

医疗机构应当参照《人感染 H7N9 禽流感医院感染预防与控制技术指南（2013 年版）》（卫发明电〔2013〕6 号），落实患者隔离、医院感染预防与控制和医务人员防护等措施。

疾控中心人员在开展流行病学调查和样品采集时，应当做好个人防护，并指导涉禽从业人员和染疫禽类处置人员做好个人防护。

六、可疑暴露者和密切接触者的管理

（一）可疑暴露者的管理

可疑暴露者是指暴露于 H7N9 禽流感病毒检测阳性的禽类、环境，且暴露时未采取有效防护的养殖、屠宰、贩卖、运输等人员。对可疑暴露者，由县级卫生计生行政部门会同农业、工商、交通等相关部门，组织进行健康告知，嘱其出现发热（腋下体温≥37.5℃）及咳嗽等急性呼吸道感染症状时要及时就医，并主动告知其禽类接触情况。

（二）密切接触者管理

密切接触者是指诊治疑似或确诊病例过程中未采取有效防护措施的医护人员或曾照料患者的家属；在疑似或确诊病例发病前 1 天至隔离治疗或死亡前，与患者有过共同生活或其他近距离接触情形的人员；或经现场调查人员判断需作为密切接触者管理的其他人员。对密切接触者，由县级卫生计生行政部门组织进行追踪、医学观察，医学观察期限为自最后一次暴露或与病例发生无有效防护的接触后 7 天。一旦密切接触者出现发热（腋下体温≥37.5℃）及咳嗽等急性呼吸道感染症状，则立即转送至医疗机构就诊，并采集其咽拭子，送当地流感监测网络实验室进行检测。

七、流感样病例强化监测

加强流感样病例和不明原因肺炎监测。各地要在既往流感样病例监测工作基础上，提高监测强度，增加标本采集和检测数量，南方省份每家流感监测哨点医院每周采集流感样病例和人感染 H7N9 禽流感相关病例标本 20 份，北方省份 4~9 月每月采集相关标本 20 份，10 月~次年 3 月每周采集 20 份标本，送当地流感监测网络实验室开展检测。

在发生人感染 H7N9 禽流感确诊病例的县（区）内，应当在病例确诊后开展为期 2 周的强化监测。二级及以上医疗机构对符合流感样病例定义的门（急）诊患者，以及住院严重急性呼吸道感染患者，应当及时采集呼吸道标本，询问暴露史，并按照中国疾控中心制定的《人感染 H7N9 禽流感病毒标本采集及实验室检测策略》开展相关检测工作。各医疗机构每周汇总并上报流感样病例总数、住院严重急性呼吸道感染患者总数、采样人数、本医院检测人数、送疾控中心检测人数、阳性数及阳性结果等。具体上报方式参照中国疾控中心印发的强化监测信息报告有关技术要求。各地可根据工作情况适当扩大监测范围和时间。

八、疫情形势研判建议

各级卫生计生行政部门应当根据人感染 H7N9 禽流感的疫情形势、病原学监测和研究进展及时组织专家进行疫情形势研判，达到突发事件标准时，应当按照相关预案及时启动相应应急响应机制，并按照相关规定及时终止响应。

各级卫生计生行政部门要充分发挥联防联控机制牵头部门的作用，根据疫情形势建议当地政府采取有针对性的防控措施：在未发生疫情的地市，建议采取活禽市场"一天一清洗，一周一消毒，一月一休市"措施；在发生疫情地市，建议采取休市和彻底消毒措施；在有条件的地市，鼓励采取季节性休市措施。

九、做好健康教育工作

各地要积极做好信息发布和舆论引导，及时回应社会关切，引导公众科学、理性地应对疫情，并做好疫情防控知识宣传，指导并促进公众养成良好的卫生习惯，尤其要加强对从事活禽养殖、屠宰、贩卖、运输等行业人群的健康教育和风险沟通工作。

十、加强医疗卫生机构专业人员培训与督导检查

医疗卫生机构应当开展人感染 H7N9 禽流感病例的发现与报告、流行病学调查、标本采集、实验室检测、病例管理与感染防控、风险沟通等内容的培训。

各级卫生计生行政部门负责组织对本辖区内的防控工作进行督导和检查，发现问题及时处理。

十一、大力开展爱国卫生运动

各级爱卫会要切实发挥议事协调作用，强化组织管理和督促检查，结合卫生城镇创建活动，广泛发动群众，动员基层单位，在城乡范围内深入开展环境卫生集中整治行动。要重点加强农贸市场的卫生管理，着力解决活禽销售、宰杀方面存在的突出卫生问题。

主要参考书目

［1］汪芝碧．传染病护理学．北京：中国医药科技出版社，2013.

［2］朱青芝．传染病护理学．西安：第四军医大学出版社，2012.

［3］尤黎明．内科护理学．第5版．北京：人民卫生出版社，2012.

［4］王松梅．传染病护理技术．武汉：华中科技大学出版社，2010.

［5］杨绍基，任红．传染病学．北京：人民卫生出版社，2010.

［6］徐泽宇，杨梅．传染病护理学．西安：第四军医大学出版社，2011.

［7］罗杰，何国厚．实用内科诊疗常规．武汉：湖北科学技术出版社，2010.

［8］蒋乐龙．周兰英．传染病护理学．北京：中国医药科技出版社，2009.

［9］王美芝．传染病护理．北京：人民卫生出版社，2010.

［10］张孟．传染病护理．郑州：河南科学技术出版社，2012.

［11］沈翠珍，沈勤．内外科护理学．杭州：浙江科学技术出版社，2012.

［12］张学军．皮肤性病学．北京：人民卫生出版社，2010.

［13］曾志励，石海兰．传染病护理．北京：科学出版社，2012.

［14］王明琼．传染病护理．北京：军事医学科学出版社，2012.